わたしたちはどんな死に方をしたいのか？

Wie wollen wir sterben?

高度先進医療時代における
新たな死の文化の提言

ミヒャエル・デ・リッダー◉著
島田宗洋／ヴォルフガング・R. アーデ◉訳

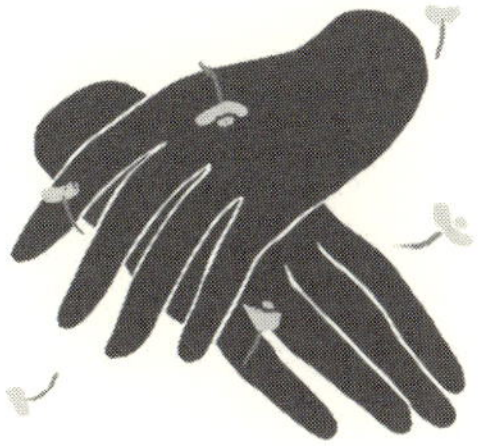

教文館

Wie wollen wir sterben?
Ein ärztliches Plädoyer für eine neue Sterbekultur
in Zeiten der Hochleistungsmedizin
by
Michael de Ridder

序文

元名古屋学芸大学学長　井形昭弘

今回、畏友、東京救世軍清瀬病院長島田宗洋医学博士は、同僚の獨協医大ヴォルフガング・ローランド・アーデ教授とともに、最近ドイツで大きな反響を呼んだ名著ミヒャエル・デ・リッダー著『わたしたちはどんな死に方をしたいのか?』（現著名はWie wollen wir sterben?）を出版されました。翻訳書の序文をお引き受けしたのは、三重大学葛原茂樹名誉教授のご推薦、日本尊厳死協会での経歴（名誉会長）、ドイツのビュルツブルク大学内科での勤務経験、神経内科医として脳死臨調委員の経歴などが挙げられると思いますが、最も大きな理由は本書を一読して大きな感銘を受けたからです。

訳者の島田宗洋先生は東大医学部卒業後、循環器専門医として第一線で活躍され、その後、ハンセン病などの診療を経験、現在清瀬市にある救世軍清瀬病院院長として緩和医療を中心とした医療活動を推進されています。協力者のW・R・アーデ先生はシュトゥットガルト大学医学部卒で日本での生活が長く、日本語は極めて堪能、現在獨協医科大学の特任教授を務めておられます。ちなみに島田先生はかつて、心臓刺激伝導系をドイツ留学中に発見した田原淳先生の世界的偉業（一九〇六年）をドイツでも顕彰され名声を博した経験をお持ちです。

さて、著者ミヒャエル・デ・リッダー教授は救急医でホスピスや緩和医療に関してはドイツで最も造詣の深い方です。二〇〇九年にドイツでリビング・ウイル法が成立したのを機に、救急の現場での自験例二五例の終末期のあり方を詳細に紹介し、高度先進医療時代の死のあり方に関して「新たな死の文化」を提唱されました。症例報告では、わが国と同様に死に関する医師間の議論、患者や家族とのやりとりなどが、負の側面も含めて詳しく紹介され、その表現からあたかも自分が当事者になったような印象が生まれ、わたしの死に立ち会った経験とダブらせて思わず熱中しました。

当然、終末期医療では本人の意思を尊重し、最新の延命技術とのはざまで患者の幸せを中心にしたケアを主張しており、緩和医療へと展開する「望ましい死のあり方」を主張しています。つまり、終末期には先端医療技術の視点から行動するのでなく、一人の人間としての患者の幸せに視点を合わせて考えるべきとのヒューマンな立場が鮮明にされています。わたしは著者のいう「新たな死の文化」という表現に、素朴な人間的共感を覚えます。

各論は具体的な経過に加えて、遷延性意識障害や脳死、あるいは死に関する訴訟問題など、関連問題の解説が記載されており、死の臨床に関する教科書の側面もあります。

また、死の諸相に関する詳しいやりとりからは、終末期医療に関してはドイツでもわが国でも多くの共通課題があることが分かり、その記述につい引き込まれて興味をそそります。

リビング・ウイルの法的拘束力も議論されており、各症例の紹介の中でリッダー教授の主張、論評や社会的評価が紹介されています。

現在日本尊厳死協会は単にリビング・ウイルを委託するだけの時代から、死を考える団体の時代に脱皮しつつあり、互いに新たな死の文化を共有するアクティブ・メンバーを目指しています。その意味で、本書はわれわれの立派な教科書となるでしょう。それだけに、本書および後述する島田先生の解説の影響は大きいものがあり、本書に興味を持つ階層は広いと思います。島田宗洋先生、アーデ先生の大きな労力と情熱に敬意を表したいと思います。

また、ここで強調したいのは島田宗洋先生（およびアーデ教授）の親切な詳しい解説がついていることです。リッダー先生の主張は、島田先生、アーデ先生の優れたドイツ語能力で分かりやすく翻訳されています。原書は、ドイツの大手出版社より発刊されており、必ずしも医療専門家のみならず一般読者も対象としておりますが、訳本には、ドイツ語のもつ独特かつ難解な表現、翻訳の必然的な制約などで、やや取り付きにくい点が少なからずあります。この点に関して島田宗洋先生は付記解説として「終末期医療訴訟の日独比較を含めて」とのサブタイトルをつけた堂々たる論文を加えています。この島田論文は原書の解説として原書の理解を助けるとともに、島田宗洋先生の哲学、主張が各所に記載されており、単行書として出版してもおかしくない力作です。原書に忠実な翻訳に加えて、わが国の終末期医療に関する資料、論文を網羅し、日独比較を通じて日本の現状をも紹介しており、その意味で斯界の名著といえましょう。引用文献には、日本尊厳死協会発行の「私が決める尊厳死」、「世界のリビング・ウイル」、「あなたの痛みはとれる」なども紹介され、論及されています。比較対象として紹介されているわが国の終末期医療訴訟の記載は、原著にはないものですが、わが国のほとんどすべての関連訴訟を紹介し、ドイツの訴訟との比較で論じており、終末期医療に関心がある方には最適の教科書になっています。

わたし自身国立長寿医療研究センター創設を担当し、高齢者の尊厳死に関心を持ち日本尊厳死協会に入会、高齢者の死のあり方に大きな関心を持ってきました。その立場からも本書は極めて興味ある内容で、ここに広く江湖に推薦する次第です。

原著序文

医師としての修業を始めた若い頃のことでした。その頃、わたしは、内科病棟の病棟医として働いていました。ある医長回診の後で、六四歳の終末期の独身男性がん患者さんの入院を受け持つことになりました。入院担当医は、電話口でわたしに言いました。「この患者さんは、どっちみち長くは持たないと思う。できれば、個室に入れてあげて、できるだけのことをしてほしい」。患者さん搬送担当者は、青ざめた顔色をして咳き込んでいる瀕死の男性を連れてきました。その顔は、げっそりとやつれており、その大きな眼はわたしをしげしげと見つめました。内科病棟には個室は空いていません。他の病棟も当たってみましたが、空きベッドはありませんでした。しかし、わたしの病棟にただ一つあった六人部屋にベッドが空いているではないですか。わたしは逡巡しました。実際、この六人部屋には五人が入っていますが、無理をしてまで死期の迫った患者さんを入れても良いのでしょうか。この瞬間、ある考えがわたしの脳裏を横切りました。死んでいく過程も、生命の一部なのです。人間は人と人との間で生きています！　だから、寂しい個室ではなくて、人々の中で死んでいくのも良いのではないでしょうか。わたしは、こんなことを考えている自分に驚いていました。

わたしは、その病室の患者さんたちと約三〇分間にわたって話し合いました。異口同音に不安や心配やためらいの声があがりましたが、最終的にはそれらを取り去ることができました。話し合いの中で、患者さんの一人が「もし、この五人の中の誰かが、がんの末期で死にかかっていると想像してみようじゃないか」と他の患者さんに言いました。しばらく沈黙が続きました。そして、彼はわたしの方を振り返って言いました。「ドクター、承知しました。その患者さんには、窓側ベッドに入って戴きましょう！」。同室の全員が、うなずいてこの提案を受け入れました。このような経験は、その時限りで、二度と経験することはありませんでした。その後、六人部屋の五人の患者さんらは、二四時間体制で、瀕死の患者さんの見張り番をすることになりました。ベッドの傍らに座って食事の世話をしたり、体を洗ってあげたり、新聞を読んで聞かせたりしました。入院してから五日目に、その患者さんは、他の五人の患者さんが全員揃っている前で亡くなりました。そのうちの一人の患者さんは「あの五日間は、わたしの人生で、大変大切な日々でした。このことは決して忘れないでしょう」と退院する際にわたしに告げました。

わたしは、そのことをすっかり忘れていました。このことを思い出したのは、何年も経ってからでした。今になって想えば、このエピソードは、わたしのその後の医師としての歩みにとって、鍵となる決定的な役割を果たしていました。内科医としての経歴を確かなものにするためには、例えば、胃カメラや超音波検査法など、基本とされている事柄に素早く習熟し、優れたオピニオンリーダーのもとで博士号を取得するための研究に携わり、大いに研鑽を積んで世の中で評価され、大ボスとなって医学の舞台に登場したいと願うものですが、わたしは、そのような考え方には影響されませんでした。

わたしにとって、初期研修の数年間は、医療機器を駆使した診断と治療のスキルを習得することが重要でしたが、その後まもなく、もっと意義深くてより魅力的で挑戦に値する医学の領域があることが分かってきました。このことをわたしが自覚するには、それほど多くの時間は必要ではありませんでした。その領域は、まだ、未開拓な領域でした。この分野は、医学の中では、森や林ではなく、未だ下生えで耕されていない分野でしたが、わたしにとっては夢のような領域となっていきました。医師としては、誰が見ても勝ち目がなく、また、明確な理念も独創性も育っておらず、興味を持つひとも少なく、実際に行うひとも少ないこの領域に、わたしは強く惹かれていきました。

文明国であり、医学的にも高度な発達を遂げていて「福祉国家」の看板を掲げているこの国において、数えきれないほど多くの慢性病患者さんが、医学の面でも介護の面でも十分な手当てを受けていない状況が、過去においても現在においても続いています。このような不十分な状況は、ドイツ連邦議会人権委員会の注意を引いています。一方で、循環器の領域では、総額で何十億ユーロもの高額なお金が浪費されており、現在でも浪費されています[1]（心臓カテーテル検査など！）。麻薬中毒治療薬メサドンがまだ発売されていなかった頃、麻薬中毒に罹っている患者さんに医療の手を差し伸べないままであったことを、医学界はどのように理解していたのでしょうか。医療の目的が、麻薬を用いないことを前提としていたのであれば、これほど非人道的な行為はないのではないでしょうか。モルヒネの発見者を擁するドイツで、痛みのコントロールが不十分なまま重症患者さんが至るところで放置されています。ケアが行き届いているとはとても言えません。一体、どうしてこんな恥知らずなことが許されているのでしょうか。脳死状態の患者さんの家族から臓器摘出の許可を得るための話し合いは、集中治療の現場では定期的に行われている微妙で挑戦的な出来事です。臓器摘出は、実際、頻繁に拒否されています。それにもかかわらず、このような話し合いを、まだ若くて最も経験の乏しい助手クラスの医師に頻繁にまかせているのはなぜなのでしょうか。的確に診断された永続性植物状態（この状態はドイツ語圏では「覚醒昏睡」と呼び習わされています）の患者さんに、状況によっては何年にもわたって生き続けなければならない宿命を背負わせて流刑生活を強いるのは、拷問に等しいのではないでしょうか。さらに言えば、数年前に、国際的に最も高い評価を受けている医学雑誌『ランセット』の巻頭言で、ある有名な専門医学雑誌の編集者が関係していた贈賄事件が暴露されました。このことが契機となって、「いかに医学は堕落しているか？（Just how tainted has medicin become?）[2]」という論説が掲載されましたが、このことについて、医師や医学会はどのような見解を持っているのでしょうか。

わたしは、何よりもまして倫理を旗印に掲げている職業人グループに所属していますが、このことに関連した疑問点、問題点が頭に浮んで離れません。これらは、一見かなり異なって見えますが、実は一連のスペクトルを形成しており、相互に関係の深い問題点です。これらの問題点は、ある根本的で原則的な事柄と深く関わっています。これらは、医師という職業の真髄に触れる事柄であり、医師の行為の原理原則、座標軸を指し示しています。まさにこのことが、つまり医療行為の倫理的根拠への関心こそが、（フィギュアスケートの言葉を借りれば、）内科医として、集中治療医として、救急医療医として、現場で働いてきたわたしに委託された「コンパルソリーフィギュア」（規定演技）であると心得ています。わたしは、この考え方を中心として、「フリースタイル演技」と取り組んでいるのです。

わたしの興味の照準は、時間とともにごく自然に人生の終末へと定まっていきました。死は、そのすべての姿形が異なっており、そのすべてが極端であり、残酷であり、深淵であり、予測不能です。そのすべてが、独特な様相を示しています。わたしは、何十年もの長きにわたって、その死と、毎日対峙してきました。それは、今でもわたしの日常です。集中治療病棟勤務の医師として過ごしてきた長年の経験から、さらに数えきれないほど救急車で出動し、救命救急センターの指導医として、病院の外でも数多くの重症患者さんの治療や世話をしてきた一五年間の体験から、時が経つに連れて、死は、わたしの医師としての中心課題となってきました。死は、わたしの人生と表裏一体となり、一層密接な関係となっています。死とわたしは、友好関係とは言わないまでも、好むと好まざるにかかわらず、お互いに理解し合える間柄です。わたしは、他者の死にざまを通して死とますます深く豊かに関わってきました。

このような経験をしてきたことを、わたしは心から感謝しています。このような体験こそがこの本の核心部分を形成しており、この本に一貫して流れている主題でありモチーフなのです。

目次

装丁　熊谷博人

死は、誠に生にあらずや、
生は、誠に死にあらずや、
誰ぞ、これを知るや。
古代ギリシャ・アッティカ国の知られざる悲劇詩人

永遠に生きようなどと、試みないでください。
きっと成功しないから。
G・バーナード・ショー

第一章　できることは何でもやるべきか？——終末期医療の任務

一・一　蘇生術——心臓を撫でるのではなく思いっきり押しなさい！

真っ裸で、両腕を開き、両足を広げ、頭に薄緑色の頭巾をかぶった八六歳の老婦人が、集中治療室の水圧式ベッドの上に身動き一つしないで横たわっていました。横に置かれたお盆に顔を向けた状態で、その姿はまるで十字架にはりつけにされたようでした。ゲルダ・Lという名前のこの老婦人は、すでに意識を失っており呼吸も弱っていました。老人ホームにいた彼女は、二日前から電話にも出ないで自室に横たわっており、やっと今日になって、数時間前に孫娘によって発見されました。

老婦人の右鼻孔からは血が漏れ出ており、若い研修医が、この婦人の鼻孔を指で広げようとしていました。彼は、集中治療指導医の下で、鼻孔から咽頭後壁を経て気道に気管内チューブを挿入しようと試みていたのですがうまく行きませんでした。研修医は、上唇に汗を滲ませて、血まみれになった気管内チューブを片手に半ば諦めた様子でたたずんでいました。彼の横に立っている指導医の情け容赦のない厳しい言葉が研修医を襲いました。

「君、運が悪いね！　この老婦人の鼻中隔はきっと右側に変位している。今度は、反対側の鼻孔から入れなさい。その前に、指でしっかり確かめておきなさい！　医療の現場では、こんな風に患者さんを苦しめることは、しばしばあることだ！」

先輩指導医はいらいらしていました。この若くて覚束ない研修医からチューブを取り上げて、自分でさっさと管を入れたいという思いが表情に出ていました。「さあ、早くしないと、この婆さんは、死んでしまうぞ！」。研修医が、患者さんの左の鼻の穴を指で確かめている一方で、三人目の医師は、右橈骨動脈に細いカニューレ（パイプ状の医療器具）を挿入して動脈圧の測定を試みていました。この医師は、その前に右鎖骨下静脈にカテーテルを挿入して静脈輸液を開始したところでした。彼はこの手技が上手にできたので、自分自身に向かって「やった！」と小声でつぶやきました。

その間に、介護スタッフが、胸郭に電極を貼り付けて、その老婦人の心臓の拍動をモニター上に映し出したので、心臓の拍動が眼で見えて耳で聞こえるようになりました。救急病棟の婦長は、手ずから尿道カテーテルを膀胱に入れて導尿を行いました。一方で、ベッドの下方に立って、鬼軍曹のように腕を組んで指揮を取っている指導医の厳しい眼差しに晒されながら、臨床実習に入ったばかりの女子学生が、老婦人の鼠径部を走っている大腿動脈に注射針を立てようとしていました。動脈血を採取して血液ガス分析の検査を行うためです。

「鼠径部大腿動脈の位置を確かめる場合には、常に、I-V-A-N を念頭においておきなさい。そうすれば、的中率はうんと高くなる！」。彼女は、額にしわを寄せて真剣な表情で、注射器の針を鼠径部に垂直に立てていました。指導医は、やがては美人女医になるこの女子学生に親しげに言いました。

「先生は、本当に I-V-A-N を知らないのかね。鼠径部の血管と神経束の位置の順番は、I-V-A-N

の順になっているのだ。つまり、ドイツ語では、Innen（内側）からVene（静脈）、Arterie（動脈）、Nerv（神経束）の順なのだ。分かったね」。「そう、そう、素晴らしい！　良くできたね！」。経験を積んだ尊大な指導医が、自分が選んだ弟子に秘密の知識を与えるような恩着せがましい言葉をわたしは聞き逃す訳には行きませんでした。

わたしは、大声で叫びたいような気分でした。息が詰まりそうになりましたが、この思いを何とか心にしまい込んで黙っていました。どう見ても、この老婦人にとっては、何か不条理で残忍なことが起きていました。わたしは、その一部始終を見てしまったのです。当時、この大学病院の消化器病棟の若い病棟医であったわたしは、この時、ある重症の糖尿病患者さんをこの救命救急病棟で治療をしてもらおうと思ってここに来たのですが、そのことをすっかり忘れそうになっていました。

一体全体、このようなやり方が、実践的な「治療法」なのでしょうか。このようなやり方で、医療の任務が全うできるのでしょうか。ここで行われていることは、医療の本来の姿とは全く逆の姿ではないでしょうか。ひょっとしたら、わたしは、人体実験の目撃者ではないでしょうか。今しがた目にしていることは、現在の進歩した医療技術が、人間の命を救うために用いられていると言えるのでしょうか。それとも、わたしが目にしていることは、自分がやっていることの意味が全く分かっていない子供がカエルを死ぬまで平然と苦しめている姿ではないでしょうか。

「気をつけろ！　脈が遅くなった！　血圧が下がった！　さあ、これからが勝負だ！　蘇生の準備！」

モニターのシグナル音の間隔が長くなり、モニター上の心電図波形がフラットになりました。指導医〔ドイツでは、患者さんの直接的な診療責任者である指導医（Oberarzt）の他に、病棟担当医（Stations-arzt）、担当医（zuständiger Arzt）がいることが多い。大学病院や教育病院では医学部六年生も診療に加わる。最高責任者は各科の部長（Schefarzt）で多くの場合、教授資格を持っている。その構成は、病院の規模によって異なる〕は、この老婦人の心臓がもうすぐ止まることを悟ったのでした。その後、一分も経たないうちに、この老婦人の心臓は完全に停止しました。すぐさま、人工呼吸と心臓マッサージが開始されました。「君！　そんな、おどおどしたやり方では、全然効果はないね。心臓マッサージをする時には、腕をしっかり伸ばしてやりなさい。手の関節を、胸郭に対して直角に当てて、胸骨を脊柱方向に力を入れてしっかり押すのだ。ドン、ドン、ドンと、強く心臓をマッサージしなさい。心臓を撫でるようなやり方では駄目だね。肋骨が折れる音が聞こえるくらいでなければ駄目だ。生きるか死ぬかに関わっているのだ。分かったかね！」。


生きるか死ぬかの問題なのでしょうか。こんな状況で本当にそれが問題なのでしょうか。

「どうして、こんなことをするのですか?」。わたしは、唖然として隣に立っている指導医に尋ねました。指導医は、わたしを、まるで宇宙人であるかのように見据えて言いました。「あの老婦人はだね、広範な脳卒中発作を起こしていて、今や呼吸不全に加えて心不全になっているのだ。君は、それが理解できないのかね?」。

「しかし……。あの人は、もう何をやっても助けられないのでは?」

「もう助からないということは、モニター上で心電図のラインが平坦になって、瞳孔の対光反射が消失していることを確かめてからいうセリフだ。君は、もう一度、教科書を読み直した方がよさそうだね」。

指導医は、再び蘇生術に取りかかりました。全員、黙々と勤勉に自分に与えられた仕事を続けました。頭側の二人の医師は人工呼吸を担当し、二人の介護スタッフは交代で心臓マッサージを担当しました。女子医学生は、指導医の指示を受けて、循環動態を良くする薬を注射しました。看護スタッフは、点滴や静脈注射の薬剤の準備に追われていました。看護師長はすべての出来事を正確に記録していました。

「心室細動だ！　除細動器（ＡＥＤ）を用意しろ！」。突然、指導医が叫びました。「五〇ワットから始めよう！　全員ベッドから離れなさい！」。

指導医は、自分で電極の柄をつかんで、心臓マッサージをしている看護スタッフと交互に、次第にワット数を上げながら、患者さんの胸郭の側面から何回も何回も除細動を行いました。一瞬、静寂と緊張が走りました。モニター上の心電図は、平坦になったままでした。蘇生術は、失敗に終わったのです。老婦人は、腋の下にやけどを負っており、皮膚からは、臭いが漂っていました。電極が当たっていたところの皮膚は、赤く焼け焦げていました。そして、最後に、大きく下あごが動きました。ゲルダ・Ｌさんは、管やチューブやカテーテルが刺さったまま、眼を大きく見開いており、瞳孔は散大していました。老婦人の顔には、責め苦からやっと逃れることができた安堵感が漂っているようでした。

指導医は、もはや鼠径部の動脈が触知できないことを確認しました。その場にいた人たちの間に再び静寂が走りました。「大腿動脈触知不能！　蘇生は中止！」。指導医は、こう告げてからラテックスの手袋を脱いで死者の腹の上に置きました。

年配の看護師が、窓を開け放ちました。


ここで起こったような出来事は、今までにも、折に触れて非難されていました。それにもかかわらず、このような治療法はずっと前から行われています。このやり方は、患者さんにとっては人間的でなく共感できないものであって、本来的には、医師が行ってはならない医療の姿を代表しているようなやり方です。偏見のない読者にとっては、このような医療のあり方は、不適切であって不幸をもたらすものなので、ずっと前から過去のものになっていたと思われるのではないでしょうか。

しかしながら、現状はその正反対です。医学における「実行可能な技術」は、終末期においてさえ間断なく広がっています。多くの患者さんに行われているばかりでなく、危険さえ伴っており費用もかさみます。例えば、心臓カテーテル検査はますます増える一方です。この検査中に狭くなった冠動脈にステントを入れて広げる方法は、ここ数年、さらに増え続けています。この検査は、実際はその必要のない患者さんにも行われています。

ほんの少ししか延命効果のない治療法も、診療現場では、現在でも広く行われています。それらは、またとないチャンスだからと言われて行われているのですが、実は、やってみると「ヤヌス」（古代ローマの神で、前向きと後ろ向きの二つの顔を持つ双面神）のように矛盾だらけです。言い換えれば、できることをすべてやることと患者さんの幸せとは、しばしばお互いに相反した関係なのです。現代医療では、終末期医療を行う際にも「できることはすべてやる！」という原則が一世を風靡しているのです。

一・二　医療における「技術偏重」について

一体、いつからこのようなやり方が始まったのでしょうか。このようなやり方は、本来は頼もしいやり方かもしれませんが、老齢でもはや治る見込みもない病気に対しては、多くの場合、不幸な影響しか及ぼしません。このようなやり方は、死への旅路を歩んでいる無数の患者さんを悲劇に落とし入れてきたし、これからもそうでしょう。これは、本人にとっても、家族にとっても悲劇です。このようなことが、近しいひとに起こった場合、このいつ終わるとも分からない苦悩に耐える勇気と力を備えている人は、ほとんどいないのではないでしょうか。法的手段に訴えてまで終結を図ろうとする人もほとんどいないでしょう。この無知で傲慢な規範の根源は、一体どこにあるのでしょうか。その規範に、無数の医師が黙って従っているのは、一体なぜなのでしょうか。現代医療は、患者さんにとっては不利益にしかならない、いわゆる「技術偏重主義」という蟻地獄のような考え方に、相も変わらずとらわれたままです。

二〇世紀の半ばまでの医学は、未だ安価で未発達でしたが、患者さんの方を向いていました。当時の医学は、ほとんど例外なく苦痛を軽減する性格をもっており、今日から見れば、患者さんの病気を実際に治療するというよりも、むしろ、病気を持った患者さんに寄り添っていました。例えば、一九六〇年に、心筋梗塞を患って病院に入院した患者さんに対して、医師は、まずは患者さんの体をいたわって安静を指示し、三週間後には多かれ少なかれ心臓は回復して退院しており、さほどお金もかかりませんでした。あるいは、当時やっと市場に出回ったばかりのベーター遮断薬〔虚血性心疾患および高血圧の治療になくてはならない治療薬〕が処方されていたかもしれません。

入院中に、命を危険にさらすような不整脈が生じたこともあったでしょう。心筋梗塞の場合、その合併症である心室細動に対しても、広範な梗塞から生じる致死的心不全に対しても当時の医学は無力でした。

腎臓病の患者さんは、新陳代謝の最終産物を尿によって体外へ排泄できなくなった状態では、有効な手立てもないまま、為すすべもなく、見守る医師を尻目に次第に尿毒症性昏睡に陥ってゆき、痛みも苦しみもなく「慈悲深い」死に至ったでしょう。当時の医学は未発達でしたから、限られた診断技術や治療装置を用いる以外に方法はありませんでした。

二〇世紀の後半になって、新たな医学の時代が始まりました。まるで、花火を打ち上げるように、革新的で有効な医療技術が次々と開発されて治療に導入されていきました。それ以来、医学は、急性期死亡を免れて延命が可能となり、数えきれない患者さんの生命の質を決定的に改善する手段と可能性を手に入れたのです。一九四〇年代の終わりになって、オランダ人医師ウィレム・コルフによって開発された人工透析装置によって、急性腎不全の患者さんの腎機能を回復させて延命を図ることができるようになりました。一九四九年には、夜間も監視できるブラウン管を用いて、二四時間続けて心電図波形を監視する「心臓モニター装置」が初めて登場しました。一九五二年には、デンマークの医師が、ポリオ（脊髄性小児麻痺）が流行した際に、ある子供の気道に管を挿入（気管内挿管）をして「人工呼吸」を行うことに成功しました。一九五〇年、ハンブルクの医師グループは、すでに一九二八年に、二人のアメリカ人、フィリップ・ドリンカーとチャールズ・マックハーンによって発明されていた「鉄の肺」を、ハンブルク・フィンケンヴェルダー造船所の技術者と共同で魚雷発射管を利用して改良を重ねた結果、ドイツで初めての「鉄の肺の臨床応用」に成功しました。これによって、呼吸筋麻痺から瀕死状態に陥っていた数多くのポリオ患者さんを救済することができました[1]。一九五〇年代の初めに、爆発的にポリオが流行したのを受けて、脊髄性小児麻痺治療病棟ができましたが、これが、後に最初の集中治療病棟へと変身していきました。一九五四年、アメリカでは、一卵性双生児に初めての臓器移植が行われました。一九五七年には、アメリカのローンが、心停止状態を回復する「電気除細動法」を医学に導入しました。その一年後には、スウェーデンで、一人の患者さんに「心臓ペースメーカー」が植え込まれて、その患者さんは、その後一一年間生存しました。一九六〇年代には、「代用血液」が用いられるようになり、さらに「人工栄養法」が登場しました[2]。

これらの成果は、それまでの医学を根底から変えてしまいました。それまでの医学は、もっぱら患者さんのケアをする緩和的性格を持っていましたが、それを根底から覆していきました。この進歩は、比類のない質的変容を意味していますが、わずか数十年間で達成されており、その結果として、医師の立ち位置はすっかり変貌しました。この進歩の結果、最も重症な患者さんであっても、死への過程を歩んでいる患者さんであっても、これらの医学的成果が一定の効果をもたらす可能性が出てきました。前世紀の後半に入って急速に発展した医療技術と薬学の進歩は、医学が全能であるという幻想を生み出した結果、医師が生と死の支配者であって、その背後には神のみが存在するとの怪しげな思い込みが広がっていきました。このような紋切り型の考え方は、経験や知識に乏しい同時代の素朴な人々に、背中がぞくぞくするような畏怖の念を抱かせました。

アメリカのように、闘病生活に必要なすべての経済的負担を個人が背負うことになっている国では、このような医学的成果は劇的な影響をもたらしました。一九六〇年に、アメリカで大々的に始まった腎臓病の末期患者さんの治療は、初めのうちは、シアトルのある病院のみで可能でした。何百人という患者さんが、「血液透析」で命拾いをしたいと待ち受けていました。年間の治療費三万ドル〔当時の外国為替相場は、固定為替相場であった。この金額は日本円では約一〇〇〇万円に相当する〕を自前で用意できない患者さんの場合、医師で構成された委員会は、この治療を受けられる患者さんは、医学的に予後が極めて不良な患者さんに限るとしました。もう一つの委員会は、匿名の市民から構成され内密に開催されました。この委員会では、残された患者さんの中で誰が治療を受けるべきかについて、次のような基準が検討されました。腎臓病の患者さんで治療を受ける人は、六人の子供の父親が優先されるべきか、それとも四人の子供の父親が優先されるべきか。教養があって人格的に優れており、道徳感があって宗教に帰属し、社会にとって価値がある人が優先されるべきか。やっと一九七二年になって法律が定められ、収入の多寡に関係なくすべての市民が透析を受けることができるようになりました。(3)

医学の中に、「蘇生術」、「延命措置」、「臓器移植」などの新しい技術が導入されたことは、画期的な変化であり、いくら強調しても強調し過ぎることはありません。しかし、この変化は、これまでには決して見られなかった深刻で重大な問題を医学の世界にもたらしました。この変化がもたらした問題は、医師の職業に対する自己理解と倫理的判断の座標軸に、ほとんど予測できないほどの大きな影響を与えました。今や、医師にとっても、患者さんにとっても、とりわけ、終末期医療の現場では、過去には見られなかったような避けて通れない決断を迫られることになったのです。ある患者さんの死が、精神的不安と肉体的苦痛に満ちた死になるのか、あるいは穏やかな死になるのか、この決断は、深刻で重要な影響をもたらす決断です。以前は、医師の職業的倫理的裁量の持つ意味は、患者さんの運命そのものに比べるとあまり大きくはありませんでした。患者さんの運命は、患者さんの病状、体質、身体的精神的耐久力、患者さんを取り巻く社会的諸条件などによって規定されていました。

最新技術の導入は、それらを用いて治療をしても必ずしも良くなる見込みがなく、むしろ敗北感を味わうことが多くなっています。過去においても、治療の甲斐もなく良くならないという敗北感は同様でしたが、二〇世紀半ばまで用いられていた医療手段は比較的小規模であったので、その敗北感は限られた範囲に留まっていました。最新の有望な治療法は、肉体の通常の状況を乱す外部からの刺激を伴うので侵襲的であり、同時に、挫折と敗北の可能性をはらんでいました。二〇世紀後半の医療には、逆説と矛盾が内蔵されていることを否定することはできません。絶え間なく増え続ける治療手段は、とりわけ、医師が患者さんの全人的側面や患者さんの全体的な幸せを見失って不適当な決断をした場合には、治療の成果が得られないだけでなく過ちを犯す危険性をもはらんでいます。

致死的な不整脈を合併した急性心筋梗塞、あるいは重症狭心症のために開発された電気ショック療法を含めて、心臓循環機能の回復のための心臓蘇生法はその良い例です。重症不整脈も除細動器（AED）で治せるようになり、命を救うだけでなく、その後も普通の生活を取り戻すことが可能となりました。同様のことが、人工呼吸の導入によって可能となりました。規模の大きな手術では、筋弛緩剤と人工呼吸器を適宜に使用すれば、呼吸機能を保証して麻酔を深くすることが可能となりました。さらに、薬物中毒で呼吸麻痺となった患者さんに対しても、人工呼吸器を一時的に使用することによって救命が可能となりました。

このような数少ない例を見ても分かるように、近代的な医療技術が、急性期患者さんに適応された場合には非常に価値が高いことが実証されています。しかしながら、このような最新の治療法は、数年も経ないうちに無批判のまま、際限もなく、他の領域にまで拡がっていきました。その結果、例えば、蘇生術後に健康体で病院を退院していった患者さんの割合が、一九六〇年代には五〇％でしたが、昨今では、わずかに数％にまで後退してしまいました[4]。今日では、ゲルダ・Lさんのような、高齢で重症な慢性疾患患者さんにも心蘇生法が用いられていますが、実際的には、その効果は期待できません。また、心停止状態の場合、心臓が停止していた時間が脳の蘇生を可能とする時間（最大約八分）を超えていたならば、しばしば、意識障害が続くという悲劇的な結末を迎えることになります。

ここで明らかとなったことは、多くの医師が抱える怖れと不安がいかに大きなものであるかという実態です。このような怖れと不安は、終末期の患者さんを眼の前にして、前もって見込みがないことが分かっている状況であっても実行可能なことを行わないで、それに対する責任を取るべきか否かで迷うことから生じています。一例を示してこの問題のなりゆきを明らかにしておきます。

ある病院の救急室に、全身状態が不良な七七歳の男性が運び込まれました。紹介医の情報によれば、数日前に発症した左下腹部の急激な痛みからすべてが始まっていました。その男性は、老人ホームに住んでいて、重症な糖尿病を患っており、心臓と血管にも異常があったのですが、本人が病院に行くことを拒んでいました。担架に乗せられた患者さんは、顔面蒼白でじっとりと汗ばんでおり全く無表情でした。血圧は、異常に低下しており、皮膚には大理石のような紋様が出ていました。診察の後で、腹部超音波検査と血液検査が行われました。その日の担当であった内科のT医師は、その結果を見て、病気を正確に診断しただけでなく病状がただならないことを見て取りました。診断は「腸穿孔による敗血症」。さらに加えて、患者さんは、腎不全を合併していました。大腸の小さなこぶ状の部屋（憩室）も破裂したのでしょう。このような経過は、これまで治療を受けていなかったことを考え併せれば、もはや効果的な治療は困難であり、糖尿病を合併していることを考えれば、病気の予後はさらに悪いことは経験的にも明らかでした。それにもかかわらず、T医師は、患者さんを集中治療室に移すことを考えて、急いで胸のレントゲン写真を撮りました。

レントゲンを撮っている最中に、突然患者さんの意識がなくなりました。血圧も測れなくなりました。T医師は、この助かる見込みがなさそうな患者さんに蘇生術を行うべきでしょうか。T医師は、集中治療チームに、患者さんの蘇生を要請するべきでしょうか。T医師は、自分の気持ちとしては蘇生を行うことには反対でした。しかし、その決定を一人で行うべきではないと考えて、集中治療室の女医さんに相談を持ちかけました。その結果、蘇生術を行うことは諦めて、患者さんを死なせてあげるという共通認識に至ったのです。

しばらく経ってから、T医師はその女医さんに言いました。「しかし、訴えられた場合の対策を考えておかねば……。何が起こるか分からないから、念には念を入れておいた方が良いのでは？」。さらに二人で相談した結果、「約一五分間にわたって蘇生を試みたが、効果はなかった」とカルテに記載することになり、実際、そのように記載されました。

このようにして、結果的には患者さんにとって然るべき決断がなされました。しかし、二人の医師は、最後まで、何もしないという決断を貫く勇気を奮い起こすことができなかったのです。この患者さんの命を救うためにやるべきことをやっていないと言われるのではないかという素朴な不安が、二人の医師の良心の呵責となっていました。頭上に毛髪一本で白刃の剣をつるして、常に身に危険がつきまとっていることを悟らせた「ダモクレスの剣」の喩えのような想像上の恐怖がありました。この二人の医師は、カルテに嘘の記載をすることで、この恐怖を取り去ったのです（ダモクレスの剣（Sword of Damocles）は、常に身に迫る一触即発の危険な状態をいう。ダモクレスの頭上に毛髪一本で抜き身の剣をつるし、王者には常に危険がつきまとっていることを悟らせたというギリシャの説話にちなむ。アメリカのＪ・Ｆ・ケネディ大統領が一九六一年の国連総会で行った演説の中でこの言葉を使い偶発核戦争などの危険を示唆したことから有名になった）。

一・三　見込みのない医療――決して見込みがあるというなかれ！

ある医学的治療法に見込みがないというには、多くの問題があってなかなか困難です。ある医学的治療法に見込みがないからやっても無駄であるとか利用価値がないと決めつけたり予測したりすることには基本的に困難が伴います。この概念は、イギリスやアメリカでは「医学的に見込みがない[5]（Medical Futility）」という常套句で取り扱っていますが、多くの批評家は、医学的に見込みがないという概念に代わる概念を示すことができずに議論を放棄しており、それに代わる具体的な概念を提供することができません。それどころか、医学的な治療法の決定をうやむやにして、結局のところ、主観的な判断に委ねる立場を取っています。

しかしながら、わたしに言わせるならば、この問題の論拠は自明の理です。なぜならば、どんな人も、それぞれの人生の一時期を引きずりながら、避けて通れない死へと向かう人生のプロセスを生きており、いつの日か有効な治療法がなくなる時期が必ず来ます。そのことは、「もう、これで十分なのだ」と決断する時期が来ることを、できるだけ理想的なかたちで把握して、患者さんに、あるいは患者さんに判断能力がない場合には担当医に、あるいはその家族に、何らかの方法で合図を送らなければなりません。

一般的に、ある治療法が、治療の意義、健康の回復、症状の緩和、延命、臓器機能の維持、副作用の回避などと矛盾するようであれば、それは見込みのない治療法に相当します。逆に、それが、最大限医学的に良くなる確率が高く、病人を治し症状を和らげて、その患者さんが引き続き生きていく上で、患者さん自身も納得して受け入れられれば、それは見込みのある治療法なのです。

すでに、紀元前の医学的資料を収録したヒポクラテス全集の中に、「その治療薬が、その病気にとって強すぎるならば、医師たるものはその薬で病気を制圧できると考えてはならない。つまり、常軌を逸した治療法は、見込みのない治療法と同じ結果をもたらす偏狭で愚かな治療法と化してしまう」と記載されています。(6)

「医学的に見込みがない」ことが何を意味するのかについて考えれば考えるほど、ローレンス・J・シュナイダーマン教授が練り上げた概念がいかに高い価値を持っているかについて想いを馳せざるを得ません。シュナイダーマン教授は、サン・ディエゴ大学で教鞭をとっている国際的に評価の高い医療倫理学者です。その概念は、不確実さ、専門知識の不足、組織だった治療法決定プロセスが構築されていないこと、とりわけ先例が欠けていることで悩んでいる医師に対して、その診療に一つの方向付けを示してくれる概念です。シュナイダーマン教授が提唱する概念は、医師の負担を軽減し「患者さん全体の幸せ」を考える上で、より良い決定をするために役立つ考え方です。この考え方は、生死に関わる危機的な状況における医師の決定に際して、何かを強制するとか、言いがかりをつけたりするものでは決してありません。古代ギリシャ伝説のプロクルステスのベッドの譬えのように、旅人の体を、ベッドの長さに合うように引き伸ばしたり、長過ぎるからと言って切断したりはしません。杓子定規になってはいけません。

シュナイダーマン教授によれば、最も重症な患者さんや、死の過程にある患者さんに対する見込みのない医学的治療法は、大きく次の三種類に分けられます。(7)

第一に、「生理学的に意味がない治療法」が挙げられます。例えば、ある広範囲な心筋梗塞でショックに陥っている患者さんに、あるいは全身が感染症に侵されて敗血症性ショックに陥っている患者さんに、蘇生術を試みることです。全く見込みがなく絶望的な状況は、心臓も循環動態も臓器も身体機能もまだ損なわれていないけれども、患者さんが脳死状態であることを明確に診断するために人工呼吸を行うことです。このような場合は、病気が重症であるが故に、その肉体にはこちらが望んでいる治療を実現する生理的条件が欠如しています。

第二に、「量的に意味がない治療法」が挙げられます。医療の現場では、原則的に不確実さが内在しています。医療は、生きている有機体としての人間と関わっているのであって、数学や物理学や化学と関わっているのではありません。医学生であれば、早い時期から誰もが「見込みがないというなかれ」という規範を心に刻んでいます。一〇〇〇回とも、Aの後にBが続くとしても、一〇〇一回目にも、Aの後にBが続くとは限らないという命題を哲学的に考察する必要はありません。逆もまた真です。何回観察しても、Aの後にBが続かないならば、つまり、AというやりかたがBという結果にならなければ、Aの意義を疑い始めます。Aのやり方では、Bという結果を得る見込みはないのです。このように、わたしたちの毎日の行動は、多くの場合、経験則に従って決められます。このような考え方は、臨床医学の基礎となっており、次の例は、正にそのお手本と言えるでしょう。頸部リンパ節または扁桃腺に炎症が起きて、そこから膿が出ている場合に、ペニシリンを投与することによってリウマチ熱の発症を予防できるという観察結果は、何千という数の病状経過の観察を経て、その関連が証明されています。それにもかかわらず、今日、ある患者さんから、「自分に同様な症状が起こった場合にもペニシリンが同様に効くと一〇〇％確信を持って言えますか？」と問いかけられたならば、わたしは「いいえ」としか答えられません。この問いかけと、この問いかけに対する糞真面目な答えを治療法決定の土台とするならば、もはや、ペニシリンを処方してはいけないという馬鹿げた結論が導き出されてしまいます。この問いかけの設定自体に問題があることは、誰にとっても明白でしょう。この質問を、論理的に正しく表現するならば、「ある治療法に見込みがないと言い切るには、何回、そしてどの程度の失敗が必要なのか、つまり無効である確率はどのくらいですか？」という問いかけでなければなりません。

人間生活と同様に、医療のやり方も経験則に従ってなされています。医師ならば誰でも、例えば、経験則に従えば最も見込みがないとされる治療法であっても、その治療法を導入すべきか、または継続すべきかで迷うような困難な状況にしばしば直面することがあります。そのような場合に、シュナイダーマン教授らの医療倫理学者らは、経験則に従うことをガイドラインとするよう推奨しています。これは、人間が良識と名付けている考え方にほかなりません。おそらく、ほとんどの読者は、ある治療法が、過去に一〇〇回行って一〇〇回とも目的を達することができなかったならば、一〇一回目はその治療法を用いるべきではないという見解に賛同してくれるでしょう。このやり方は、ある治療法の正当性を証明するために必要な客観性とか価値観からの自由にとらわれないやり方です。ある治療方針の決定が完全に正しいと考えること自体が現実ばなれしている場合においても、治療の目的が「患者さんの幸せ」であるという点でコンセンサスがあれば、これらの障害を取り除いてくれるやり方です。ある治療法が、一〇〇回行って一〇〇回とも失敗しており、もはや見込みがない治療法であるとされていれば、医師はこの治療法を患者さんに勧める義務はありません。

このような考え方が役に立つことを示しているもう一つの視点があります。それは、最高の医学的信条でありかつ治療命題である「第一に、患者さんに害を与えない」〔この治療命題は、ヒポクラテスの誓いの主要テーマの一つである〕という視点です。ある特定の病気の治療において、今述べた一〇〇人の患者さんの譬えのように、おそらくはたった一人の患者さんの命を救おうとして、結局は一〇〇人の患者さんが悩み苦しんで死んで行ったという経験則に照らして考えるならば、その治療法を選択した医師は、自分が行った治療を正当化することなどできるはずがありません。

すでにうんざりするほど聞かされており、その背後にはたくさんの犠牲者を引きずっている「見込みがないというなかれ」という格言と同様に、「見込みがあるというなかれ」という格言も、医学生に対して教育されるべき格言ではないでしょうか。

第三に、「質的に意味がない治療法」が挙げられます。これは、医療にとって原理原則に関わることです。医療の目標は、肉体的な効果のみならず、それ以上に「患者さんの幸せ」、つまり治療の効果が人間としての患者さん全体の回復や、治癒のプロセスに貢献するものでなければなりません。わたしは、シュナイダーマン教授の見解に賛同していますが、彼によれば、明らかに回復の可能性のない意識障害患者さんに対するすべての延命措置は、見込みもなければ意味もありません。なぜならば、このような絶望的な患者さんは、延命措置の効果について意識する能力を完全に剝奪されているからです。患者さんを長期間集中治療室の鎖に繫いだまま囚人扱いをして、その患者さんがその人生の目的を実現する術を一切合財奪ってしまうような「治療」には、見込みもなければ意味もないと断定する他はありません。終末期の治療に関する大規模研究に関わる数多くの医師らは、例えば、脳出血に対してステロイドホルモンを使用して延命を図ろうとしたり、未熟児に蘇生術を試みたり、何度も何度も努力を惜しまず治療をしてもがんの転移を防ぐこともできなければ患者さんを退院させることもできないような治療法は、もはや見込みもなければ意味もない治療法と名づけなければなりません。この意味においても、ゲルダ・Lさんに行われた蘇生術は、初めから見込みがないことが分かっていた無謀な試みでした。


一体全体、どうして多くの医師は、終末期状況においてさえ、見込みのないことが分かっている治療法に固執するのでしょうか。それらの治療の結果が、繰り返し不幸をもたらすことを知っていながら、どうしてそれを「正しいやり方」であると主観的に評価して繰り返し選択するのでしょうか。正しい治療法の枠組みが準備されているのになぜそれを拒否しようとするのでしょうか。

医学と一般大衆が、新しい診断法や治療法についてほとんど毎日のようにうわべだけの幸福感を味わい、メディアは、しばしばそれらを奇蹟であると喧伝していた時代において、それらは、多くの医師にとっては煩わしくて場違いであり、少なからぬ医師にとっては、自分の無力さ、能力不足、挫折感、自分の行っている医療の見込みのなさが問題にされているように感じたでしょう。わたしにはもう治せませんというのも何となくはばかられたでしょう。しかしながら、このような考え方は一体何を意味しているのでしょうか。ある病気を治すこと（キュア）は、病気のあるステージ以降からは通用しなくなります。その一方で、医師の心遣いや、配慮や、お世話（ケア）には、そのようなことは決してないのです！

さらに加えて、医師の中には、新たな「リビング・ウイル法」で、患者さんの自己決定の優位性が強化されたこと〔「リビング・ウイル法」はドイツ語では„Patientenverfügungsgesetz“と表記する。患者さんの「自己決定法」である〕と、ある治療法にもはや意味がないと医師側が責任を持って決めることの間に何か矛盾を感じています。後ほど詳しく説明しますが、患者さんは、洞察力があれば、いかなる治療も拒否することができます。その一方で、患者さんは、すべての可能な治療を要求することはできません（現在、このことを恐れている医師がいます！）。患者さんが、医師に要求できることは、その医師の職業的水準と一致している事柄だけなのです！　医師が、手術の適応がないとしている患者さんに、患者さんから医師に開腹術を行うよう要求することはできません。スポーツジムで、ボディービルを行っている人に対して、医師に筋肉強化を図るホルモン剤を処方するように要求することは誰にもできません。この二つの例は、その医師の職業的水準に照らして考えれば、違法行為であって犯罪に相当するでしょう。したがって、死に瀕している患者さんの家族が、医師に対して蘇生術を行うように要求することは、医師の眼から見れば見込みがないことなので、この要求を正当化することはできません。

助かる見込みのない患者さんの蘇生術に際しては、多くの場合、医師側が方針決定を行わねばなりません。一例を挙げると、例えば、八六歳でがんを患っていて、すでにあちこちに転移が見られている患者さんの場合、医師は、蘇生術を行っても助かる見込みはないと考えます。しかし、家族は、このような状況においても医師の考えを受け入れることができなくて医師に蘇生術を始めるよう要求することがあります。なぜならば、蘇生を行わないという医師の決定は、家族の眼には同意しがたい価値観の押しつけであると映るからです。そこで、医師は、家族の意思を尊重して蘇生術を始めます。

約三〇分以上蘇生術を行って家族の誰も反対しないことを確かめてから蘇生術を中止します。医師は、蘇生術を一五分で止めても良かったし、あるいは三時間または一二時間行っても良かったのです。この場合、家族は医師が独自の判断で蘇生術を止めることを受け入れたのです。医師の一方的な裁量で、蘇生術を行わなかった場合とは事情が違います！　論理的に考えれば、家族が、蘇生術を始めるように要求することはできないし、いつ蘇生術を止めるべきかを決めることもできません。蘇生術を始めることも、蘇生術を止めることも、ある価値観に基づく決定であり、医師の側から一方的に決めることはできません。しかしながら、救急医療の現場では、事情はまったく異なります。そこでは、蘇生術をいつ止めるかを医師が決めることに反対の声が挙がることは決してありません。今述べたようなことで話がもめることも全くありません。

ここに挙げた例は、医師の中には助かる見込みのない患者さんに対する医療のあるべき姿をどうして受け入れることができないのかという更なる誤解を招くきっかけとなります。なぜならば、医師までがその危険にさらされているこの時代では、医療の意思決定プロセスが明らかにされることは稀だからです。さらに、多くの場合で医療費の問題が隠されており、治る見込みがないということの意味を論じる前に、実際は、その背後で内密に医療費の配分がなされているという事実があることと深く関わっています。治る見込みのない患者さんに対する医療費が高くても低くても、医療費の配分決定は明確で誤解を招くようなことがあってはなりません。もし、ある治療法が、目的にかなったものであって満足できる処置であっても、医療費が高いから行わないのであれば、医療倫理に対する重大な違反行為であり断じて許されません。一方で、医療における人材不足や経費不足を理由に、詐欺的な口実を設けて治る見込みのない患者さんへの医学的治療の決定に際して危険な医療費配分が行われる可能性があることをわたしは否定するつもりはありません。

一・四　細分化された医療——細分化された患者

医師が、もはや医学的な治療には見込みがないという考え方に拒否反応を示す本当の理由は、医学を専門とする立場としての自己理解そのものに基づいています。現在の医学教育の課題には、学生であれ、開業医であれ、病院勤務医であれ、それぞれの臓器機能を回復させることに重点が置かれています。例えば、心臓ペースメーカーの植え込み、呼吸機能の精査、人工透析、胆石の粉砕などです。医師の視点が全く欠如しているとまでは言いませんが、「患者さん全体としての幸せ」を考えることは二の次になっています。たとえ、患者さんが永続的に意識がない状態であっても、まず優先されることは、呼吸の確保であり、人工栄養であり、感染予防であって、患者さんの生死は問題外です。実際的には、患者さんの生死ではなくて、副次的な事柄である人工呼吸や人工栄養をいかにうまくやるかが優先されます。つまり、医療の中心には、患者さんではなくて、患者さんの臓器と身体機能にとってふさわしいテクノロジーが占拠しているのです。この状況下では、大多数の医師は助かる見込みがないといった話をしたがりません。心臓の鼓動を維持したり、人工透析で腎機能を確保したり、人工呼吸で呼吸機能を維持したりすることは、価値観に中立であって偏見がないので、たとえ患者さんが死へのプロセスを辿っていても、永遠に続く意識障害の患者さんであっても、助かる見込みがないことに関する話を拒否して延命治療を行ってしまうのです。

　これが、価値観に中立であって偏見がないと言えるのでしょうか。わたしの考えでは、これは考えれば考えるほど間違っています。なぜならば、医療の目的は、どう考えてみても価値観に中立ではあり得ません。医療の目的は、常に、すべての患者さんの全体としての幸せを視野に入れた価値観に基づいて決定されなければなりません。しかしながら、実態はどうでしょうか。現在の医学は、集中治療を受けている多くの患者さんに、生理学の実験を行っています。医学はさらに細分化されており、ある専門分野（例えば、心臓病学）は、さらにその下位の専門分野（例えば、不整脈学）に細分化されています。つまり、患者さんも、また臓器系とその機能系に細分化されているのです。ところが、一度細分化されてしまうと、ほとんどの医師は、患者さんを再び統一体として捉えなおすことができません！　このように、臓器や身体の一部分に硬直した眼差しを送っている医学は、医師の任務を本来の任務とは正反対の方向に向かわせており、このことは穏やかであるべき終末期についても同様です。多くの患者さんにとって、その終末期が、残酷で苦痛に満ちたものになるのも当然の成り行きです。

　その背景には、それを証明することは困難ですが、病院経営が利益追求型へと変化している現実と深く関わっています。現在の病院は、数年前までのように、その日毎にかかった費用が支払われる「出来高払い」ではなくて、症例毎に報酬が支払われる「包括払い」（丸め払い）が当然となっています。例えば、盲腸の手術で合併症がなければ、患者さんの入院期間の長さにかかわらず一七八〇ユーロが支払われます。したがって、病院には、患者さんを早く退院させるよう圧力がかかっており、より多くの患者さんを受け入れてより多くの収益を挙げるようになります。不適当に早く退院させることを「英国式退院」（英国式焼き立てのステーキは、まだ血が滴っている）と言われていますが、このような不適切な早期退院が増えています。誰を、集中治療室に入れて治療をするかの判断は医師の裁量に委ねられてはいますが、病院としては、例えば、ある患者さんに何日間人工呼吸を行うかなどの経営収支の問題と大きく関わっています。控え目に考えても、患者さんの病状が本当に集中治療を必要としているのか、必要な滞在期間は何日くらいであるのかなどについての厳しい判定基準ではなくて、今日のように、集中治療が十分に活用されていない状況では、病院または集中治療部門の収益を挙げることが、集中治療室に入院させるか否かの判定基準となる危険性をはらんでいます。このことが、集中治療を必要とする患者さんにとってどのような意味を持っているかは読者自身の判断に委ねる他はありません。

一・五　死なせること

わたしが、ゲルダ・L夫人の身に降りかかった苦痛に満ちた見込みのない救急蘇生術の生き証人となって以来、すでに一五年が経過していました。その頃、わたしはある大都市の病院の救命救急センターで働いていました。ここ数年来内科の医師として臨床に携わっているある若い救急担当女医が、八八歳の患者さんを介護ホームから連れてきました。その患者さんは、すでに四年間寝た切り状態で、最近六か月間はほとんどコンタクトも取れなくなっていました。この老人は、呼びかけに反応することもなく、熱があってかすかに呻いていました。やせていて筋肉はなく、仙骨部には大きな褥瘡《じょくそう》ができており、体重はせいぜい四〇キログラムぐらいしかありませんでした。血圧が低下していたので、救急女医は左右の腕から二本の点滴を行いました。鼻からは酸素チューブが、膀胱にはカテーテルが入っており、胸には電極が貼られており、心臓モニターからはまだ心臓が動いている信号音が発信されていました。

救急担当女医は、救命センターの責任者であるわたしに気をつかって尋ねました。「この患者さんを集中治療室に運んでも良いですか。それとも、ここで血液のガス分析をやった方が良いのでしょうか？　胸のレントゲン写真と心電図もここで撮った方が良いのでしょうか？」。

わたしは、彼女の問いを無視しました。患者さんを連れてきてくれたことにお礼を言って、別れを告げようとした時、その老人の呼吸は止まりました。心電図モニターの波形は、すでに平坦になっていました。

「呼吸が止まった。アンビュバックか気管チューブを急いで用意してね」。救急女医は、傍らにいた看護師に告げました。

「女医さん！　ちょっと待ってください」。わたしは、彼女の言葉をさえぎって言いました。彼女は、人工呼吸用のアンビュバックを患者さんの顔に押し付けようとしていたのです。わたしは、彼女の手をゆっくりときっぱりと脇へそらせました。「ゲルダ・L夫人は、今亡くなるところです。今は、そっとしておいてあげましょう。分かってくれますか？」。

彼女は、困惑した表情でわたしを見ました。「先生、だけど、ここに患者さんを連れてきたのは……？　でも、そう思って見れば、先生の方が正しいのでしょうね！」。

「もし、この患者さんがあなたのお父さんだとしたら、あなたはお父さんに人工呼吸をして集中治療室にいれますか?」。

彼女は、他の救急患者さんのことで無線連絡が入ったので、それ以上は何も言わないで、いらいらしながらあわてて部屋から立ち去りました。

その数週間後に、わたしの同僚で友人でもあるユダヤ系ドイツ人のローレンス・シュナイダーマン教授がドイツに来て、ベルリンを訪問していました。すでに述べましたが、彼はアメリカの医療倫理学者で、ドイツでサバティカル(長期有給休暇)を過ごそうと考えたのです。わたしは、彼に「集中治療における延命措置の中止に関する倫理的諸問題」と題して、集中治療を担当する医師を対象に講演と質疑応答を依頼しました。彼は、喜んでこの申し出に賛同してくれました。わたしは、この病院の内科部長でさらに大きな集中治療病棟の責任者でもある内科医にこの計画を進言しました。彼は、しばらく考えた後で、頭を左右に振って「先生、講演会を開くというアイデアは良いと思うけれど、講演は必要ないでしょう。ふーむ、倫理ですか。この分野のことは、毎日かかわっているわたしたちの方が良く知っているのではないのですか!」。

余裕のない救急女医、指導的立場にありながら倫理問題の討論に興味を示さない集中治療棟の指導医。この二つのエピソードから、終末期医療に関わる特徴的で意見の分かれる問題点が浮き彫りになってきます。次の章では、症例を提示しながら、そこから見えてくる問題点をさらに深く考えてみたいと思います。それを通して、読者諸氏が、いずれは避けて通れない死について考えるきっかけとなることを願っています。

第二章　人間の命はいつ終わるのか?――心臓死と脳死のはざまで

二・一　「死とは、呼吸が止まって冷たくなっていることである」

一九五六年の夏も終わりに近づいたある暑い日に、わたしの祖母は亡くなりました。祖母は、わたしたちの家族が住んでいるところから歩いていける小さな家に住んでいました。数年来健康に恵まれて一人で暮らしていたのですが、七九歳になって脳卒中の発作を起こしたのです。祖母が亡くなった日、わたしは、母に手を引かれて祖母のベッドのそばにいました。そのベッドには、ぼさぼさの髪の毛をして、刺繍がほどこされた寝巻に身を包み大きな枕を支えにして上半身を起こした姿勢で、祖母が横たわっていました。この姿勢は、呼吸をしやすくするための姿勢でした。部屋の片方の窓は開かれており、外から入ってくる風で厚手のカーテンはアーチ型に膨らんで祖母に涼しい風を運んでいました。わたしの父は、祖母の合掌している両手にロザリオをあしらいました。ベッドの頭側のそばには、ろうそくの火が灯っていました。わたしの母の兄弟姉妹である叔父と叔母は、小声でつぶやくようにお祈りを捧げていました。従兄弟らは、ソファに座ってケーキを食べながら小声でささやき合っていました。今しがた、祖母の亡骸にカトリックの秘蹟を授けてくれたフランシスコ修道会のK神父さんがお帰りになったばかりでした。我が家と長いお付き合いのある神父さんでした。
プーアおばあちゃん——わたしたち孫仲間は、祖母のことをこんな風に呼んでいました。プーアおばあちゃんは、転倒した一四日前からこの日までずっと、ベッドから起き上がることができなくなっていました。病院に入院して以来、体を動かすようにいろいろと宥めたり賺したりして説得してみたのですが、体を動かそうとはしませんでした。かかりつけ医は、肩をすぼめて「まあ、特別な治療をしなくても、そのうちにまた元気を取り戻すかもしれません」と言いました。最初の頃は、まだかすれ声で話すことができたし、何とか話を理解することもできていました。少しは動くこともできたし、助けてもらえば少しは食べることもできました。プーアおばあちゃんは、左の眼を閉じることができなくなっており、左の口元も垂れ下がっていました。わたしもそれに気がついていました。よだれが、あごを伝わって絶え間なく流れ落ちるので、母と叔母が交代でよだれを拭き取っていました。祖母は眠ろうとしていたようでした。そして、その後、もうどんな刺激にも反応することはありませんでした。前日からは、誰が見ても意識は完全になくなっており、今や、蠟のように見える額の皮膚には玉のような汗がにじんでいました。祖母の呼吸は見るからに苦しそうで、良く聞くとごろごろした音や、いびきをかいているような音が聞こえました。呼吸は次第に不規則となり、数秒の間全く息が止まってしまう状態が続きました。わたしは、その度にぎょっとしました。不安で、苦しくなりました。今こそ、誰かが何かをしなければならないと思いました。祖母がまた息を吹き返すように誰かが何かをしなければならないと思いました。わたしは、ちらっと母を見上げました。母は、今にも死にそうな祖母から眼をそむけることなく、畏敬の念から意識が高揚していました。わたしの手を強く握りしめ、一方の人差し指を唇に押し当てて、粛然とうやうやしくひっそりとたたずんでいました。そして最後に、祖母の髪の毛をひと撫でして「母さんは、今、死ぬのね」とささやきました。

静寂が続きました。祖母は、最後に大きく泣き崩れるような深い息をしました。身動きすることなく穏やかに横たわったままでした。わたしたちは身じろぎもせず、しばらくの間、祖母のベッドのそばにたたずんでいました。わたしの手を握り占めていた母がその手を緩めました。

「母さんは、今、永遠の眠りについたのね」。

「そんなことは、信じたくなかった」。わたしの心臓はドキドキしていました。身震いしながら、祖母の顔に身を近づけて唇に耳を寄せてみました。何の音も聞こえませんでした。息をしている様子は全くありません。わたしは、祖母の身を揺り動かして、目を醒まさせたいと思ったのですがなぜかそうしませんでした。

「もう、おばあちゃんは目を醒ますことはないのでしょうか？　もう、少し前のように、息を吹き返すことはないのでしょうか？」。

母は、わたしの肩に手を当てて「そう、おばあちゃんは死んだのよ」と言いました。「息が止まって二度と目を醒まさないということは、死んだということなのよ。あなたにとっては生まれて初めての経験なのよね」。

夕刻、遅くなって、かかりつけ医がやってきました。部屋の天井に視線を集中させながら、かかりつけ医は、死んだ祖母の首の頚動脈を左手の中指と薬指の先で触れました。わたしは、彼の傍らに立っていました。かかりつけ医は、わたしの方に目を向けて「心臓は動いていません。人の心臓が動いていないということは、死んだということだね。分かるかい？」と言いました。「だけど、心臓は、首ではなくて胸の中にあるのでしょう？」。わたしは、弱々しく抗議しました。「その通りだね。だけど、心臓から送り出された血は右と左の頚動脈を通って頭の方に運ばれるのだよ。分かるかね。心臓の音を聞くよりも、動脈を触ってみた方がよく分かるのだよ」。わたしは、よくは分からなかったけれど首を縦に振りました。

それから、かかりつけ医は、かばんから小さな鏡を取り出して祖母の口の前にかざしてしばらく待った後で「ほら、鏡は曇らない。これは、この人がもう息をしていない証拠だね。もし息をしていれば、その息は少し湿っているからね」。

わたしは、ハッとしました。その後で、かかりつけ医はあることをしたのです。わたしはそのことで、祖母が本当に決定的に死んだことを、突然はっきりと悟ったのです。かかりつけ医は、祖母の足を覆っている覆いを剥がしました。白い足が顕れました。その足には、学校のアトラスに書かれているように、かすかに青白い静脈が見えました。かかりつけ医は、祖母の足を手の甲で触れました。

「さあ、ちょっと足を触ってごらん。手を広げて、足をそっと触ってごらん」。

わたしは、言われるが儘に祖母の足を触ってみて、愕然としました。部屋は暖かかったけれど、祖母の足は、氷のように冷たかったのです。わたしは、反射的に手を引っ込めました。祖母は、本当に冷たくなっていました。普段の祖母の体はいつも暖かく、日曜日の朝など、姉や妹やわたしが祖母のベッドに潜り込んで来ると、両腕で抱きしめて、そのふっくらとした豊かな体で気持ち良く包み込んでくれたのでした。

わたしは、茫然としていました。祖母は冷たくなっていました。祖母は死んだのです。

二・二　ディーター・Tさん——蘇生はできた。しかし死んだ

その後、数十年を経て若い医師となって一年半の臨床経験を積んだわたしは、雪深く凍てつくような一月の夜に、病院の救急メンバーと一緒にある建物の裏庭にいました。その裏庭は道路に面しておらず、茂みと大型のごみ容器の間に一人の生気のない人間が横たわっていました。救急隊員の言葉が響き渡りました。「窓から転落したらしい。蘇生術!」。その頃のわたしは、すでに、十分に仕事ができるようになっており、ある大きな病院の内科救急病棟の助手を務めていました。わたしは、すでに数件の救急治療経験を持っていました。それにもかかわらず、病院の外で、それも経験のある同僚の助けなしに蘇生術を敢行せねばならない状況を前にして、わたしの心臓は激しく鼓動していました。

前科のあるトラック運転手で、現在は失業中の五六歳の独身男性、ディーター・Tさんは、ある建物の三階から裏庭の凹地へと転落したのです。すでに、警察が捜査に入っていました。自殺なのか事故なのか他殺なのか。現場は、急報で救急車と一緒に駆けつけた消防隊の車のサーチライトで幾重にも明るく照らし出されていました。建物の近くには、木々の枝が繁っており、さらに新雪が深く積もっていたので、転落した時の衝撃は幾分和らいでいたと思われたのですが、ディーター・Tさんの頭蓋骨はすでに折れていました。右の耳からは、血が滴り落ちていました。骨折による亀裂は、右の頭蓋骨の表面の髪の毛の間から襟首にまで及んでいました。このけが人には、すでに意識はなく呼吸も

止まっていました。わたしは、即刻アンビュバックで人工呼吸をするよう指示を出しました。頸椎の損傷が頸髄を損傷すると、頸髄の横断麻痺を起こす可能性があるので、頸椎を牽引して固定しました。左の鎖骨下静脈から一本のカテーテルを心臓近くの太い静脈まで挿入して、確実に点滴や薬の投与ができるようにしました。胸と腹には、表面全体に擦過傷ができており、いくつかの内出血がありましたが、その他には大きな損傷はありませんでした。しかし、右の大腿と臀部は異常な位置関係になっており、大腿骨が折れていることは確実でした。同様に、右手の関節は異常に伸びていました。

救命・救急隊員は、急いで心臓モニターをつけて人工呼吸の準備をしました。その時、わたしは、ディーター・Tさんのそばでひざをついて、可能な限りの手段を駆使して、彼の生命反応を呼び覚まそうと試みていました。彼が、まだ生きているのかもう死んでいるのか、はっきりさせようと試みました。しかし、大声で呼んでみても、つねってみても、種々の反射テストに対しても、何の反応もないままでした。鼠径部を通る大腿動脈の脈を触知しようと試みましたが、脈があるのかないのかさえ良く分かりませんでした。

この人は、ただでさえ太っており、ゴム手袋をはめたわたしの手は寒さの中で敏感さに欠けており、正確に脈を確認するには条件が不利でした。彼の瞳孔は中等度散大しており、すでに対光反射は消えていました。彼が呼吸をしていたかどうかも不明でした。もし呼吸をしていたとしても、それはどう見ても不十分でした。

心臓モニターを見れば、事情はさらに明らかになるでしょう。わたしは、貼付した電極を通して画面の上を左から右に動いていく緑色の電子ビームを凝視しました。心拍数は毎分三二回。わたしは、寒さでかじかんだ手をもう一度鼠径部に当ててみました。本当に脈はないのでしょうか。モニター上の心拍はただの電気活動であって、もはや血圧が測れるほどの血液は心臓から拍出されていないのではないのでしょうか。

やはり、脈は触れません。対光反射のない瞳孔、呼吸停止、おそらくは電気現象だけの心拍。寒さにもかかわらず、わたしの額には汗がにじんでいました。ディーター・Tさんは、もう死んだのでしょうか。それとも、まだ蘇生は可能なのでしょうか。今、必要なのは、死亡診断書なのでしょうか、それとも心臓マッサージなのでしょうか。

わたしは、蘇生術を行う決心をして必要な指示を出しました。脊柱骨の骨折が疑われるので、いわゆるショベル担架を用いて患者さんを注意深く救急車に載せました。患者さんの気道に管を入れて人工呼吸器に繋いでいる間に、救急隊の一人は血圧を上げる薬を与え、他の救急隊員は心臓マッサージを行っていました。


心臓マッサージは、心臓の上に当たる胸骨の下半分を、腕をしっかり伸ばして手を母指球（親指の付け根のふくらみ）が交差するように重ねて速く規則的に押し下げることによってしっかりと心臓をマッサージする手技です。蘇生術の中心的手技です。心臓マッサージは、しばしば言葉の真の意味で、ドイツ語では上っ面な（halbherzig）マッサージになってしまうことが多いのです。つまり、心臓（herz）を半分（halb）だけしかマッサージをしていないことが多いのです。その結果として、満足な蘇生が得られる割合は極めて少なくなってしまいます。強い力学的な圧をかけて、胸骨と背骨をできるだけ近付けてその間で止まっている心臓から十分な量の血液を体に、特に脳に向けて送り出すことができる場合にのみ、心臓マッサージはその効果を発揮します。心臓マッサージは、実に、野蛮で残酷な行為です。身じろぎしない体のそばに、ひざまずくか馬乗りになって胸郭を押すと、体は受動的に弓なりになります。それは、まるで無防備な犠牲者を無慈悲にも叩き潰すようなやり方です。肺は破れて肋骨は折れます。これは、骨にしなやかさが失われている老人の場合では避けて通れない現象です。それでも、肺が破れるまでやらないと有効な蘇生はできないと考えている熟練救急医は少なくありません。治療行為はいろいろありますが、実際こんなに暴力がしみ付いているやり方は他にはありません。蘇生術ほど、命に無理強いをしている印象を与えるやり方は他にはありません。この方法は、いわゆる、中世の英雄的治療法や、瀉血療法や催吐剤の投与や、さらに患部を焼いて火ぶくれを作る治療法や、水銀を飲ませる治療法を思い起こさせます。これらの治療法は、病気を治すよりも、病気を一層悪くしてしまいます。最も新しい医療技術をもってしても、二〇回の蘇生術を行ってせいぜいのところ一回しか成功していません。蘇生術が成功したとしても、その後の生命の質は耐えられないほど低いことも分かっています。うまく蘇生できてから最初の数週間生存した場合を見ても、多かれ少なかれ重い脳障害や麻痺を伴っており、その後の人生のすべてを介護人の世話にならねばなりません。そして、この人々の中の多くが植物状態となっています。この状態は、ドイツ語圏では覚醒昏睡と呼ばれています。

集中治療と救急医療に携わって以来、年を経て広範囲にわたる経験を積むにつれて、わたしは、何が何でも命を守らねばならないという医師としての義務感から、しばしば多くの人々やその家族に不幸を強いてきました。さらに加えて、若い患者さんだからきっとうまくいくに違いないと思って行った条件の良い心肺蘇生術の場合でも、結局は失敗に終わった経験を重ねるにつれて、わたしは、次第に蘇生術を行うことをためらうようになっていきました。

ディーター・Tさんの場合、集中的に心臓マッサージを行い、人工呼吸器から十分な酸素を供給し、アドレナリンなどの循環器系薬物を連続的に投与してから一五分を経て、やっと蘇生術の効果が出てきました。上肢の動脈の拍動が触れるようになりました。これは、彼の心臓が、モニター上の電気的活動を示しているだけではなく、ふたたび自発的に拍動を再開して各臓器に血液と酸素を送り込んでいることを意味しています。それでも、彼の意識は深く障害された状態のままで、自発呼吸はありませんでした。彼の瞳孔の大きさは、左右差があり脳出血が強く疑われる所見でした。できるだけ早く開頭術を行って、脳出血で上昇している脳圧を減少させねばなりません。わたしは、素早く、脳外科のある隣の病院の集中治療室に連絡を入れて、即座に患者さんを転院させました。

わたしが疑っていた診断は的中しました。頭部、胸部、腹部のCT（コンピューター・トモグラフィー）の画像から、転落がもたらしたさまざまな病変が明らかになってきました。右側の脳には、脳室まで入り込んでいる広範な出血があり、頸椎が二つ骨折しているために上部脊髄も押しつぶされていました。頭蓋骨の損傷が高度であることを考えれば、大腿骨骨折や手の関節の骨折や心臓マッサージの時に起こった三本の肋骨骨折は、それほど重要ではありませんでした。それでも、夜間に、ディーター・Tさんの緊急手術は敢行されました。脳の中の出血は取り除かれ頸椎はしっかりと固定されました。

集中治療室に戻ってからは、引き続き、主として脳圧を下げる治療、蘇生後の心肺機能を安定させる治療、人工栄養、肺や尿路の感染症の予防、血栓予防、電解質や代謝産物の補正などが行われました。患者さんにとっても集中治療チームにとっても、残された課題は、脳神経系の回復過程が促進され、さらにその他のメカニズムが働いて意識が回復するのかしないのかです。ディーター・Tさんは、生死の狭間をさまよっていました。

人工呼吸下で、昏睡状態のまま過ごしてから一四日目になって意識や呼吸に影響を与えるすべての薬物の投与を中止して、脳の働きがどの領域でどの程度まで回復しているのかを明らかにすることになりました。この段階で、心肺蘇生術と脳外科手術にどれだけの効果があったかがほぼ判明します。患者さんは、眼を開けるのでしょうか。自分で呼吸ができるのでしょうか。人とコンタクトを取ることができるのでしょうか。少なくとも、何らかの反応があるのでしょうか。意識のある生活に戻れるのでしょうか。それとも、眼は開いて自分で呼吸をしていても、身じろぎもしないでいる覚醒昏睡患者〔植物状態〕、あるいは、最重度の身体障害者になるのでしょうか。あるいは、人工呼吸機のお陰で心肺機能は正常に保たれていますが、誰が見ても脳の活動が死滅している脳死状態になってしまうのでしょうか。わたしが試みた心肺蘇生術は、最終的にはディーター・Tさんを臓器提供者にしてしまうのでしょうか。

二・三　死は、瞬間ではなく過程である

二〇世紀半ばの医学的発展は、まるで嵐のように急激な展開を見せた注目すべき出来事です。それは、臓器移植技術の進歩であり臓器移植による延命治療です。これらの発展から、それまではすべての面で受け入れられてきた死の定義である心肺停止の概念が著しく揺らぎました。心肺停止が、死の定義であるとする考え方は、もはや、古典的な概念となってきました。

この動きに決定的に拍車をかけたのは、麻酔学から分かれて出てきた集中治療です。集中治療の進歩によって、生命にとって重要な体の機能を維持するための革命的な技術が導入されました。とりわけ、心室細動に陥ってもはや血液を送り出せなくなった心臓に電気ショックを与えて心拍動を再開させる除細動器が、さらに一九五二年には、陽圧人工呼吸法が開発されて臨床現場に導入されました。陽圧人工呼吸法は、オランダの麻酔学者であるブジョルン・イプセンによって考案された呼吸法で、外部から一定の圧をかける方法です。それまでは、重症な意識障害を伴う脳障害患者さんは、例外なく死亡していました。心筋梗塞の患者さんも、呼吸不全か致死的不整脈で死亡するのが常でした。現在では、除細動器と性能の良い人工呼吸器のお陰で、少なくともある一定の期間は心機能を回復させて循環動態を保つことができるようになりました。このような技術的進歩に伴って、心臓の働きと脳の働きを完全に分離することができるようになりました。心臓死を、技術的に操作することが可能となった結果、「心機能停止が死の定義」とされた古典的な心臓死は、生と死を区別するための判定基

準としては不適切となっていきました。

集中治療の進歩に伴って登場したのが、新しい死の概念です。この概念は、一九六八年にハーバード大学の委員会によって練り上げられ、「脳死」を人間の死と見做したのです。「脳死」は、次の四つの診断所見を満足していなければなりません。(1)昏睡から覚める可能性が全くないこと、(2)すべての脳幹反射が消失していること、(3)自発呼吸がないこと、(4)脳の血液循環が停止していることの四つの条件です。これが脳死の定義です。この際、脳死に批判的な人たちが繰り返し言っているように、臓器採取を目的として死期を早めたりしてはなりません。脳死は、疑う余地のない脳死判定基準に従って科学的な根拠に基づいて確認されるべきです。この判定基準に沿っていれば、場合によっては、脳死をより早期に判定することも可能です。

判定基準に基づいて死の判定を行う場合においても、脳死に至った時期を正確に決めることは難しいと言わざるを得ません。心臓死の場合は、心臓が止まって血液が循環しなくなった時がすなわち死亡時刻ですが、脳死の場合は、まだ心臓は鼓動しており血液は体を巡っているので、見た眼には「生きている！」としか見えないのです。この状態で死んだと考えるには抵抗感があります。一方で、例えば低血糖の場合のように、顔は青ざめて身じろぎもしないで意識もなく、まるで死んだように横たわっているからと言って、この人が死んでいると断言することはできません。見かけは当てになりません。

ここで、二種類の事柄が明らかとなってきます。一つは、「死」は「死にゆくこと」であり、瞬間ではなくて過程であり何時間も何日も続くことがあります。このような時間のスケールの中で、ある分岐点で死を確定するためには、法的に有用で質が高く信頼性に富んだ医学的・科学的所見に基づいた判定基準に従って死を定めねばなりません。この判定基準は、長い間、心停止とそれに伴う循環停止でした。また、死後硬直、あるいは死斑の出現、あるいはすべての臓器が壊死に陥った状態なども死の判定基準でした。明確に脳全体が死んでいる状態であれば、これもまた死の判定基準なのです。

一方で、これらの判定基準は、生きていることをどのように理解するべきかということと関わっています。生命を守る立場に立って最大級の考慮を払うべきことは、死は、生命および生きていることから定義することにほかなりません。これらの判定基準の中には、もっと早い時期に人間の死が確定しているとする判定基準があって然るべきではないでしょうか。

歴史的に見れば、死の定義そのものは決して一つではなく、むしろ時代と深く関わっている問題です。その始まりは、しばしば「死という出来事」が、死のプロセスと同一視されており、現在でも同一視されています。例えば、ある人が苦痛に満ちた死に方をしたとか、家族に囲まれて死ぬ方が病院で死ぬより尊厳に満ちているなどと話すことからも伺い知ることができます。古代ギリシャの哲学者エピクロスは、死は、すなわち「無」であり、それ故に重要ではないと考えました。しかし、彼が考えたことは、死そのものとか死にゆく過程という事象ではなくて、死んだ状態、つまり「すでに生きていない」状態のことでした。

「すでに生きていない」ということが、脳の機能が消滅していることと同義であると最初に考えたのは、一二世紀のユダヤ人医師であり哲学者であったモーゼス・マイモニデスが斬首された人間を観察した時のことだとされています。彼は、その場合で見られた痙攣のような引きつけは、生きている徴というよりは脳中枢からのコントロールが存在していない徴であると考えました。

二・四　脳死は人の死である

現在、人間の「総体としての死」の判定基準の中で、脳死が死の判定基準として相応しいと考えられているのはなぜでしょうか。人間の死の本質は、一体どこにあるのでしょうか。この根拠を固めるためには、死の概念についてより正確にくまなく検証し直す必要があります。ここに至った経緯は、一九九三年に『週刊ドイツ医師雑誌（Deutsches Ärzteblatt）』に発表されたある論文の見解に依拠しています(1)〔『週刊ドイツ医師雑誌（Deutsches Ärzteblatt）』は、「ドイツ医師会」出版社から発行されているドイツ語週刊誌で、「ドイツ医師会」会員（すべての医師が加入）、ドイツ健康保険組合医（保険医、開業医、専門開業医が加入、基本的に病院勤務医は含まれない）に送付される。『週刊ドイツ医師雑誌』は、この二つの団体の公式定期刊行物であり、開業医、病院勤務医、保健所または会社勤務医の三名の編集者によって発行されている〕。

1　人間は、身体と霊魂が一体となっており、（通例）意識がありかつ自己を意識している存在です〔ドイツ語圏では、人間存在を、肉体（Leib）と霊魂（Seele）と精神（Geist）の統合体として捉えている〕。人間の死を確定するためには、このような人間の属性にまで立ち戻って考えなければなりません。このことは、当然のこととして受け止められていますが、実際には、死の主体が「肉体」であるとする考え方と、死の主体が「霊魂」（ペルソナ）〔ペルソナは、それ自体で完成した理性的単一実体を意味しており、キリスト教では、「三位一体」（父、子、聖霊）の意である〕とする考え方を対比させて考えた上で、死とは一体何を意味しているのかが明らかになるのです。

この二つの概念は、死を考える場合に人間の部分的側面を説明しているにすぎません。なぜならば、死んでいるとか生きているということは、常に人間に固有な全体的特性と関わっているからです。人間を全体として考えるならば、人間は、決して肉体だけの存在ではなくて、肉体的、霊的、精神的な面で一体となった存在です。そのような存在として、人間は、生きて、感じて、働いて、子孫を残して、年を取って、ついには死んで行きます。

「霊魂」（ペルソナ）という概念は、個人という意味を越えており、哲学用語として、法律用語として、神学用語として、実に多岐にわたって用いられており、その意味するところは、曖昧模糊としています。例えば、キリスト教神学では人間は霊魂を生きる存在と考えるように、プラトン的な考え方においても「ペルソナ」は物質的な肉体を超えて生きる存在です。現在では、特定の哲学者にとっては、「ペルソナ」としての人間存在は、自意識を持った存在であり、興味や関心を表現できる存在です。このように考えるならば、人間は、肉体的な死よりもずっと前に「ペルソナ」としての存在を終えることもできます。例えば、永久に意識がない人間、あるいは最重症の認知症の人々は、すでに「ペルソナ」としての存在を終えているとも考えられます。しかしながら、このような合目的的概念は、どれを取って見ても、実際に誰が死の対象であるのかを決める場合の概念に置き換えることはできません。なぜならば、客体としての人間は、その時代に生を受け、肉体と霊魂の両面を備えた統一のとれた存在であり、決して非物質的な存在であるとか、その時代の何かとだけ結びついているような存在ではないからです。
2　身体的、霊的、精神的な統一体として存在する人間にとって、死は、一つだけしか存在しません。しかし、「脳死」という概念は、「心臓死」や「臨床医学的な死」などの他にいろいろな死があるという疑念を抱かせます。しかし、そこにはある根本的な誤解があります。脳が完全に復元不可能な状態にまで損傷していれば、それだけで一つの実体としての死の判定基準なのです。病院の外で救急処置をする場合のように、脳死であることを明確にできない時には、今までのように心臓の鼓動が停止して血液の循環が途絶えて呼吸も停止することで死の確認を行います。
3　人間の死は、二つの条件を満たさなければなりません。第一に、人間の意識、とりわけ自己意識がないこと、第二に、中枢（脳）によって制御されている肉体的機能が喪失していることです。これらの一方だけでは人間の死を根拠付けることはできません。「永続性植物状態」（ドイツ語圏では覚醒昏睡）の人間はまだ一定の身体機能が中枢（脳）によって制御・維持されているので死んでいるとは言えません。また、身体機能が生体としての統一性を失っていても、心肺機能に依存しているにしても、まだ意識が存在している限り、その人が死んでいるとは言えません。これらの思弁的な前提条件は、死の条件の一方の条件しか満たしていません。

4　自然科学的な認識では、人間の臓器や組織の機能が失われるか、あるいはそれが崩壊し始める前に、すでに死んでいることがあります。「生と死の境界は、臓器全体を制御する能力があるかないかに関わっており、主体的な人間としてすべての機能が統一的に機能する能力が復元できないほど失われているかいないかに関わっています」。この点で、「心臓死」と「脳死」の違いが明らかになります。統一体としての肉体は、脳機能によって保障されているので、大脳、脳幹、小脳などの脳全体の欠くべからざる機能が廃絶すれば、ある特定の臓器の機能が欠落するだけではなくシステムとしての人間全体が危機的状況に陥っていきます。脳全体が正常に機能していて、初めて人間としての総体があるのです。その機能がなければ、人間は一つの有機体として生き延びることはできません。例えば、呼吸機能、心機能、血圧、水分と塩分などの電解質、ホルモン機能の調整は、脳の働きがなければ不可能です。これらのシステムが廃絶すれば、人間存在が根底から脅かされる事態になります。したがって、「脳死」は、「心臓死」よりも遥かに確定的な死です。時間的には、「脳死」は、「心臓死」の前に起こることもあれば、「心臓死」の後で起こることもあります。心臓が止まって循環が停止すれば、人工呼吸を行わない限り脳は酸素欠乏に陥って最長八分間しか生き延びることができません。逆に言えば、人工呼吸を行わなければ、心臓死から時を待たずして脳死に至ります。
死は、人間全体が部分ないし破片へと崩壊することを意味していますが、これらの部分は、部分となってからも一定の自律性を保っている場合があります。「脳死」の診断と「心臓死」の診断との間に時間的な差異があるからと言って、「脳死」の概念が覆されることは決してありません。「脳死」の後でも、状況によっては、人工呼吸によって心臓の機能を何か月も維持することができます。このことは、妊娠している女性が脳死状況に至った場合に、人工呼吸やその他の集中治療手段によって一五週以上にわたって血液循環を維持できた例があることから考えても明らかです。(2)

要するに、「脳死」の概念によって「死の概念」が変わったわけでもないし、新たな「死の概念」の定義がなされたわけでもありません。「心臓死」であれ「脳死」であれ、「死」とは何かを教えてくれるものではありません。「心臓死」も「脳死」も、二つの異なった「死の判断基準」であって、しかも同等のレベルの基準です。「脳死」は、神経学的な基準から考えられた死であり、「心臓死」は、循環器学的な基準から考えられた死であり、心臓の働きが停止して血圧が存在しない状態です。

「脳死」の概念は、医学に定着して今や世界中で広く認知されています。臓器移植は、移植前に、統一された一定の手続きを経て「脳死」と判定された場合に限り倫理的に正当化されます。このように、科学的根拠に基づいて、「脳死」が納得の行くまで明らかにされているにもかかわらず、「脳死」の概念に疑いの眼を向けて、移植臓器を入手する目的で導入された概念に過ぎないとして「脳死」を認めようとしない一部の哲学者、医師その他の専門家も存在します。

一九五四年に、臓器移植の嚆矢となった最初の腎臓移植が成功してセンセーションを巻き起こして以来、臓器移植は普及していき、ついには「脳死」の概念を合法化するに至る大きな要因となった事実に疑いを挟む余地はありません。一方で、「脳死」の概念に批判的な人々にとっては、この事実は、臓器移植をしたいために「脳死」の概念を持ち出したという主張と呼応していますが、ドイツにおいては、「脳死」の概念が導入されてから一定の時間を経て、やっと一九七〇年代になって臓器移植が行われるようになりました。臓器移植の導入にとって決定的な要因となったことは、医学の進歩に沿いつつも、その経済的背景も考慮して、医師が必要と考えている治療をいかに制限するかについて確かな法的根拠を必要としたからです〔日本では、一九九七（平成九）年七月一六日、「臓器の移植に関する法律」（法律第一〇四号）が制定された。法律の施行日は同年一〇月一六日、最終改正は二〇〇九（平成二一）年七月一七日法律第八三号。一般には臓器移植法と呼ばれる〕。

「脳死」の概念を批判する人々のうちには、「死の確認」に際して脳を特別扱いすることへの疑念を持つ人々がいます。「脳死」の概念は、根拠が不十分であると批判します。脳は、他の同様に重要な臓器の中の一つに過ぎないのであって、その統合的機能は脊髄機能の場合でも同じだというのです（この考え方は、客観的に考えれば間違いです。なぜならば、人間は脊髄の機能が廃絶していても生命を維持することができますが、脳の機能が廃絶したならば生命を維持することはできません）。一方で、「中枢神経系の死」をもって人間の死と考えるのは、直感的には死の概念と矛盾しています。なぜならば、死んだはずの肉体が長時間にわたって、臓器機能を維持することが可能だったり、死んだはずの肉体が子供を成長させることなどできる筈がないからです。この考えが誤っている理由は、直感力は見かけ上の立場であって科学の立場に立っていないところにあります。生きている主体としての人間の生命過程から切り離された部分的な生命は、臓器総体としての人間が生きている状況証拠ではないからです。他方で、「全脳死」という概念は、あまりにも範囲が広すぎるとの主張があります。

最近の脳研究では、人格のある人間存在にとっては（とりわけ、意識の存在とコミュニケーション能力については）大脳皮質の働きのみが決定的要因であって、ある人に大脳皮質の非可逆的な損傷が認められれば、例えば、「永続性植物状態」の場合、この人は死んでいると判定するに十分であると主張します。「部分脳死」の概念は、十分に確立された解剖学的生理学的根拠のある「全脳死」と異なって、人間の意識の有無を、環境に対する反応の有無だけで理解しており、科学的見地からは、より明確で説得力のある方法で確認することはできません。

「全脳死」の概念が導入されてから年を経ずして、「全脳死」にとっては脳幹部が決定的な役割を果たしていることが立証されました。脳幹部は、大脳と脊髄の移行部を形成している脳の一部分ですが、呼吸中枢と心臓循環系の活動を統御する部分が局在しており、また体から来るすべての神経束はこの部分を通って大脳に向かって走行しています。すでに、イギリスでは、当然の結果として、他ならぬ「脳幹死」が死の判定基準として妥当であるとされています。

宗教団体の中には、脳死の概念をある一定の条件下で認めている団体もあります。ドイツにおいては、カトリック教会もプロテスタント教会も共に脳死の概念を認めてはいますが、この概念は、死を真に包括的な意味で捉えているとは言えないとしています。ユダヤ教の教義の中にも、統一的な見解は見られていません。伝承されたユダヤ法である「ハラハ」(Halacha)には、種々の宗教的権威によって異なった釈義が示されています。厳格な正統派の見解によれば、脳死は、死の判断基準として容認されていません。イスラム教や仏教においても、脳死の概念が妥当か否かについての統一した見解はありません。日本では、脳死は、公的には認められてはいますが、脳死概念(および、臓器移植)に対して、日本社会は著しく否定的です。一九六八年に、日本で最初の心臓移植が行われましたが、その際に、臓器提供者が本当に脳死状態であったのか、移植後に短期間で死亡した臓器受給者は本当に新しい心臓が必要であったのかという重大な疑念が沸き起こったからです(和田心臓移植事件。一九六八（昭和四三）年八月、札幌医大胸部外科の和田寿郎教授（故人）によって行われた日本初の心臓移植は、当初は輝ける現代医療の先駆としてもてはやされたが、移植後八三日目に患者が死亡した後になってさまざまな疑念が指摘されて殺人罪で告訴されるに至った。札幌地検は、最終的には証拠不十分で不起訴処分としたが、脳死判定と移植手術を同じ医師が行ったこと、移植を受けた患者さんが心臓移植以外の方法で救命できなかったのかなど多くの問題点が提起されて、その後の日本の移植医療が約四〇年遅れる要因となったとされている」。

二・五　ディーター・Tさん――死後の生命はある？　ない？

ディーター・Tさんは、人工呼吸器に繋がれたままでもはや昏睡から醒めることはありませんでした。彼は、自宅の窓から転落した後でわたしたちの救急救命措置を受けましたが、その試みは最終的には失敗に終わりました。転落してから一六日経って、お互いに関係のない二人の神経内科医が、ディーター・Tさんは脳死状態であると判定しました。後になって彼の部屋から、彼自身の手で書かれた遺書が発見されました。それは、遺書というよりは、遣り場のない想いのはけ口のようなものでした。彼の死の背景には、運命的な肉体の死よりももっと残酷な現実があったと思われます。それは、彼の人生が破綻していたことを想像させると同時に、彼がなぜ死を選んだかを打ち明けた遺書でもありました。

「みなへ。特に出て行ったまま未だ帰って来ないウッシィへ。ごめんね、ウッシィ。ごめんね、エルケ。もう何にもできない。もう飲むこともできない。頼むから、母さんには内緒にしておいてほしい。何もかももううんざりだ。済まない。もう駄目だ。分かってほしい。ディーター・T」

どうやら、最後の連れ合いであったウッシィさんは、彼が自殺する数週間前に家を出て行ったらしいのです。近所の人々の話では、ウッシィさんは、ディーター・Tからいつも手酷く殴られていたようでした。ウッシィさんの実名を知る人も現在の住所を知る人もいませんでした。ディーター・Tさんの母は、高齢で重症認知症のためにヴェストファーレンにある介護老人ホームに入居していました。警察の調べで、彼の妹であるエルケ・Tさんが南ドイツにいることも分かりました。集中治療室の医師は、母親を除いてただ一人の身内であるこの妹に、手術後の様態について直ちに電話で知らせたのですが、彼女は、病院の兄のところに来ることを即座にきっぱりと断りました。エルケ・Tさんは、肉親であるディーター・Tさんの運命にいささかも心を動かされることはなく、むしろ彼を憎んでいる様子でした。集中治療室の医長であるR医師との会話の最後に「ディーター・Tが、わたしの兄であったとしても何の関係もないわ。天罰覿面よ！」と言い放ちました。

脳死者について、その家族と臓器移植の目的で話し合うことは、医師にとって微妙で厄介な問題です。医師は、これから始まる妹のエルケ・Tさんとの話し合いは、一対一での顔をあわせた話し合いができないので、特別な思い入れと注意深さが必要であることを察知していました。

「エルケ・Tさん。わたしたちは、できるだけのことをしましたが、兄さんの命を救うことはできませんでした。何をしても反応がなかったのです。結局、数時間前に、お兄さんは亡くなられました。お兄さんは、今脳死状態です」。

「えっ？　あいつが死んだって？　本当なの？」。

R医師は、しばらく躊躇しましたが、この妹から臓器移植の同意を得るべく単刀直入に願い出ました。「お兄さんは、確かに亡くなられました。お兄さんの脳は、完全に死んでいます。しかし、人工呼吸をしているので肺は働いているし心臓も動いています。もし良ければ、お兄さんの臓器を取り出して、他の死にそうな人に移植させてもらえないでしょうか？」。

「嫌です。わたしに関わらないで！　あいつは、わたしに何もしなかった。わたしのことをぼろくそに言ったり金をせびったりしてね。だから、あいつになんか何もしてやらない。あんな奴のことは早く忘れてしまいたいね。あんたなんかには、分からないよ」。

「分かりました。だけど、もし同意して戴けたら、お兄さんは他の死にそうになっている人たちの役に立つのです。お兄さんの臓器でその人たちが命拾いをするのです」。

「ディーターは、たしか、臓器提供証明書を持っていたと思うよ。前に、そんなことをちょっとだけ話していたから。それがあれば十分でしょう！」。

「残念ながら、お兄さんの臓器提供証明書はどこにも見つかりません。警察が、お兄さんの家中を探してみたけれども何もありませんでした。あなたが、臓器提供に同意すると一言書いて、その書面をこちらにファックスで送ってもらえないでしょうか？」。

妹のエルケ・Tさんはしばらく黙っていました。「分かったわよ。ファックスするわ。あいつのしくじった人生でも何かの役に立つのならね。そうすれば、あいつのことなんかきれいさっぱりと忘れられるわよね！」。

人間は、いつ死ぬのでしょうか。人間は、一体いつになれば、本当に死んでいると言えるのでしょうか。肉体が死んだ後で、肉体の死の向こう側でもう一度消え去った時が、本当に死んだ時なのでしょうか。人々の記憶から忘れ去られてしまった時が、本当の死なのでしょうか。さらに、息苦しい話ですが、何か、嫌な理由で死んだ人のことを思い出すのも耐え難くなって、身近だった人たちの心から消し去られた時が、本当の死なのでしょうか。

その日の夕刻に手術が行われ、数時間かけて、ディーター・Tさんの亡骸から、心臓、肺臓、聴覚、角膜、骨組織が摘出されました。ディーター・Tさんは、長年アルコールを飲んでいて、肝臓と膵臓は移植に適さないので除外されました。二人の患者さんは、それぞれ、心臓と肺臓を移植されて新たな生命を得ました。一人は、角膜の移植を受けて視力を回復し、その他の組織は、匿名で臓器バンクに登録されました。

第三章　飢え死にや干からびを防げるのか？――終末期の人工栄養

三・一　「お父さんを飢え死にさせたいのですか？」

フランツ・Kさん〔八四歳〕は、一年二か月前に広範な脳卒中発作を起こして以来、ベルリンの西南地区にある介護ホーム〔介護ホームは、介護を必要とする人々を年齢に関係なくケアをするところで、原則的には医師はいない。実際は老人が多く、日本の特別養護老人ホームや介護療養病棟に相当する〕に入所していました。長い間病院に入院して、理学療法や言語療法などのリハビリテーションを通して少しでも生きる喜びを取り戻す試みが為されましたが、すべて挫折しました。最後に残ったのは全面的な介護でした。三か月前には、誤嚥性肺炎で再び一六日間病院に入院しました。その後、状態はさらに悪化しました。フランツ・Kさんの長女は、「それ以来、父は、全く意欲がなくなり、生きる力をなくしてしまいました」とひどく落ち込んで言いました。長女は、週に何回も父を訪れて、時には午後の時間をすべて父のベッドの傍らで過ごしました。手を握ったり、元気付けようとしたり、本を読んで聞かせたりしました。「父は、ぼんやりしていることが多くなり、何も話さなくなり、見る見るうちに食べる量も減ってきました。体重も五六キログラムにまで痩せてしまいました」と、長女は言いました。

その数か月前に、ホームの管理者からカロリー摂取量が基準より少ないとの理由で、フランツ・Kさんに胃瘻を造設する話が持ち上がっていました。「健康保険組合の医療業務指針には、ボディー・マス・インデクス（Body-Mass-Index, BMI）は一定の下限値を下回ってはいけないと書かれていますから、わたしたちは、この基準に従わなければなりません。そのためには、胃瘻を造設して、栄養状態を良くしなければなりません」。

しかし、フランツ・Kさんの長女は、そのようなやり方には反対でした。なぜならば、彼女の父は、胃瘻を造ることを望んでいなかったからです。長女は、訪問の際には自分で調理して持参した食べ物を、父親に忍耐強くやさしく食べさせていました。最近では、わずかに初めの一口二口くらいは喜んで食べてくれるのですが、その後は次第に食べることを拒否するようになりました。長女は、ペプシンワインが食欲を増進させると聞いたのでそれを試してみたのですが、効果はありませんでした。その後、フランツ・Kさんは、口も開けてくれなくなりました。反抗的な子供のように唇をぎゅっと閉じて、もう二度と眼を向けてくれることもなくなりました。長女さんは、途方に暮れて絶望的になりましたが、約三〇分の間、薄いオートミルをひと匙と少量のお茶を吸い飲みに入れて、父親の口に無理やり押し込んでいました。ここに至って、ホームの管理者は、「長女さん、今となっては、急いでかかりつけ医と、父上に胃瘻を付けることについて相談をしなければなりません。お父さんは、もうご自分では何も食べてくれないことがお分かりになったでしょう。すでにご説明しましたが、入所患者さんの面倒をみる介護士の数をご存知ですよね。ですから、食事の介護は無理なのです。それとも、あなたは、お父さんを、飢え死にさせたいのですか？」と詰め寄りました。

経管栄養は、胃の中にまでチューブを入れて人工的に栄養を補給する方法で、元来は集中治療の一処置法です。重症な病気や手術の後で、口から自然な形で食物を取ることができなくなったり、もし取れても不十分な量であったりする場合に、体にとって必要な栄養素と水分を何とかして維持するための救急処置です。原則的には、薄いシリコン製のチューブを口から、あるいは鼻孔から、場合によっては、腹壁から直接的に胃の中に留置します。胃瘻は、腹壁から直接的に胃の中に留置する方法で、皮膚を通して（perkutan）、内視鏡で（endoskopisch）、腹壁を切開して（Gastrostomie）行われるので、通称ペグ（ＰＥＧ）と呼ばれています。胃瘻は、一九八〇年に最初に行われて以来広く用いられるようになりましたが、鼻からチューブを入れる方法が、短期的な栄養補給に適した方法であるのに対して、胃瘻は、少なくとも数か月以上にわたって栄養補給を行うことが予見される場合に行われています。

このような経管栄養は、とりわけ次のような患者さんで有用です。多くの場合、集中治療室の患者さんが対象です。例えば、脳卒中の患者さんで、一過性の嚥下障害が起こった場合とか、重症な脳障害を伴った頭蓋骨骨折の患者さんで、長い間人工呼吸下に人工的に眠らされているような場合には大いに役に立つ方法です。また、病気のために、空腹を感じているにもかかわらず十分な食事を経口的に取ることができない患者さんとか、重症神経疾患、例えば筋萎縮性側索硬化症のように、嚥下困難が持続するような場合には経管栄養は有益な方法です。

しかしながら、重症な病気の末期であるとか、死に逝く過程の人々の場合では、経管栄養については全く異なった判断をするべきです。この点について、引き続き詳しく述べます。

栄養と水分の摂取は、主要な生物学的機能であることはもちろんですが、さらに加えて、どの社会においても、社会的、宗教的に、象徴的で深い意味を持っています。わたしたちが一緒に集まって飲み食いをする場合、母親が乳飲み子に乳を飲ませる場合、老人や病人に食事を準備する場合、そうすることによって、わたしたちの心の中に深く根ざしている社会的・家族的連帯感や愛情や責任感を表現しているのです。したがって、意図的であろうがなかろうが、ある特定の事情で食べることを拒否すれば、周囲の人々を、極度に不安に陥れたり驚かせたりすることは何ら不思議ではありません。人生の終末期にさしかかっていたり、死へのプロセスが始まっていたりする場合においてはなお更のことです。このような場合、家族のみならず医療者までが、ほとんど反射的に反応してしまうのです。もはや、患者さん自身が自分で食べることができないか、食べる意思がないのなら、他の方法で食べさせたいという欲求が湧いてくるのです。そして、今日では、多くの場合、腹壁から胃に挿入されたチューブを介して栄養と水分を人工的に補給できるようになっているので、その対象が終末期の患者さんであれ死への旅路にある患者さんであれ、この手段を取らないということは、わたしたちの価値観と両立しないように見えるのです。現代を生きている多くの人々にとって、水分と栄養を補給しないことは、法律的に考えても抗い難く、医療倫理に照らしても支持できないと信じているのです。終末期の患者さんとか、死に行く過程にある患者さんに対して、その他の延命手段を取らない場合、あるいは、もはやそれを見出せない場合には、残された唯一の手段が水分と栄養補給です。現在、一般に普及しているのは、どのような状況であっても人を餓死させてはならないという考え方です。

わたしたちの社会では、「食べ物がなくて死ぬ」とか「喉が渇いて死ぬ」などということはあってはならないことであり、とりわけ保護を必要としている病人や老人が生きていくために必要な物が与えられないなどということは、怒りの対象でしかありません。このような心象風景は、よく知られていることですが、恐ろしいほどに強固です。心に浮かんで来るのは、ひびの入った皮、飢餓水腫、感染、潰瘍形成など、精神的にも肉体的にも衰弱しきった状態であり、ナチ強制収容所や干ばつで衰弱しきった人々の姿です。これらの心象風景は、現在の飽食社会にとってはあってはならない深く憂慮すべき事態です。しかしながら、最も重症な患者さんや、死への過程を歩んでいる患者さん、特に高齢の人々にとっては、水分や栄養を与えるか否かの議論は、実は意味をなさないばかりか事態を間違った方向に導くことになります。実は、水分や栄養を摂取できなくなることは、死への旅路にとっては極めて自然なことなのです。このような死への過程は、医師でなくても良く知っています。死に至る数週間、ないし数か月前から、次第に食欲は低下し、食事量は減少し、水分摂取量も減少し、体重も次第に減少し、体を動かすことも少なくなり、眠っていることが多くなり、ついには意識朦朧状態となり、多くの場合で感染を伴ってきます。このような人生の終末経過は、ほとんどの場合、病気とは無関係に進行します。例えば、認知症患者さんの最終段階では、嚥下困難が全面に出てきます。心不全や肺気腫の患者さんの場合では、弱々しさや食べ物への嫌悪感が前面に出てきます。この嫌悪感は、腸管に血液が籠もっていることと関係があると考えられています。がんの患者さんでは、食欲を低下させる物質アノレキシンが産生されていることが大きな役割を演じています。また、これらの疾患で、その末期に共通して見られることは、栄養摂取量の低下と体の水分量の減少です（脱水症）。

自然死を迎える場合、その終末期では、ほとんどの人々は痛みで苦しむことはありません。体の水分量の減少は、痛みを伴うものではなく、不穏やその他の不快感を伴うこともありません。実際は、その逆です。このことは、自然が、このような形で死へのプロセスを穏やかにしていることを示唆しています。体の脂肪分が崩壊していく際に出てくるケトン体やその他の代謝産物には、疼痛を緩和する効果があるという指摘があります。さらに加えて、体の水分量が減少すると意識が朦朧としてきます。意識が朦朧となれば、死戦期に向かう時期の不安は和らいで行きます。

終末期に、チューブや胃瘻を介して人工栄養を行う根拠は、直感的な推測に基づいており、そうすることによって、肉体的、情緒的な安定を維持しかつ高めて延命を図ろうという思いが働いています。この命題について、イギリス、スカンディナヴィア諸国やアメリカで、数多くの研究調査がなされています。そのどれを取っても、従来のような考え方は根本的に改めねばならないという結果が出ています。このことは、一般の人々ばかりでなく、特に、医師の考え方を根本的に変えなければなりません。これは、医師にとっての急務です。

三・二　終末期の人工栄養——その科学的根拠は？

すでに一九九四年にアメリカの医師チームが、ある長期間入居可能な介護施設に入居していて生命予後が三か月以内とされているほとんどががん患者さん三二名について、経管栄養をしない場合、どのようにすれば空腹感や喉の渇きを満足できる程度に軽減できるか一年間にわたって調査をしています。この調査の結果、約三分の二以上の患者さんでは、経管栄養を行わなくても空腹感や喉の渇きを感じることは一度もありませんでした。一方で、約三分の一の患者さんでは、経管栄養を止めた直後にのみ空腹感があったとのことです。決定的なことは、例外なくすべての患者さんで、少量の水分や栄養物を口から摂取するか氷片を含ませるか、または、口の中を湿すだけで空腹感や喉の渇きや口の乾燥感を取り除くことができたという事実です(1)。

一九九七年に、ワシントン州のある介護施設で一三八六名の重症認知症患者さんについて行われた研究では、胃瘻栄養の患者さんと経口栄養患者さんを比較検討していますが、その結果は、この二群間で生命予後に差はありませんでした。イタリアでは、エイズと末期がん患者さんで同様の研究がなされています。この研究の結果も同様でした(2)。余命に関して決定的なことは、水分やカロリーやその他の栄養物の量ではなくて、原疾患の予後そのものでした(3)。

一九八八年に出た論文では、七〇名の老人患者さんを対象に、一一か月にわたって経管栄養の危険因子と合併症を検討しています。その結果から、論文の執筆者らは次のような推論を行っています。経管栄養では、五〇%以上の患者さんで不穏状態のような望ましくない副作用が認められ、それらの症状はしばしば固定していました。また、約半数以上の症例で、患者さん自身によるチューブの自己抜去が見られ、同様に約半数の患者さんで誤嚥性肺炎を発症しており、その原因は、経管栄養物が胃から逆流して気管に流れ込んだためです(4)。

一九九四年には、ある医師グループが、高度の認知症あるいは高度に身体機能が制限されている四六人の患者さんに対して、経管栄養が身体機能や栄養状態の改善に繋がっているか否かについての研究を行い、その結果は眼から鱗が落ちるような結果でした。[5] 体重増加に繋がった例は一例もなく、大脳や腸や膀胱機能の改善に繋がった例もただの一例もありませんでした。
認知症末期の人々にとって、経管栄養に延命効果があったか、誤嚥性肺炎の予防効果があったか、褥瘡の頻度に違いがあったか、その他の経管栄養に関わる問題点があったかどうかについて、二〇〇〇年までに報告されたすべての文献を分析した結果、どの研究を取ってみても、経管栄養がこれらの重症患者さんにとって何らかの長所があったとの文献は見当たりませんでした。これらの分析の結果は、経管栄養を行っても全身状態の改善も延命効果もなかったばかりでなく、事態は、その正反対でした。執筆者らは、直接手から口へと食べさせたり飲ませたりした方が、はるかに感染やその他の重症な合併症が少なく、より長生きする傾向が見られたことを確認しています。執筆者らの結論は、経管栄養の増設に加担するすべての関係者へのアピールです。
執筆者らは、「われわれは、食物を口から食べさせてあげることが、最も良心的で誠実で意欲を呼び覚ますやり方であると信じている。それにもかかわらず、チューブ栄養を行うのであれば、そのような決定に関与したすべての関係者は、チューブ栄養を行うことは患者さんにとって何の利益にもならないという証拠が示されている事実をしっかりと認識するべきである」と述べています。[6]
それでは、当事者はどのように考えているのでしょうか。一九九七年に、アメリカの老人専門医であるL・A・オブライエンのチームは、アメリカの四九施設から無作為に選ばれた判断力のある四二一人に対して、もしあなたが、重症な中枢神経系の病気に罹ったために長い間口から食物を摂取できなくなった場合、経管栄養を希望するか否かについて質問調査を実施しました。その結果、三分の一の人々が、経管栄養に好意的な反応を示しました。しかし、初めは好意的な反応を示していた人々の内の二五%では、不穏状態などが生じる場合があること、状況によっては手足を拘束することもあると伝えたところ、経管栄養はやりたくないと回答を撤回しました。執筆者らは、論文の考察で、もしそれらの人々に、経管栄養を行っても延命には貢献しないと伝えたならば、回答を撤回する人々の比率はもっと高くなったであろうと述べています(7)。

三・三　胃瘻――過小評価されている革新的医療技術の負の側面

長女であるKさんは、かかりつけ医の強硬な説得に屈して、ついに父親に胃瘻を造設することに同意しました。それは、長女、医師、老人ホームのスタッフの気持ちを静める決断ではありましたが、この決定は患者さん本人の意思に沿った決断ではない点で違法です。このことは重大な意味を持っています。この老人には、二分の一リットルの粥状流動食が胃瘻経由で毎日三回注入されました。老人は、眼に見えて落ち着きがなくなり、意識は朦朧となっていき、結果として二度と眼をさますことはありませんでした。しばしばせき込み、顔色は青ざめていきました。時折、溢れ出てくる流動食を口や鼻から吸引して取り出さねばなりませんでした。一度は、チューブが詰まってクリニックに搬送されました。老人は、チューブが入っているのが嫌なので、再三再四、自分の手でチューブを抜こうとしました。

ついには、強い精神安定剤なしには過ごせなくなりました。長女さんは、このような父親の光景に次第に耐えられなくなって、段々と見舞いに来なくなり、ついには全く来なくなってしまいました。胃瘻栄養を始めてから四か月半後に、フランツ・Kさんはたった一人で死んで逝きました。何週間も意識がないままで、お尻には大きくて深い褥瘡ができていました。手足は、曲がったまま硬縮していました。まるで、考古学でいう屈葬墳墓の中にいるように、生きたままベッドの上で葬られたかのような有様でした。形ばかりの臨終の儀式が行われました。フランツ・Kさんは、胃瘻からの流動食に繋がれたまま死んで逝ったのです。

死への旅路を歩む父親に対する長女さんの献身的な世話は、初めは大変模範的でしたが、最期は悲惨な有様でした。父親にとっては、惨めで質の悪い死に方であったばかりでなく、長女さんにとっても、自分が悪かったという罪の意識で、その後の人生が苦しい人生になったのではないでしょうか。

フランツ・Kさんの惨めな死は、何千人の中の一例に過ぎません。毎日、毎日、毎年、毎年、この国では無数の人たちが同じような最期を迎えています。とりわけ、高齢で介護が欠かせない人たちが、このような運命に曝されています。これらの人々は、人生の終末期になって自分の意思を表明することもできなければ、ましてや抵抗することもできません。このような死を迎えている多くの人々は、あえていうならば、人間らしくない悲惨な死を余儀なくされているのです。そこには、驚くべきほどの共通点が認められます。

第一に注目すべき点は、重病人や死にゆく人々に、何をするべきであり、何をしてはならないかについては、医療者よりも患者さんの家族の方がしっかりと判断できているということです。医師であれ、看護師であれ、介護士であれ、相談を受けた側には、これもできるあれもできると専門的職業的に考えてしまう医療者としての目線があります。病院や介護ホームには、患者さんを集めて占床率を上げるための競争もあります（これは、過小評価できない現実です！）。一方、家族にとっては、当然ながら思い入れがずっと強く、大概はそっとしておいてほしい、できるだけ苦しまないようにしてほしいとの想いがあります。「先生、お願いだから、わたしの母を、二度と集中治療室には移さないでください。もう十分に苦しんできたのです」。わたし自身の膨大な経験からすれば、家族の想いはほとんどの場合、医療や看護からの提案よりもはるかに「患者さんの幸せ」を大切にしています。患者さんへの同情と人間としての本能的な直感が、そのような想いを駆り立てているのでしょう。この「患者さんの幸せ」を願う家族の想いは、患者さんの死を受容し、その死が平穏な死であることによってかなえられます。ここで、折に触れて述べてきたことですが、ドイツの医療体制に不釣合でバランスに欠けた問題があり、特に終末期の医療において、この不釣合は耐えがたい様相を呈しています。施設側では、さまざまな要求をする医師や施設長がいる一方で、死にゆく人やその人の家族の立場は弱く、絶望的な状態で助けを求めて入所を願い出るのです。Kさんの娘は、父親の食欲が低下し始めた最初の頃は、父親にとって正しいことを行っていました。かいがいしく父親に食事を与えることに取り組んだのです。しかし、彼女は、医学的な事柄や専門的な事柄には全くうといので、医師や施設の権威に対して何も言えませんでした。施設に対して、自分の考えを主張することも弁護士を頼ることもあきらめてしまいました。「この人たちには、もはや逆らえない」との想いが膨らんできてあきらめてしまったのです。

ここで、このことに関して最終的に決定的な問題、つまり倫理的、法的な問題を避けて通ることはできません。Kさんの娘が、胃瘻を造ることに反対であった父の意思をホームの女性責任者へ申し出たことを、ホーム側としては決して無視をしてはならなかったのです。そればかりではなく、ホームの責任者は、Kさんに対してこの件での話し合いをホームの方から申し出なければならなかったのです。話し合いの基本は、胃瘻を造設するかどうかについての相談ではなくて、患者さんの意思とその意思からどのような事柄が生まれてくるのかについての相談です。さらに、このことは、かかりつけ医にも大きく関わってくる問題です。許し難い特徴は、病院でもホームでも、死への向き合い方について誤った態度が見られることです。かかりつけ医もホームの責任者も、偏見を持たずに虚心坦懐にKさんの娘と話し合いをするべきでした。

純粋に法的に考えた場合、この娘さんによって患者さんの意思が十分信じられるほど明確に示されており、その意思に変更の余地がないことが分かっているならば、たとえ、その意思表示が口頭でなされていた場合であっても、胃瘻造設を行ってはなりません。フランツ・Kさんの場合、医師と老人ホームの責任者は、法的に有効な患者さんの意思決定権を無視したのです。死への旅路にある場合には、この意思決定は重大な意味をもっています。これは、一般医療者の生命維持義務とは次元が違います。生命維持義務よりも患者さんの意思を重視するべきです。

フランツ・Kさんの終末期の経過は悲劇的でした。しかしながら、この経過は避け得る経過です。この経過から学ぶべきことの真髄は、治る見込みのない病人や死にゆく人の家族を勇気付けて恐怖心を取り除くことではないでしょうか。一方、家族は、医師や看護師との話し合いに当たっては、患者さんの意思が証明できて、その意思が現状に当てはまるならば、怖がらずに断固とした態度で臨んで良いのです。この憂慮すべき事態を克服することに尻ごみをしたくなる気持ちは分かるけれども、フランツ・Kさんが耐えなければならなかったような死を見越して、必要とあればこの不安な気持ちを乗り越えて弁護士に依頼して訴訟に訴えることも決して難しいことではありません。

ドイツにおいては、介護が必要な患者さんで、医師の指示で経管栄養を行っている患者さんの数は一四万人に達しています。さらに、毎年約八万人が、新しく経管栄養を受けており、とりわけ介護老人ホームに入居している患者さんに多く行われています。(8) そのうちの大部分は、患者さんの幸せに役だっているのではなく老人ホーム、担当医、家族の負担軽減のために行われています。良く知られているように、どこのホームも人手不足なのでホームに入所している人々のお世話は不十分で、働き手への報酬も少ないのです。このことについての医師の関心も薄く、健康保険組合の医療業務もホーム入居者に関わる問題に対して、十分に考え抜かれた方針を持っていません。その結果、胃瘻造設の適応はいい加減になされており、これが極まった時、医師やホームの責任者は、患者さんの家族への説明の際に次のような質問を浴びせかけるのです。「この際、胃瘻をつくらねばなりません。それとも、お父さんを飢え死にさせたいのですか。水分を与えないで干からびさせても良いのですか」。このように言われると、家族には他に選択肢はなさそうなので返す言葉が見つかりません。このような状況では、その場の無言の空気や押しつけに押されて胃瘻造設に賛成せざるを得なくなり、家族は父親の死に対して共犯者となってしまうのです。

胃瘻造設術は、介護目的の手術ではなくて、むしろ治療の一助としての手術です。その他の治療と同様に、患者さんの同意を得た後に医師の指示で行われなければなりません。したがって、常に、

「患者さんの幸せ」に役立つ医学的根拠のある適応基準を満たしているだけでなく、患者さんに胃瘻を容認する意思があるかどうか、少なくともその意思を推測できるかどうかが必須の前提条件です。とりわけ、人手が少なすぎて十分に優しい心遣いができないから、その代わりに、まるで何かの代用品のように人工栄養を用いるような堕落をしてはなりません。

薬物治療の代償行為として、医学の世界で広く用いられている方法に、プラシーボ（偽薬）があります。これは、大概の場合、医師の側から故意になされており、患者さんも家族も見抜くことはできません。医師の狙いはそこにあるのです。プラシーボは、ラテン語の‘ut aliquid fiat’「うまくゆきますように！」という原則にしたがって、患者さんのベッドサイドでしばしば用いられます。患者さんには秘密裏に行われねばならず、その背後には「これで、何かが起こる」との思いがあります。「ヒポコンデリー」（心気症）の患者さんの不定愁訴や終末期の場合がそうであるように、治癒を目的とした治療法をすべて試み尽くしても効果がなかった場合では、医師がプラシーボの処方を心に浮かべたとしても納得できるでしょう。

治療の代用として、終末期の患者さんに医師が処方する伝統的かつ古典的な方法は、点滴を行うことでした。病院であれ、介護老人ホームであれ、在宅であれ、点滴なしで逝去することはほとんどありませんでした。しかしながら、実際に点滴が必要である場合は、例えば大量の痛み止めが必要であるとか、点滴以外の方法では投与できないとか、死に臨んでも口の渇きが他の方法では抑えられないとかの場合ですが、本当に点滴が必要な場合は、実際のところ稀です。実際のところ、終末期に点滴を行っているほとんどの場合、それによって、患者さん自身、その家族、そして医師自身が、終末期においても治療的ニヒリズムに陥らなかったという安堵感を得るために行うだけです。言い換えれば、患者さんを見捨てるのではなくて、医師としての治療行動を取ったということに過ぎません。そのことによって、医師のみならず家族までが良心の呵責から逃れることができるのです。そうすることによって、点滴をすることが終末期を過ごした人に然るべき効果があったかどうかは別として、関係者は責任を果たしたとの想いを確かにするのです。

同様に、プラシーボも、大手術の前や化学療法を始めるに当たって、患者さんの理解を得るための説明の栞のようなものではないでしょうか。現代では、肉体の通常の状況を外部から乱すような侵襲的な治療を行う場合、医師には法的な説明責任が課されていますが、説明の栞は、しばしば医師にとって副次的な効果をもたらすことがあります。とりわけ重症で治る見込みのない患者さんの場合には、患者さんから一定の距離を置くことができます。「説明の栞を読んで何か疑問があれば、何でも質問してください」。このような友好的な響きを持っている要請の裏側には、あるごまかしが隠されています。実際には「この説明の栞にはあなたにとって必要な情報がすべて含まれています。わたしは、たくさんやることがあるので質問責めにしないでください」と言っているに等しいのです。

時折、医師は、死にゆく患者さんの家族からのさまざまな要求と対立する場合があります。そのような場合に、決して忘れてはならないことは、「患者さんの幸せ」を考えることが医師の仕事の中心課題であるということです。気持ちが揺らいでいて、胃瘻を造設してほしいと迫ってくる家族に対しては、もしその患者さんが人生の終末期を過ごしていてすでに死へのプロセスを歩んでいる場合であれば、その治療に当たっている医師には、家族を指導する権利があります。つまり、患者さんの家族に対して胃瘻の造設には反対の立場であることを明言しなければなりません。患者さんが栄養分や水分の摂取を諦めた場合には、水分や少量の食べ物を口から与えることで自然に癒されていくものであって、その方が死への過程にとっては理に叶って自然であり、それにもまして、家族が傍らにいてくれる方が重要なのです。

治療に当たっている医師が、胃瘻の造設を指示したとしても、その医師が自分で胃瘻を造設するのではなく、消化器科の医師に依頼するのが通例です。その医師は、紹介された患者さんが助かる見込みがない患者さん、あるいは死にゆく患者さんであったならば、その患者さんにとって胃瘻を造るのが正しい行為なのか否かについて、自分自身の考えを持っておくべきです。その考えが、紹介医の考えと異なった場合には、その医師は、紹介医とその患者さんの家族ともう一度話し合いを試みるべきです。

胃瘻造設は、老人ホームでも、しばしば日常的でありふれた事柄になっています。その動機は、人手不足や時間不足であって、個々の患者さんに必要があって行われているのではありません。したがって、これを正当化することはできません。介護老人ホームに入居していて飢えや渇きを訴える人々に食事を与えることには時間がかかるので、介護をする側にとっては大きな負担になります。それにもかかわらず、わたしたちの社会で最も弱い立場にある人々の飢えや渇きを、人間的なやり方ではなくて機械的で安易なやり方で向き合うのは、人間的で文化的な社会を目指しているこの国にとっては、まさにその真偽を判定するリトマス試験紙です。

どのような医学的な技術革新も、どのような新薬も、どのような新しい治療法も、最初は優れているか否か分からないばかりでなく、しばしば余計なものであって廃れてしまうことがあります。すでに、十分使える同じくらい良いものがあるからです。それらの多くは、謂わば、疑似革新であって、ただ製造者の利益に奉仕するだけで、一方では治療費を釣り上げているに過ぎません。製薬会社は、すでにある薬と比べて、長所があるとは思えないような薬であっても、その薬を新商品として市場に出します。その新薬を評価する際に決定的に大切なことは、その新薬が、すでに存在する薬と比べてどの程度のリスクと副作用があってどの程度のベネフィットがあるかを明らかにしてから薬の導入を正当化しなければならない、ということです。人的物的資源不足に直面している現状に鑑みれば、薬価もまた重要な問題です。

胃瘻の場合も同様です。胃瘻は、ある種の疾患には、明らかに有用な治療法ですが、多くの場合、介護老人ホーム入居者に対して使われています。高齢者には、介助者が手で口から食べさせるのが最も良い方法であることを想えば、胃瘻にはあまり意味がありません。そればかりでなく、むしろ患者さんに負担を与えており、人間の尊厳に違反する行為です。胃瘻は、医療の歴史における技術革新ですが、高齢患者さんには、事実上不幸をもたらしていますし、現在も不幸をもたらし続けています。

このことは、裁判になった数多くの判例を見ても明らかです。終末期の延命措置を中止することが係争の対象となる場合において、とりわけ患者さん本人が最も重症な病気に罹っていて、前もって書面なり口頭なりで自分の意思を明確に表明している場合において常に問題となるのが、胃瘻による人工栄養を中止するべきか否かの問題です。この係争に対するドイツ連邦通常裁判所レベルでの判決は、ほとんど例外なく人工栄養の中止を求めています[9]。

第四章　お世話をしたのに惨めな最後――衰弱死と病弱死

「色褪せて亀裂の入った皮膚、頭の毛にはしらみの卵、後頭部の血の焦げ付いたかさぶた、睫毛の間にはしたたる膿、口腔内の粘膜はカビの一種であるカンジダの巣窟、壊れた入れ歯。右の肩には手掌大の血腫、急速に皮膚表面に広がった左鼠経部の丹毒、外陰部に広がったかびの巣窟。重症脱水症。高度に委縮したすべての筋肉組織。四肢拘縮。収縮期血圧は六〇mmHg、コミュニケーション不可」。

大都市の公立病院の救急室の女医L医師は、手際は良いがやや取り乱した様子で、今しがた救急車から担架で運び込まれた身動き一つしない七九歳の女性患者さんアルマ・Sさんの病状をこのように記載しました。この想像を絶するような所見は、二人の看護師が、担架の上で注意深く患者さんの体位を横にしようとした時に明らかになりました。腰椎から膝の裏側に至るまで深い潰瘍ができており、その奥深くにいくつかの腰椎がクレーターのように見えていました。診断は、「広範囲な腐敗膿を伴う褥瘡（床ずれ）、敗血症末期」、治療法はMのみ。

Mは、モルヒネのことです。モルヒネの点滴が、今、アルマ・Sさんにやってあげられる唯一最後の手段でした。L医師にとって、唯一の安堵感は、薄くもろい乾燥した皮膚を通してもろい血管に一回で点滴の管を入れることができたくらいのことでした。すでに意識はもうろうとしており、聞き取れないほどの微かなうめきが聞こえるか聞こえないくらいの状態でした。アルマ・Sさんは、超満員の病棟に移されましたが、その二時間後には、彼女の血圧はもはや測定不能となりました。アルマ・Sさんは、入院した日の夕刻に窓もなく扉も閉鎖された一室で亡くなりました。傍らには誰もいませんでした。

看護師は、患者さん運送係りの介護士に「二七号室の„Ex“（Exitus：死者）をできるだけ早く連れ出してください。他の緊急患者さんをこの部屋に入れます」と指示しました。

アルマ・Sさんは、三〇分後には同じ建物の中にある病理学教室の冷凍室に入っていました。


この年金生活の女性は、八か月前に広範な脳梗塞を発症して右半身が麻痺していました。この麻痺は、リハビリテーションを行っても回復することはありませんでした。同居していた息子は、失業中で酒びたりになっており、母親の介護費用として毎月八〇〇ユーロを介護保険から支給されていましたが、このお金が介護に使われていたかどうかは介護保険当局もその他の誰も確認しておらず、ましてやこの婦人の介護状況がどうであったかは知る由もなかったのです。かかりつけ医は、この婦人にほとんど関心を寄せておらず、L女医がそのかかりつけ医に電話で問い合わせたところ、四か月前に訪問したときには何も変わったところはなかったとのことでした。その後も、息子からは何の連絡もないので往診はしていませんでした。かかりつけ医はL医師に言いました。「L先生、患者さんを訪問しても健康保険からは、一日たった一四ユーロしか出ません。駐車場を探すのだって……。全く話になりません」。

入院した病棟の医師によって記入された死亡診断書には、その死因として「A 41.9: 敗血症」と記載されていました。しかし、これは、本当の死因と言って良いのでしょうか。確かに、アルマ・Sさんは、重症の血管疾患を患っており、それが原因で脳卒中を発症しました。しかし、彼女の死因は、血管病変ではありません。実際の死因は、十分なケアができずに、褥瘡（床ずれ）が無治療のまま放置され、そこから細菌が全身の臓器に溢れ出た結果として生じた敗血症でした。したがって、その死因は、簡単に病死で片付けられるものではありません。すべての疾病を定義して数字化して管理している国際分類（ICD 10）によれば、アルマ・Sさんの死因は、「T 74.0: 怠慢または遺棄」または「不可避放置」に該当します。また「T 74」は「虐待症候群」と分類されています。
アルマ・Sさんの終末が、わたしたちの社会にとって極端にひどく、いかに恥ずべきものであっても、ドイツの病院では、実際のところ、このような同情を禁じ得ないことは、毎日のように起こっており当たり前のことです。家族や介護担当者や医師らが、介護を必要としている人々に無関心でなおざりにしていることが、このような無慈悲で残酷な状況を招いているのです。

介護が、非常事態に陥っている状況はもはやタブーではなく、現在においても、わたしたちが相変わらず抱えている恥ずべき状況です。少なからぬ数の介護ホームが、不気味な状況に置かれています。数年前のことですが、あるドイツの大都市の三三六か所の介護施設に、合計二万八〇〇〇人が住んでいましたが、そのうちの一八か所が閉鎖されました。その理由は、健康保険組合の医療サービスに重大な積年の弊害があると分かったからでした。介護内容に問題があり、仕事のできる人材は不足しており、施設の衛生状態は耐え難いほど悪くなっていました。

二〇〇四年に行われた数多くの介護ホームの状況調査の結果から、ホームの住人の内の四分の三の人々は話しかけられたこともなく、おおよそ半分の人々は充分な飲み物が与えられておらず、料理のプランには、固形食が食べられるにもかかわらずお粥だけしか入っておらず、娯楽やおもてなしが為されてなかったことはいうまでもありません(1)。

極端な介護力不足のせいで、一体どれだけの数の患者さんが病院に運ばれているのでしょうか。それを知っている者は誰もいません。そのような調査結果があれば、健康保険組合は大いに興味を示すべきですが、保険金を掛けている人々は、いずれはその受託者となるにもかかわらず、それを知りたいと思う者は誰もいません。健康政策を司る行政や政治家、介護保険を司る官僚は、いつまでたっても視野が狭く無知蒙昧で、われわれと同じ社会に住んでいる高齢者の健康と心の問題に対しては、慢性的にローリングを繰り返している船のような健康政策の傾斜状況をしっかりと数字で把握しようとしないばかりか、彼らにとってはそのような数字がない方が楽なのです。このようなやり方は、慢性的に揺れ動く高齢者の状況をさらに悪化させています。どちらかと言えば不必要な心臓カテーテル検査や、レントゲン検査や、怪しげな医薬品に何十億ユーロもの莫大な金額を費やしている一方で、アルツハイマー病で寄る辺のない患者さんに対して、個人的に愛情を籠めて心遣いをして寄り添うとか、パーキンソン病で寄る辺のない患者さんを、かかりつけ医が訪問することにはお金を出そうとしないのです。

この国では「寄る辺がない」と診断(!)されても病院での治療対象とはなりません。例えば、

「身寄りのない」八二歳の独居老人が、夜、寝間着のままで外出して自分がどこにいるかも分からないでいるところを警察のパトロールに拘束されて、どこかに連れていかれたとしましょう。一体、どこへ。彼は、病院に運び込まれて一夜を過ごした後で、翌朝ベッドの上で朝食を取ります。そこには、人々がいて話しかけてくれるので彼の頭は混乱しません。このような人を、一体どこに連れていけば良いのでしょうか?「寄る辺のない」ことは、最も深刻で危険な状態です。有名な *New England Journal of Medicin* には、「寄る辺がないことは、医学的緊急事態」(Helplessness is a true medical emergency)と明確に指摘しています。

病気と社会的状況が交互に影響し依存している高齢者の数は、増加の一途を辿っています。窮乏、孤立、配偶者の死、鬱、栄養失調、体力喪失、不衛生などが相俟って、さまざまな肉体的苦痛から無言となり、絶望の淵に立たされ、いつの日にか疲れ果てて、死を願うのです。


「頼むから、注射をしてくれ!」。七四歳のクルト・Wさんが発した弱々しい言葉は、わたしに向けて発せられました。近所の女性が、救急医のわたしに急報したのです。喉をぜいぜい鳴らしながら、体の弱った老人は、彼の家の寝室のベッドに腰をかけていました。見たところ、体重は四〇キログラムあるかないかでした。左の口角からは、血が滴り落ちており、その血痕は腐ったゴミが溜まっている台所の流しまで点々と繋がっていました。カーテンは閉められたままで、電気は切られており、部屋には酸っぱい臭いが漂っていました。

「この人は、ずっと前から死にたがっているのです。たしか、娘さんたちは外国に住んでいて、最近はベルリンのキーツ介護サービスのひとも家にいれませんでした」。この近所の老婦人は、杖に体を預けて息をきらせながらそう教えてくれました。わたしは、できればこの老人と一緒に、この老婦人も病院に連れていきたいと思いました。

老人は、あまりにも弱っていたので、病院に行くことを断る気力もありませんでした。それで、不承不承家を出ました。救急車の中で、わたしは、注意深く鼻から痰や血を吸引した後で酸素吸入を始めました。

「家の鍵！……」。これが、この老人の最期の言葉となりました。発作的に、弱々しい咳が出た後で、老人の顔色は青黒くなり血痰がほとばしって、この老人は搬送中に亡くなりました。死体解剖の結果は「肺結核 - 貧窮の病」でした。

この人に関わっていた介護担当者は、彼の住まいに入ろうと三回試みましたが、すべて無駄でした。三人目の介護担当者は、約半年前についにその試みを諦めて、このことをかかりつけ医に通報しました。このかかりつけ医は、患者さんを一度も診察しないまま、彼を病院に入院させるように指示したのですが、患者さんはこの指示に従いませんでした。保健所勤務の精神科業務として後見人裁判所に依頼して後見人を付けることもできたのですが、この医師が曖昧な説明しかしなかったのでそれも行われないままでした。

「もういい！　何も、しないでくれ！」という老人は少なくありません。老人の怒りは、表出されません。食べることも拒否し、もらった薬はトイレに流してしまいます。攻撃的になったり、無感動になったりします。このような態度は、「受け身の抵抗」です。自分たちを除け者扱いする世の中に対する最後から二番目の手段としての自己主張でありアピールなのです。もし可能なら、最後の手段に訴える老人も少なくありません。もらった薬をため込んでおいて、ある時それらを一度に飲み込んで死を図ります。数人は成功しますが、ほとんどの場合は発見され、集中治療室に運ばれて胃洗浄がなされ、人工呼吸や人工透析が行われ、向精神薬が投与されます。そして、最後は、老人精神科病棟へ入院させられて挫折と黄昏の宣告となるのです。

このような命であっても、これを救うために為すべきことが為されていないと非難することは誰にもできません。社会の代表としての集中治療医であるわたしたちは、自分たちもまた市民社会の代表であって、やましいところのない良心を持っており、できるだけのことはやっていると、自らの手を洗って潔白を示しているのです〔新約聖書・マタイによる福音書二七章二四―二六節「ピラトは、それ以上言っても無駄なばかりか、かえって騒動が起こりそうなのを見て、水を持って来させ、群衆の前で手を洗って言った。『この人の血について、わたしには責任がない。お前たちの問題だ』。民はこぞって答えた。『その血の責任は、我々と子孫にある』。そこで、ピラトはバラバを釈放し、イエスを鞭打ってから十字架につけるために引き渡した」。旧約聖書・詩編二六編六節「主よ、わたしは手を洗って潔白を示し、あなたの祭壇を廻り、……」〕。

クルト・Fさんのように最も介護度が高い場合においても、彼に対して責任を持っているすべての人々は、自分には心にやましいところはないと思っており、さらに加えて、その品格は司法が保証しています。

クルト・Fさんは、救急隊によって、ある介護老人ホームから病院に運ばれてきました。この男性は、あるベルリンの介護施設から運ばれて来たというよりは、地の果ての荒涼とした不毛の地からやって来たように見えました。極度の肉体的な衰弱と、その荒れ果てた様子はあまりにも惨めであり、酷い状況に慣れている看護師や介護士でさえ、患者さんを受け入れるに当たって眼に涙を浮かべる者がいました。

この痩せ細った六四歳の患者さんとコミュニケーションを取ることは、もはや不可能でした。この人に、かつて筋肉がついていたのかさえ想像もできないほどでした。下腹部の角に突き出た骨盤の上の皮膚は、いつ張り裂けてもおかしくないくらいに突っ張っていました。彼の舌は、何年も前から乾き切った河床のようにひび割れており、かさぶたや潰瘍ができていました。これらは、顕著な脱水症状です。加えて、全く口腔ケアがなされていませんでした。左手の親指と人さし指の間には深い潰瘍ができており、その奥には、指を延ばす腱が見えていました。尾骶骨の上には手掌大の褥瘡ができており、左鼠径部から陰囊にかけては、握り拳大の膿瘍が自然破裂して大量の膿が流れ出ていました。血圧は、すでに測定できませんでした。検査結果は、陰囊にできた膿瘍が全身を巻き込んだ結果としての循環不全を示唆していました。

クルト・Fさんは、病院の内科病棟に移されました。そこで、点滴と抗生物質の治療が行われましたが、数日後に亡くなりました。家族も友人も知人も誰も訪れる者はいませんでした。電話での問い合わせもありませんでした。彼に関わった介護老人ホームの職員からも何の連絡もありませんでした。彼の後見人からもかかりつけの女医からも問い合わせはありませんでした。彼が亡くなったことを惜しむ者はどこにもいませんでした。それどころか、クルト・Fさんの健康に責任をもっていた人々は、彼がついに「重病人」となって病院で処理されたことにほっとしていました。福祉国家であるこの国の給付を受けていた一人の人間が、ただ病気であるという理由で隣人、同僚、仲間から村八分にされたのです。

確かに、クルト・Fさんは、被保護者としては一貫して大変厄介な人物でした。彼は、長期間にわたる過剰なアルコール飲酒癖から、いわゆる「コルサコフ病」と呼ばれている脳の器質障害に陥っていたことが、病院から老人ホームへの問い合わせで分かりました。しかし、治療に当たった病院の医師らは、この患者さんの判断能力が極度に低下しており、生命を脅かすほどになっていたからと言って、治療や介護を放棄することを正当化するわけにはいきません。クルト・Fさんの死は、明らかに為すべき医療・介護を為さなかったために生じた結果です。この結果を重視した病院側は、クルト・Fさんの死後に、援助不履行による「過失傷害致死」の疑いが濃厚であるとして、不定の被告人を相手取って直ちに告発しました。

四名の検察官がクルト・Fさんの案件に取り組んでから約二年半の歳月が流れた二〇〇五年の秋になって、最終的には、患者さんへの関与が少なかったことに責任があったとし、二〇〇六年一月、若い女性検察官が、介護老人ホームと後見人およびかかりつけの女医を相手に取って訴訟を起こしました。この審理経過は、メディアの興味を引きました。その後、数回の公判を経て、次のような判決が下りました。かかりつけ医の女医は無罪、老人ホームの管理責任者も無罪、居住区域責任者の女性に対してのみ、処置や手当ての面で最も劣っていたとして、二〇日分の日割り罰金四〇ユーロを四〇日

分、合計八〇〇ユーロが科されました。その理由は、クルト・Fさんに十分な水分を与えなかったからでした。(2)

この告発の第一の目的は、クルト・Fさんの件で、その関係者の責任を個人的に問うことではなく、老人ホーム入居者の世話に、深刻な構造的欠陥があることを明らかにすることでした。その点では、この判決は明らかに間違った判決です。この判決は、子供と同様に、弱く傷つきやすい弱者である被介護者の横面を張るような判決です。この判決は、老人ホームの住人の処遇や手当てに関して重大な構造的欠陥があることについて問題提起をしたという点では社会への警告とはなりましたが、法医学的鑑定が、介護、看護、医療の過失をしっかりと立証しないまま、的外れでおかしな結末になってしまいました。適切な時期に膿瘍を発見して良心的な手当てをすることはできたはずであり、そうするべきでした。そうしていれば、このように循環障害から死に至るような事態には至らなかったことに議論の余地はありません。クルト・Fさんの死は、運命ではありません。訴訟でなされた医学的判断とそれに依拠した判決は、クルト・Fさんの死が、あたかも運命であったように見做していますが、そのような考え方は正しい考え方とは言えません。

クルト・Fさんの死は、彼だけの話ではありません。このような怠慢が日常的に見られているわけではないにせよ、年老いて老衰状態となった人々は、家族や介護施設の世話になっていたり、終末期を老人ホームで過ごしていたりしていますが、実際どの程度まで世話が行き届いているかは、公衆の眼からは、はるかに遠ざけられています。現実には、社会から孤立して生きている多くの要介護者や、お金がないために救いようのない惨めな生活状況にある人々に対して、しばしば怠慢から訪問介護がなおざりにされていたり、介護施設でも、怠慢で為すべきことをしていない深刻な状況があります。それは、多くの病院で、老人の救急入院が何度も何度も繰り返されていることからも、すでに公然たる事実です。そこでは、話し相手がいなくて、社会との接点もなくうつ状態となっていたり、栄養状態が悪かったり、不穏状態を鎮めるために不適切な向精神薬が使用されていたり、転倒したり、あるいは、降圧剤や利尿剤の処方ミスや過剰投与のために、ついには血圧が下がって循環不全になって意識消失を来したり、嚥下能力が保たれているにもかかわらず経管栄養が行われていたり、自然排尿が可能であるにもかかわらず膀胱カテーテルが留置されていたりするのです。病院としては、ありがたくない患者さんというわけではないけれども、このような事情で病院に入院する患者さんの比率が高くなっているのです。このような患者さんの多くは、入院を避けることができます。このような入院によって、いかに不要な日々が費やされたかについての研究は、かつて一度も為されたことはありません。今までに、介護力不足や、かかりつけ医の関わりが不足しており、介護が必要な人々にとって本来は不必要なはずの入院が増えており、このために、ドイツの病院では総入院日数の増加に繋がっています。将来、ますます逼迫してくる医療財政問題にとっては、まさに緊急課題であり、このような状況の分析や研究は、健康保険組合にとっても、これ以上に興味深い研究はないに違いないのではないでしょうか。

介護側や老人ホーム側は、彼らが「もう生きていたくない！」、「何でも拒否する！」と言って自らを正当化します。病院の医師は、介護人や介護施設の管理者の介護サービスの状況が悪く、その結果として何らかの病気に罹ると考えますが、一方、施設側の考えでは、彼らが「もう生きていたくない！」と言って「何でも拒否する！」からであると弁解します。しかし、「もう何もしてくれるな！もう生きていたくない！」とか「何でもすべてを拒否する！」という言葉の背後には、多くの場合さまざまな原因があります。そのような言葉は、介護の必要な老人の本心から出ている言葉でしょうか。嘘のメッセージではないのでしょうか。それとも、逆に、本当の気持ちを隠してSOSを発しているのではないでしょうか。精神的かつ知的な障害が明らかに認められており、生命を脅かす可能性を秘めた重病人であれば、少なくともその状態の背後に何があるのかを探ってみなければなりません。すなわち、このような人々の健康管理に公的に関わっている人々は、保健所の社会精神医療部署と相談するべきでしょう。保健所の社会精神医療部署を経由して精神病院への措置入院を考えねばならないのです。しかしながら、このようなことは、実際にはほとんど行われていないのが現実です。クルト・Fさんの場合もその例外ではありません。

クルト・Fさんのような介護施設の入居者は、介護を必要とする老人が長く患って死んで逝く悲惨な状況を現しています。このことは、過去に残された記録から十分確認できます。クルト・Fさんの場合に下された判決は、文明社会と自称しているこの国の介護施設が、その中で暮らしている最も弱い人々にとって安全で保護の行き届いた施設にはほど遠いと言わざるを得ないことを物語っています。

むしろ、相当数の介護施設は、わたし自身、救急救命医として一五年間にわたって数々の介護施設をその内部から見る機会がありましたが、法律によって守られていない空間であり、恐ろしい身の毛のよだつような品物を並べた陳列室へと落ちぶれてしまっています。それに対して、検察当局や裁判所は眼を閉じたままです。

確かに、質が高く、その住人に喜ばれている介護を提供している介護施設も少なからずあることに疑いの余地はありません。しかし、二〇〇七年度の健康保険組合医療業務監査報告書の介護施設適正検査報告によれば、老人ホームで介護を受けている人々の三分の一以上が、十分な食べ物や飲み物が与えられておらず、寝たきりの人々の三人に一人が、ベッド上で寝返りをさせる人が足りないので褥瘡ができており、介護の必要な人々の一五％で、失禁の診断と介護がきちんとできておらず、さらに認知症の人々の三〇％で十分な世話がなされておらず、消極的な介護しか行われていません。――このようなことは、何も特別な話ではありません。(3) このスキャンダラスな状況に対して責任があるのは、健康保険組合が主張しているように、介護施設の責任だけではありません。むしろ、この問題の主たる原因は、資金分配の不釣合です。一方では、治る病気に対する急性期治療には厚く、他方では、緩和医療や慢性期患者さんや老人の治療に対しては薄くなっている現在の状況は、昨今、ますます明らかになっています。不老妄想とか不老長寿のカルト化に屈している政治と社会の姿勢が、ついには、このような不均衡をもたらしたのです。その結果、ずっと以前から「シルバーさん」という丁寧で婉曲な言葉で、老人に対して関心と敬意が払われてはいても、それは消費者として役に立つ老人に関心が持たれている場合だけであって、介護に依存する人々に対して関心と敬意が払われているわけではありません。介護を必要とする老人は、もっぱらコストがかかる存在へと急速に変化しており、同様に、老人の運命を人間に相応しいものにしようと、犠牲的、献身的に世話をする側にもコストがかかります。

介護施設は、多くの場合人生の終末を先取りする場所ですが、すでに建物自体が粗末である場合が稀ではありません。廊下の照明ランプの笠には死んだハエが溜まっており、居間の角にある鉢植え植物は化石化しています。消毒剤の強い匂いと混ざった尿や体臭、居住者の質素な部屋には、備品の中で並外れて大きなテレビ、点滴を吊るすための装置が付いた背の高い滑車つきの病院用ベッドが二台、安価なテーブル、簡単に洗い流せるプラスチック製の安価な椅子が二つ、どちらかと言えば兵舎のロッカーのような戸棚が一つ、痰壺が組み込まれている洗面台、安物の合成繊維のカーテン、出窓にはプラスチックの植物、これ以上生気のない状態を造り出すのは簡単ではないでしょう。

自分史の最後に差し掛かった二人の人間のために、一八・五平方メートルの部屋が用意されています。施設側は、利用者に対して特別な好みや嫌いな物について尋ねるわけでもなく、すでに入所している人と一緒に部屋を分かち合うことについて何かを尋ねるわけでもありません。ここで晩年を過ごすことになった人々は、ここで一緒に過ごして死んで逝かねばなりません。

実際、この困った状態は、ただ単に、身体的介護が不足しているとか、愛情の籠もった心遣いが欠けているといった程度よりもさらに深刻です。この状況は、ずっと前から、無意識のうちに社会から除け者にされた要介護者に降りかかっている不幸です。彼らは、「施設収監者」という差別的な響きのある言葉で村八分にされているのです。この状況は、わたしたちのドイツ連邦共和国基本法が、いかなる人間にも保障している人間の尊厳と人権に関わる問題なのです！

人間の尊厳と人権が問題視されていることは、「施設入所者」がさまざまな「ホーム規定」によって縛られており、自己決定権よりも安全が重視されており、その言い訳の下に移動の自由や社会とコンタクトを取ることが大幅に制限されていることからも明らかです。例えば、住人が自分の部屋を好みに従って整える自由は、規制によって奪われており、ほとんどのホームでは数えきれないほどの規制が課せられています。食事は、決まった時間に支給され、午後八時以降は、誰もホームの外に出ることができません。老人は、効率よく監視下に置かれており、社会的には死んでいるが如くに扱われています。一体、何が目的でそのようなことがなされているのでしょうか。もし、介護が必要な人に胴体抑制をしたり、向精神薬を使ったりして強制的に寝かせるようなことをすれば、これは人権に触れる問題です。同様に、介護が必要になった人が、もし口から食べることが困難になったり、不可能になったりした場合に、ホームでの内々の取り決めに従って家族に胃瘻造設を契約させたり、もしこれに対して了承のサインをしなければ、ホームに入居することを断られてしまったりするのであれば、それは、人権に抵触する契約です。介護施設従業員の信憑性の高い報告によれば、このようなやり方に対して少なくとも反対ではないそうです。実際はその逆であって、幾人かのホーム従業員は、ホームの入居者が口から栄養を摂取することができなくなって、その家族から胃瘻を造ってほしいと言われた場合には、当該監督官庁である健康保険組合の医療課も、非公式ではあっても胃瘻を造設しても良いとの指示があるので、それに従って胃瘻を造ろうと働きかける人もいるそうです。

二〇〇四年に健康保険組合中央連合会の医療部門が公表した「ドイツにおける介護の質に関する研究」は、不可解であるばかりでなく自己満足でしかないような結論を導き出しています。そこは、「介護の質は、多くの場合で適切な水準にある」とされていますが、これは、ドイツの介護関連費用が不十分なことを言い逃れるための記述に過ぎません。一方で、ドイツ社会連合〔ドイツ社会連合(Sozialverband Deutschlands: SoVD)：社会的な問題に関する政治状況やサービス状況を会員に提供する民間組織で一九一七年に発足〕は、ドイツは、重大な介護不備の状態にあるという全く異なった結論を出しており、二〇〇一年にドイツ連邦議会の主導で創設された「ドイツ人権研究所」〔ドイツ人権研究所（Deutsche Institut für Menschenrechte）は、二〇〇一年にドイツ連邦議会が発足させた研究所で、国内外の人権状況調査、人権意識の促進、人権の擁護、人権侵害の予防などの人権関連情報を提供している〕が実施した調査でも同様な結論を出しています。

二〇〇三年に実施された専門的判断に基づく慎重な評価によれば、現存する九七万か所の在宅あるいは施設入所中の要介護者のうち、三八万四〇〇〇人は、充分な栄養と水分補給がなされておらず、四四万人は、褥瘡予防が不十分であり、二一万二〇〇〇人は、尿失禁の世話が不十分であり、さらに四〇万人は、本人の同意もなく、誰が見ても明らかな非常事態でもないのに、法的許可もないまま、毎日のように人間の自由を束縛する措置がなされていたと公表しました。ドイツ人権協会は、この状況に対して最終的に「ドイツの老人介護には……人権擁護に関わる構造的な欠陥があり、そこでは、介護を要する多くのドイツ人にとって、人間として基本的初歩的な生活を著しく侵害するような事柄が行われている。人間の尊厳を考慮した、基本的に差別待遇のない介護供給が担保されているとはとても言い難い」との判定を下しています[4]。

この不幸な状況を抑止するには、高齢であること、要介護状態であること、人生の終末についての個人的、社会的な自己理解について、深い洞察を加えて変えていかねばなりません。介護施設は、二〇世紀の社会政策の遺物です。現在では、わずかに二〇％の市民が介護施設で生活したいと考えており、今や間尺に合わなくなっています。この社会状況に対処するためには、政治と教育制度が、幼稚園児から老人まで、世代を超えて一緒に生活をするような各世代の働きを包括的に捉えて、生活の援助と居住様式を支援する課題に取り組まなければなりません。ここに至る指針となる考え方は、すでに数年前からドイツ人の革新的精神科医であるクラウス・デルナー医師によって開発されています(5)。彼は、今後の介護施設は、集中的に「耐え難い状況が凝縮された場所」にするべきであるとしています。この考えは正鵠を得ています。これらは、特に、現在急速に増加している認知症の人々を考慮して整備するべきです。したがって、必要経費の捻出に加えて、住宅共同体と近所の人々の助け合いに再び生気を与えて、それを促進する考え方が必要不可欠であり、その意義は大変大きいのです。この考え方は、スカンジナビア諸国では、すでに以前から実行に移されているのですが、わが国では、やっとその端緒についたばかりです。デルナー医師の考え方は、革新的で想像力に富んでおり、負担を分配するという原則に叶っています。現在、二四時間にわたって周到な介護が必要な四〇万人の市民が、介護施設で過ごしています。それらの人々を、全人口との比率で見れば、八人の認知症患者さん用の介護付き共同住宅が一六〇〇人の市民に対して一か所あれば良いことになります。このような状況であれば、若者と老人が一緒に暮らせるように、家を柔軟に共同住宅に改築して、将来の介護ステーションとする前向きな計画を立てることができます。大きな家を建てたい人が、公的な援助を受けたければ、介護を必要としている人々を受け入れる形で家を建てなければならないようにするのです。

介護を必要とする人々にとって最も大切なことは、可能な限り長く社会的な生活ができるよう配慮することです。介護を必要とする人々や、病気の人々には、何か意味のある課題と積極的に取り組んでもらうことに意義があり、そうすれば、介護が必要となる時期を遅らせることができます。政治もまた、今後、ますますその存在価値を増してくる老人介護士育成のために、社会が老人介護士をもっと尊敬されるように意識改革を行い、経済的にも優遇されるように尽力しなければなりません。さらに加えて、政治は、健康と介護の更なる重要性を考慮して、資本供給の流れを新たに考え直さなければなりません。すなわち、今後どんどん増えてくる慢性疾患と、その経過で介護が必要となる人々のための財源を用意するべきであり、今後はその恩恵を受ける市民が少なくなってくる急性期医療の財源は減らすべきです。さらに、専門家の健康状況調査報告によれば、すでに二〇〇二年には医療費の約二〇%が、無駄な治療のために消えているという忠告が付記されています。もはや、資金を急性期医療に投入するのではなく、今すぐとはいわないにせよ、本当に適切なところに資金を分配するべきです(6)。労働市場から見放されて仕事を失っている何千人もの人々、特に若い人々が、必要な職業教育を受けて介護が必要な人々の世話をするようになれば、意味深い人生設計への窓を開くことにもなります。

一方では、介護が必要で施設に入所している人々の生活状況を改善するために、短期的、中期的な取り組みを即刻実行に移していかなければなりません。すなわち、独立性を持ち、かつ許認可権限を持つ「施設訪問委員会」を設けることがその重要な一歩となるでしょう。その担い手は、独立した市民です。施設入所者への医師側の対応には、新しい組織を造ることが喫緊の急務です。その任務を開業医が担うならば、当然それに対する適切な報酬が必要です。

一番良いのは、責任を持って仕事をする施設配置医を導入することです。医師が、入所患者さんを診ないで一般病院に入院させるようなことはできるだけ避けるべきです。往々にして、医療関係者ではない人の指示で入院が決められており、このやり方は介護施設入所者に負担をかけるばかりでなく、お金もかかります。認知症の入所者で、社会的な問題で緊急性がある場合にもかかわらず入院させられない場合でも、医師がいれば、措置入院を避けることもできます。医師がいれば、基本的な栄養分と水分の提供がいつも行き届くように監視・コントロールすることができるし、身体抑制や人工栄養や導尿を行うか否かについても相応しい適応決定を行うことができます。

　これらの決定に関しては、ホームの経営者やその他の利益団体の言いなりになったりすることがない「独立した医師」の存在が前提条件です。すなわち、介護が必要な人々に、医療の手を差し伸べることに使命感と責任感を持って挑戦することを大切に考える医師の存在が必要です。この分野で働く医師は、急性期医療の分野になお魅力を感じつつもそのチャンスがなかったり、あるいは挫折したりした医師の「最後の遊び場」であってはなりません。

　介護の世界では、ずっと以前からどの分野においても人材不足が嘆かれていますが、それとは別に、——この国のように超官僚主義国家では当然のことかもしれませんが——収集整理された介護記録は立派でも、実際の介護サービスとの間にはとんでもないアンバランスがあります。一方で、病院への入院に際しては、現存するはずの「リビング・ウイル」だけでなく、その後の治療に決定的な役割を担っている介護施設から病院に提供する病状経過記録や文書がないことがしばしば見られます。

「ここでは、ときどき何週間も医師が来ないことがあります」。今しがた植物人間患者さんの胃瘻に五〇〇ミリリットルの水分を注入したばかりの若い看護師がわたしに呼びかけました。その日、彼女は、二四人の最重症患者さんの介護を担当していました。救急車を呼んだのは彼女でした。最初の見回りの時に、部屋の椅子に座って前のめりになって生気のない老人を見た時、この老人が果たして死んでいるのか、それともまだ何かできるのか、彼女には分かりませんでした。大都会では救急車要請の半数以上が介護施設からの要請です！

わたしは、患者さんの死を確認しました。この救急要請に必要とした金額は、全体で八〇〇ユーロでした。わたしが除細動器を肩に担いで救急隊員と一緒にホームを去ろうとした時、その若い看護師が興奮して、わたしを背後から呼び止めました。「一二三号室の女の人が、痰を詰まらせて何回も何回も土気色の顔になるのです。先生、済みませんが、一度痰の吸引をお願いしても良いでしょうか。わたしの吸引器は壊れているのです」。一二三号室に横たわっていたゲルトルート・Lさんは、額に汗をかいており、頬はこけていて唇には痰が絡んでおり、舌は生肉のようでした。手首は、点滴のルートを抜かないように、包帯でベッドの枠に固定されていました。彼女は、脳出血を患っていましたが手術の適応はなく、この施設ですでに八か月の間介護を受けており、すでに衰弱しきっていました。看護師は、わたしが吸引をするのを手伝いました。「もしこの老女が、わたしの母親であったら、永遠に眠らせてあげますね！」。わたしは、この老婆を一瞥した後に、そう断言しました。

老人介護施設で介護を必要としている人々の中で、余りにも多くの人々が惨めで希望のない状況に置かれていることに、わたしは恥ずかしさを越えて怒りを抑えることができません。なぜ恥ずかしいかと言えば、この国が、毎年二五億ユーロ以上のお金を健康増進のためにつぎ込んでいるにもかかわらず、この社会で衰弱の極みにある人々は無惨な扱いを受けており、必要最小限の物品やお金さえ与えられないで、人間らしくない、動物のような悲惨な死を遂げるままに放置されている場合があるからです。さらに恥ずかしいことは、若者たちの多くが、高齢者に対する愛情や心遣いをするための介護保険制度でもらったお金を自分の懐に入れており、少なからぬ数の若者が、介護保険制度を高齢者に寄り添って心配するどころか、私腹を肥やす口実にしていることです。

なぜ怒りが込み上げてくるかといえば、ずっと以前から、医師らが高齢者を手当てする責務よりも自分たちの収益を増やすことを優先させてきたために、現在の状況に対する自浄能力が欠落してしまっているからです。さらに怒りが収まらないのは、健康保険組合が、本来的には不必要な治療やその他のいんちき療法に多額の資金を供給し続けてきた結果、本質的に必要なことへの資金供給がなおざりにされていることです。結局のところ、怒りの矛先は、公共の福祉を優先的な責務とする政治家が、今日の急速に高齢化している社会の生活保障の必要性を過小評価していることに向かうのです。

二〇〇七年に施行されたニュルンベルクの消費研究協会〔ニュルンベルクの消費研究協会（Gesellschaft für Konsumforschung, GfK, Nürnberg）は、一九三四年に設立されたドイツ最大の消費調査民間研究所。世界でも四番目に大きな消費調査研究所である〕の代表的な世論調査の結果によれば、ドイツ市民の三分の一は、もし自分が介護を受ける身になった場合には、他人の世話になるよりも自殺した方が良いと考えています。(7) しかし、どうしてこのような人を狼狽させるような結果になっているかについての質問項目は入っていません。このような驚くべき調査結果は、わたしたちの社会に根強く横たわっている誤った考え方を示しており、恥ずかしい調査結果です。介護が必要な人々にとっては、実に困った現実であり、このままでは将来の介護状況は、まるで地獄絵を思い起こさせるような結果になるのではないでしょうか。

第五章　規制された苦痛！——疼痛治療の挫折

「麻薬が良い！　この人には、診断を付ける前に麻薬を与えよう……。この人に長時間持続性のモルヒネを処方しよう……！　いずれにせよ、この患者さんは長期間にわたって麻薬が必要になるに違いない。使用量をケチってはいけない！　わたしは、今度の回診でKさんの笑顔を見たい！」

わたしの先生であり友人でもあるD教授が、「麻薬」（アルカロイド）について語ったのはもう何年も前のことでした！——D教授が口にしたアヘン剤と命名されている植物塩基の一群は、どのようにしてD教授の心の琴線に触れたのでしょうか。それは、嘆きの呻吟と同時に多幸感への啓示でした。

D教授は、ある病院の集中治療室の責任者でした。D教授は、決してアルベルト・シュバイツァーの崇拝者ではなかったけれども、シュバイツァーが言ったとされている「モルヒネがなければ、わたしは医師の仕事をしたくない」という言葉は、正にD教授のためにあるような言葉でした。わたしにとって、このような医師に出会ったのは空前絶後でした。痛みで苦しんでいる患者さんほど、D教授を奮い起こす人はいなかったし、痛みで苦しんでいる患者さんほど、D教授の助手を不機嫌にさせる人はありませんでした。D教授にとっては、痛みの治療が十分にできない医者ほど許し難い者はいませんでした。それは治療ミスにも等しかったのです。

D教授とわたしは、回診を終えて最後の患者さんの部屋の扉を閉じたばかりでした。その部屋には四五歳の広告宣伝マンであるヴェルナー・Kさんのベッドがあり、わたしたちは彼のベッドのそばに立ちすくんでいました。まだ若いヴェルナー・Kさんの顔には、苦悩と不安の色がはっきりと現れていました。「それで、先ほどお腹のCTを撮ったのですが、もう診断はついているのではないですか？」。彼は、眼を大きく見開いて尋ねました。D教授は、最初は、彼にいたわりを込めて診断結果を知らせるつもりでしたが、ヴェルナー・Kさんがパニック状態に陥っているのを見て、いきなり全く別な決断をしました。教授は、わたしに部屋の外に出るようにさりげなく目配せをして、このような状況では、直接、患者さんに診断名を知らせるのは適切ではないから、どのように病状を伝えるべきか、治療の進め方をどうするか、まずは患者さんを同席させないで一緒に話し合いたいと考えていることをわたしに悟らせようとしました。

ヴェルナー・Kさんのかかりつけ医は、原因不明の体重減少、持続する食欲低下、仕事の能率の低下などを挙げて、数日前に彼を紹介してきました。すでに、軽度の貧血を伴っていました。実は、昨日の夕方には診断が付いていました。診断は、肝臓浸潤を伴う胃がん、リンパ節転移、初期の皮膚転移。前面に出ている臨床症状は、食欲不振、異常な興奮と苦悩で、痛みは耐えられる程度でした。病状経過は劇的で、予後は不良でした。

D教授とわたしは、部屋の外で、どのような治療が適切なのかについて話し合いました。多くの議論は必要ではありませんでした。根治手術をするには、このがんはあまりにも進行していました。残された治療法は、化学療法のみで、この方法も限られた効果しか期待できませんでした。

回診の際に、わたしは、ヴェルナー・Kさんがいかに苦しんでいるかをつぶさに見て取ったのです。彼は、大変な不安に襲われていました。自分が大病に襲われていることを予感していました。D教授と手短に話をしてから、わたしはモルヒネを一錠処方しました。それを、看護師が患者さんに飲ませました。その二時間後、様子を聞こうと思って患者さんを訪れてみると、薬は効果を顕しており、彼は以前より落ち着いていて、張り詰めた不安は消え去っていました。わたしは、彼のベッドの足元に腰を降ろしました。お互いに顔を見合わせました。わたしは、彼の視線を逃れることができなかったので、今こそ真実を伝える他に道はないと感じていました。しかし、彼と話し合うのに、策略を用いて話し合おうとは思いませんでした。まずは、希望を持つことを伝えたかったのです。実際に耐え得る希望について伝えたかったのです。しかし、それは本当に可能でしょうか。

「それで、それ（診断）は何だったのですか?」。ヴェルナー・Kさんは抑揚のない声で尋ねました。

「胃がんです。もうすでに肝臓に転移しています。手術で治すことは難しいでしょう。ですから化学療法をお薦めします。その他にも、あなたにとって良いことをたくさん用意できます」。

わたしは、彼と同様に、抑揚のない声で「それ」と言いました。わたしはホッとしていました。

「わたしが飲んだ薬は何ですか?」。

「モルヒネです」。

「モルヒネですか?」。彼は信じられない様子で尋ねました。一度、顔を窓の方に向けてから、ゆっくりとわたしを見ました。

「気分が良くなりました。まるで望遠鏡を逆に持って見ているように、先生の顔が遠くに見えます。

ずっと遠くに、だけど、はっきりと見えます。そうですか。胃がんですか。わたしの父も胃がんで亡くなっているので、そんなことだろうと思っていました。それで、これからどうなるのでしょうか?」。

「それは、あなたの精神力と体力しだいです。それから、化学療法がどのくらい効いてくれるかにもよります」。

差し当たって「アルカロイド」が効いたことに疑いの余地はありませんでした。何か質問があることを期待して、わたしは彼をじっと見ていたのですが、彼は黙ったままでした。

医療に支援を求めてくる人は、治療を期待しています。少なくとも、病気による耐え難い人生を何とかしてほしいと願っています。ヴェルナー・Kさんにとって、耐え難いことは、それほど遠くない未来に死ぬことを意味しています。彼は、それに気付いているのでしょうか。

ヴェルナー・Kさんの家族は、何日も何日もショックを受けていました。絶望のあまり、涙も枯れていました。良い薬はないのでしょうか。助かる見込みはないのでしょうか。彼は、心の平静を保っていました。わたしをいらだたせるほどストイックでした。まだ若い男性が、致死的な病気に捕らえられているのです。わたしがこの不治の病に罹っていたとしたらどうだったでしょうか。彼はなぜ抵抗しないのでしょうか。なぜ不満を訴えないのでしょうか。これから訴えるのでしょうか。彼の心の中に、何が起こったのでしょうか。モルヒネの効果でしょうか。この薬は、痛みと不安を和らげるだけではなく、虚像の世界を演出するとか、自分を自分自身から疎外することさえ可能にするような薬理作用を持っているのでしょうか。自分の存在さえ錯覚させ、最終的には自分自身の死さえ疎外して

「反対側から望遠鏡を覗いている」ように、何でも矮小化してしまうのでしょうか。モルヒネ製剤には、死をも耐えさせる力があるのでしょうか。

このような疑問に対する満足できる答えは、現在のところありません。それらについて、死んで逝く人々で実験をすることができないので、将来的にも、その答えを期待することはほとんどできないでしょう。モルヒネを必要とするような強い疼痛症状を訴える患者さんの証言だけが、次のような事実を明らかにしています。それは、緊張が緩和されて穏やかな気持ちになれるという事実です。痛みは消え去ることはないけれども、何か、独特で奇妙な話だけれど、痛みに対して無関心になれるのです。少なからぬ人々が「逆に持った望遠鏡」の譬えと相通ずるところがあり、痛みから距離を置くことができると証言しています。

化学療法を受けさせるために、わたしたちは、ヴェルナー・Kさんを他の病院の腫瘍科に移しました。そこで働いている同僚から聞いたのですが、彼の冷静さは、そのまま続いているけれども、モルヒネを増量しなければならなかったとのことでした。化学療法によって、ヴェルナー・Kさんの命は一四か月間延びたそうです。しかし、延命効果を顕したのは本当に化学療法であったのでしょうか。その後、かかりつけ医から聞いたのですが、ヴェルナー・Kさんは、在宅ホスピスケアを受けて、家族に見守られて穏やかに逝去したそうです。

病気の終末期治療、とりわけ進行がんや終末期がんの治療には、特に強力な鎮痛剤なしでは考えられません。前世紀の特筆すべき医学の成果は、さまざまな医薬品が開発され、疼痛治療に関してもさまざまな医薬品やその他の介入方法が進歩して蓄積されたことです。その結果、極めて稀な例外を除いて、考え得るいかなる痛みに対しても有効な治療が可能となっており、完全に痛みを除去することはできなくても、少なくとも許容範囲内に納め得るようになりました。

それだけに、より一層驚くべきで理解に苦しむことは、医学専門誌や一般の新聞雑誌によれば、ドイツでは、特に終末期が近い状況においては、今日でもなお莫大な数の重症慢性疼痛患者さんに対して疼痛治療が行き届いていないかあるいは不十分なままであり、とても満足できる状況ではないという事実です。

実際、次のような事実や数字が示しているように、現在のドイツには息詰まるような状況があります。[1]

—四人に一人の患者さんが、痛みで医者に診てもらっている。

—信頼のおける見積もりによれば、ドイツ全体では、いわゆるかかりつけ医レベルでは、少なくとも一一〇〇万人が慢性疼痛を病んでいる。かかりつけ医に有効な疼痛治療を求めることは過大な要求ではない。

—九〇万人のドイツ市民が痛みに苦しんでおり、専門的な疼痛治療を必要としている。しかし、そのような人々のための疼痛専門医は、ドイツの病院や診療所の中には一〇〇〇人しかいない。専門学会の概算によれば、一つの施設で疼痛治療ができる患者さんの人数は、最高で三〇〇人が限度である。したがって、三分の二の疼痛患者さんは十分な治療を受けていない。

―耐え難い痛みが原因で自殺をする人の数は、約三〇〇〇人に上っている。

―少なくとも一年以上にわたって治療を受けている慢性疼痛患者さんの数は、全体の三五％のみである。

―慢性疼痛患者さんが十分に満足の行く治療を受けるまでには、平均、一二年間の歳月が必要である。

―がん性疼痛の場合、満足できる疼痛治療を受けるに至る前の二年間で、平均五人の医師とコンタクトを取っている。しかも、がんの場合は、ほとんどの場合で、痛みが出た時にはすでに進行がんであって人生の終末にさしかかっている。

―介護施設に入所している老人や重症心身障害者の場合、疼痛患者さんの頻度は四九％から八三％である。

―ドイツにおける強力な鎮痛作用を持つ薬物（オピオイド）の使用量は、高度先進工業国の中でいつまで経っても最下位を占めている。

―モルヒネによるがん性疼痛の治療が行われている場合に限って見ても、八五％の患者さんで、適量のモルヒネが投与されていない。はっきり言って、ドイツでは、約一九万人のがん性疼痛患者さんで十分な鎮痛が得られていない。

例えば、ヨーロッパにおける約五万人の慢性疼痛患者についての調査を注意深く見れば、その結果には耳をそばだてざるを得ません。(2)

―問い合わせを受けた患者さんの二〇％が、「わたしの先生は、わたしにとって痛みが問題であることを信じてくれない」と答えている。

―二二％の患者さんが、「わたしの先生は、わたしに、痛いところがあるかどうか尋ねてくれたことが一度もない」と答えている。

―二八％の患者さんは、「わたしの先生は、痛みをどのようにコントロールしたらよいのか理解していない」と思っている。

―四三％の患者さんは、「わたしの先生は、痛みよりも病気の治療をしようと思っている」と考えている。


このような狼狽させられるような数字や事実は、一体どのように説明すれば良いのでしょうか。一人当たりの健康のために、一人当たり世界でも第二位の高額医療費を費やしているこの国で、医師の中心的な任務である痛みの緩和に、これほど、わずかな注目しか払われていないのは一体なぜなのでしょうか。

何百年以上にわたって、――一九世紀末になって科学的医学がその端緒につくまでは――実際の医療は、病人を助けて苦しみを和らげる方法としては、わずかな薬と手段しか持ち合わせていませんでした。多くの場合、例えば吸血療法のように効果のない治療法でした。一方では、いわゆる「ヘロイカ」〔ヘロイカは、英雄のように勇ましい治療薬の意〕のように、患者さんを一層衰弱させるような、今日から見ても作用効果の強いリスクを伴う治療方法や薬物も使われていました。例えば、当時は瀉血療法が広く行われており、特に南ドイツでは、一八世紀、一九世紀には、感染症による発熱の治療に、さらに害毒を及ぼすヒ素を用いる治療法が普通に行われていました。

アヘンと、その主成分がモルヒネであるアルカロイドは、数少ないヘロイカに属する薬物ですが、この薬は、おそらくは二〇〇〇年以上前から重症患者さんに効果が約束されており、実際に効果がありました。英雄的な治療薬であるヘロイカは、強力な作用を持っており、医師にとってそれを処方することには一定のリスクを伴う勇気が前提とされていました。アヘンの実質的な成分であるモルヒネは、確実に持続的に作用して苦悩や疼痛を取り去るので、何百年もの間、万能薬でした。二〇世紀初頭になって、アヘンの処方は、その不適切な使用による依存症状が次第に明らかになり、それに伴って次第に法的に規制されるようになりました。医師は、単純な咳や、錯乱状態、あるいは、めまいやがん性疼痛などの数えきれないほどの体調不良に対してモルヒネを処方してきました。この薬は、多くの症状に対して、疼痛緩和効果を超えて、圧倒的な効き目があったのです。モルヒネの使用に規制がかかって使用できなくなると、モルヒネは、次第にこの薬に頼っていた病気に対しても使われなくなり、その潜在的な依存性も認識されなくなり、次第に過小評価されていきました(3)。

モルヒネは、すでに万能薬としての地位を失っていましたが、新たに開発された強力な鎮痛剤の効果は、常にモルヒネの持つ効果と比較する必要がありました。モルヒネは、依然として、多くの医師にとって疼痛治療のゴールド・スタンダードであり、事実二一世紀の初頭までは、疼痛や苦悩を取り除く薬としては、モルヒネを凌駕する薬はありませんでした。

モルヒネの使用を規制するという伝説は誤解に基づいています。この留保伝説は、モルヒネによる治療を一〇〇年以上にわたって執拗に妨げてきました。医学教育におけるこの空白と、疼痛治療に関わる専門医教育の欠落は重大な意味を持っています。全科の治療を受け持ち、疼痛治療にも詳しい「綜合医」は不足しており、異なる専門領域の医師間の協力体制も不充分であり、疼痛治療に関わっている専門医に対する報酬も不充分であることなどが相まって、今日でもなお、ドイツの数えきれない疼痛患者さんが十分な治療の恩恵に与れていない要因となっています。このことを過小評価してはなりません。

モルヒネに代表されるオピオイドの使用を一〇〇年以上にわたって妨げてきた留保伝説は、「オピオイド恐怖症」の一言で要約することができます。オピオイド恐怖症は、一般に、医師が、強い痛みに対して、その処方を躊躇したり拒否したりする態度、または、それを処方された患者さん側が、服用を躊躇したり拒否したりする態度と定義できますが、後者はむしろ稀です。

麻薬恐怖症の根源は、遅くとも一九二〇年代に、デカダンスやアウトサイダー、あるいは死期が迫った人々がアヘンやモルヒネを好んで乱用した事実の背景として、後光のように付きまとっていたところまでさかのぼります。個人の名前を挙げるならば、例えば踊り子のアニタ・バーバーや作家のクラウス・マンがその代表者です。二人とも早逝しており、痛ましくも「モルヒネ中毒者」と呼ばれて有名になりました。その頃から、世間一般では、モルヒネとその誘導体は、いずれにせよ不気味な薬剤であるというレッテルを貼られてしまい、このような認識は、医師らにとっても例外ではありませんでした。モルヒネの卓越した鎮痛作用や緊張緩和作用は故意に無視され、その価値は次第に低下していきました。モルヒネの乱用や悪用、犯罪やその依存症は、不治の病とのレッテルを貼られて、当時の時代精神となって根を下ろしていきました。そして、その後、次第に合理的な対策としての麻薬取り締まり政策が次々と実現していったのです。

「モルヒネ」は、その誘導体であるヘロインにも同様に当てはまるのですが、真実を知らない一般大衆からも、一度人間を捕らえたら決して離さない悪質な薬であると判断されるようになりました。それどころか、モルヒネは人間を道徳的に腐敗させたので、モルヒネ使用者は社会から疎外され、その一方で、モルヒネの使用量は次第に増加していき、負のスパイラルを辿っていきました。モルヒネ使用者は、人生の零落者へと追いやられて、予想よりも早い時期に惨めな死に方を強いられることが多かったのです。

しかしながら、疼痛患者さんは、どうして麻薬常習者にならないのでしょうか。疼痛患者さんは、一体どうしてこの悪魔のサイクルに巻き込まれないのでしょうか。疼痛患者さんに、麻薬を正しく使用すれば、健常な人と同様に安全に車を運転することができるのに、どうしてそれが間違っているのでしょうか。なぜモルヒネ使用者が犯罪者扱いされたり、麻薬依存症のレッテルを貼られたりするのでしょうか。

適切な量の麻薬が中枢神経系に作用すれば、疼痛に対して無関心となり、落ち着きと寛ぎに満ちた感情が生じてきます。大量のモルヒネを投与すれば、際立って痛みに無関心になるので外科手術さえ十分可能です。しかし、用量が多ければ呼吸抑制作用が出るので、臨床応用は限られています。したがって、疼痛患者さんに使用する場合にも、十分な鎮痛効果が保証されていると同時に、意識が清明であって呼吸抑制が生じない量でなければなりません。
オピオイドの効果は、その使用量と使用経路（経口的か経静脈的か）に加えて、それを使用する人や、患者さんの内的・外的状況に大きく左右されます。疼痛を伴う重症な病気の治療目的として、医師が処方したアヘン剤を服用する場合では、決して精神的依存状態になることはありません。決して中毒にはなりません。疼痛患者さんの場合、肉体的な耐性ができることは稀ではないので、投与量を増やす必要があります。それは中枢神経系の適応メカニズムに拠るものであって、決してモルヒネ中毒者とかヘロイン依存症の人々のように、精神的・肉体的に辛いから薬をせがんだりして、肉体的にも社会的にも零落していき、薬物犯罪に繋がるようなことはありません。ですから、英語の„Craving“（渇望）に相当する典型的な薬物依存にはなりません。アヘン使用者は、これを単に使用しているだけでは、古典的な中毒患者さんになることはないけれども、次のような致命的な三徴候を示す場合にのみ、中毒症状と看做されます。

―大量かつ経静脈ルートで、薬物が急速に中枢神経系に溢れ込んだ場合（キック）
―肉体的にストレスが強くて、多幸感や陶酔状態に駆られて使用する場合
―惨めな社会的環境の中で使用される場合

数多くの科学研究によれば、オピオイドを使用している疼痛患者さんが麻薬依存症になるリスクはほとんどありません。この疑問については、すでに一九八〇年に、アメリカでの研究が明確で印象深

い結果を出しています。すなわち、相当長期間にわたってオピオイドで治療を受けた一万一八八二人の疼痛患者さんのうち、依存症状が見られたのは、全体の〇・〇三％に相当するたった四人でした[4]。

心理テストや最近の画像診断においても、オピオイドは確実に疼痛を緩和するけれども、しばしば恐れられているような注意力や集中力の低下は見られないことが分かっています。例えば、ハンブルクの科学者であるブルクハルト・ブロムとその研究グループは、磁気共鳴脳画像を用いた研究では、情緒的な有害刺激に反応する大脳疼痛野、つまり大脳辺縁系に、モルヒネによって強力に苦痛が和げられていることを示す所見が示されており、一方、理性を識別する領域では、通常鎮静薬と比較してもごくわずかな変化しか見られなかったことを証明しています[5]。


四八歳のアンネッテ・Hさんが、一般内科病棟のわたしたちのところに患者さんとしてやって来た時に、彼女は、すでに幾つかの診療所を受診していたにもかかわらず、何か月もの間、オデュッセイアが辿ったような長い苦痛の道のりを引きずっていました〔オデュッセイアの長い道程：ギリシャ神話の知将オデュッセウスが辿った数々の苦難と冒険の道程――ホメロスの英雄叙事詩参照〕。

アンネッテ・Hさんが持ってきた診断書には、「慢性背部痛」「骨粗しょう症」「閉経期不定愁訴」「心身症」などと書かれていました。前医では、彼女に対してパラセタモール〔アセトアミノフェンのこと〕やアスピリン、ノバルギン〔ノバルギンも非ステロイド性鎮痛解熱剤〕や種々の抗不安薬、超短波、ABC絆創膏〔ドイツの湿布薬〕などが処方されていました。しかしながら、実際には効果はなくて痛みは続いており、アンネッテ・Hさんは、自費で鍼の治療も受けていました。彼女は、自動車修理工場のパートタイム事務職員として働いており、煉瓦積み職人の現場監督である夫と子供が二人いて、生活は楽とは言えませんでした。

アンネッテ・Hさんは、毎日のようにかかりつけ医や整形外科医に群がっている何十万人のうちの一人であり、心身症のレッテルを貼られていました。心身症は、例えば、痛み、パニック発作、摂食障害、消化不良で、これらは、時には、顕著な人生への不平不満、自尊心の欠如、拒絶されることへの不安、あるいは、社会的孤立などの表現であります。加えて、この診断は、十分な精査をしないまま性急になされる場合が多く、重要視されていません。アンネッテ・Hさんは、何回も聴診、触診などの診察を受けており、強い月経が原因と考えられる中等度の貧血とも診断されていました。かかりつけ医は、神経内科医に診察を頼んだりしたけれども、この病気を正しく診断するには至りませんでした。結局、アンネッテ・Hさんは、その痛みに耐えかねて自分でわたしたちの病院の受付を訪れたのです。

最初に診察してみて気が付いたことは、彼女の痛みの原因は、古典的な意味での筋肉痛でもなければ腰椎や胸椎や頸椎の椎間板ヘルニアでしばしば見られる痛みでもないということです。加えて、彼女の体重は減少しており、ある特定の血液検査の値は明らかに上昇しており、骨に異常があることを示唆していました。マンモグラフ、胸部、腹部CT検査、胃腸の内視鏡検査、骨シンチグラムの結果を総合して辿り着いた唯一の診断名は「原発不明がんの骨転移」でした。

その日の夕刻に、わたしは彼女の夫に病気の診断名と、さらに重要な点ですが、病気の予後が良くないことを「告知」しました。最終診断の確定に役立ったのは、骨シンチグラフでした。ドイツ語では「インファウスト」（Infaust）と言っていますが、この言葉は、まるでギロチン（断頭台）を想い起こさせるような医師らの隠語です。この言葉は、もう見込みがない、治らない、もはや死を免れ得ないという意味です。Hさんは、工事現場から、長靴を履いて、縁なしのポンポンの付いた毛糸帽を頭にかぶって、紙巻きタバコを耳の後ろに乗せて、手の甲にはセメントが飛び散ったしぶきをつけたまま、直接病院にかけつけました。

夫は、涙ながらにわたしに尋ねました。「ドクター！　わたしの人生も家内の人生も、ずっと苦労の連続でした！　転移ですか？　それは、ひょっとして……がんが散らばったということですか？本当ですか？」。

わたしは、こんなに直接的な絶望状況に出会ったことはかつてありませんでした。他人の痛みをこれほど近くで見たこともありませんでした。

「ドクター、お願いだから、あいつの痛みを取ってやってください。でも、お願いします。子供たちがいるから、病気について全部は言わないでください」。

アンネッテ・Hさんは、物静かで目立たない女性でした。精神的な重荷や嫌なことに耐えていかなければならないことを知っていました。がんの痛みにも冷静に落ち着いて耐えていました。彼女は泣き言をいうことはありませんでした。そんな時にも、じっと耐えていました。しかし、わたしは、この痛みが、どれほど彼女を変えていたかに気がついていました。彼女の姿勢や、身振りや、しぐさにはしなやかさの片鱗も残されておらず、彼女の唇は、真一文字に閉ざされており、その眼は、どこかに拠り所と休息を探しているようでした。彼女は、じっと、黙って耐えていたのです。

わたしたちは、婦人科の医師らと相談した結果、がんの成長を阻害する効果があるタモキシフェン（抗エストロゲン剤）と長時間持続性の徐放性（内容成分が徐々に放出されて効果が持続する）のモルヒネ製剤を一日に数回服用するよう処方しました。最初の一日は吐き気が出ましたが、翌日からは、わたしたちがそのようになってほしいと望んでいた効果が出てきました。この吐き気は、オピオイド服用開始時に良く見られる副作用ですが、速やかに消え去り、病気が重症であるにもかかわらず、痛みで隠されていた本来の姿が再び現れてきました。アンネッテ・Hさんは、活気を取り戻し表情は和らぎました。特に、わたしの注意を引いたのは、彼女が、自らコンタクトを求めて他の人々と会話を始めたことでした。ある時、彼女は、わたしのところに来て言いました。「ドクター、長い間続いた痛みが、今はなくなりました。だけど、前よりちょっと眠いのです」。死の影を引きずりながら、アンネッテ・Hさんは、話しかつ笑ったのです。このようにして、彼女は、現実の体験と、がんであるという事実を切り離して過ごすことができたのです。

「首尾は上々です。わたしも、嬉しいですね」。

これまでは、わたしたちは、アンネッテ・Hさんの病気について一言も話をしたことはありませんでした。彼女が落ち着いて過ごしているのを妨げるつもりもありませんでした。しかし、彼女が、自分の死について、わたしから何らかの合図があると予期していなかったでしょうか。

わたしは、ためらいがちに言いました。「Hさん、何かわたしに聞きたいことがあれば、今でも明日でもいつでも聞いてください。わたしの方はいつだって良いですよ」。わたしがそのように言ったのは、彼女が、わたしの言葉を空疎な決まり文句ではないと理解できると踏んだからでした。

しかし、彼女は何も聞いてきませんでした。状況はそのままなので、入院後一四日経って、アンネッテ・Hさんの状態が十分安定したまま退院させました。その後は、腫瘍専門開業医が、わたしに代わって彼女を診ることになりました。時折、わたしは重い気持ちで彼女の夫に電話を入れました。そして、彼女の残された命はせいぜい月の単位であって、年の単位ではないと告げました。夫は、驚きましたが喜んでもいました。数か月の間、アンネッテ・Hさんの状態は良好で仕事にも戻りました。この間、彼女は、毎日同じ量のモルヒネを服用して、小さい娘を車で私設幼稚園〔私設幼稚園は、両親主導で、お役所風でなく、より自由な空気を持つ宗教色のない幼稚園〕に連れていくこともできました。

しかしながら、一〇か月を経て、アンネッテ・Hさんは、救急隊によって再入院を余儀なくされました。夫が付き添ってきました。夫は、冷静に振舞っていましたが、絶望の淵で彼女の手を握っていました。夫は、これでもう最後だと分かっているようでした。夫の話によると、数週間前から次第に呼吸が困難となって、座ったままでしか眠れなくなっていたそうです。救急隊員によって、アンネッテ・Hさんの鼻にチューブが付けられて、多量の酸素が投与されましたが、それでも担架の上の彼女は呼吸困難に陥っており、頭は錯乱して汗ばんでいました。この症状は、彼女の体の中で、がんが急速に広がっていることを示唆していました。胸部CT検査から、誤解の余地のない所見が明らかになりました。がん性リンパ管症が肺全体に広範囲に進展していたのです。両側肺には、リンパ管に沿って無数の小さいがん病巣が認められ、これがアンネッテ・Hさんの呼吸困難を増悪させていました。同時に施行した頭部CTから脳転移も認められました。

わたしは、すぐさま、D教授と確認の話し合いをしました。わたしたちの意見は同じでした。更なる検査はもはや不必要でした。集中治療も人工呼吸も不要でした。アンネッテ・Hさんの病状は劇的に悪化しており、瀕死状態でした。重症患者さんにとって耐えがたい痛みほど辛いものはないという考えは間違っています。死へと向かう非常時において、呼吸苦で窒息の恐怖に曝され、壊滅的な不安と譫妄《せんもう》にまといつかれている状態ほど、他と比較できない苦悩はありません。わたしは、即刻、考えられるあらゆる手段を講じてこの想像を絶する状況を打ち砕かねばなりませんでした。差し当たって、大量のモルヒネと鎮静剤を素早く経静脈的に投与して、アンネッテ・Hさんの意識を取り去り深い眠りに陥らせました。

この数週間の間に、モルヒネの量は、外来ですでにかなりの量まで増量されていたので、引き続き経口的にモルヒネと鎮静剤を投与することは最初から無理でした。この攻撃的とも言えるやり方は、「緩和目的のための鎮静」です。――わたしは、これを最初の静脈注射で開始したのですが、もはや避けて通れない方法です。

「緩和目的のための鎮静」の意味は、死へのプロセスの精神的肉体的な苦悩を、薬剤を用いて意識状態を低下させ、麻酔と似た睡眠状態にまで導いて緩和することであり、通常の治療法では効果が不十分か、あるいは、効果が期待できないような呼吸苦、疼痛、譫妄がその背景となっている場合には、正当な根拠があるだけでなくむしろ推奨される方法です。

アンネッテ・Hさんの夫とわたしは、彼女を鎮静したままで、実際は朦朧状態なのですが、もう呼び覚ますことはしないことにしました。点滴の中には、適量のオピオイドと鎮静剤を入れてあるので苦悩を経験せずにすむにちがいないからです。わたしは、アンネッテ・Hさんを病棟の中の暗い部屋ではなくて明るい個室に移しました。その三六時間後に、アンネッテ・Hさんは夫の手を握ったまま亡くなりました。


「麻薬」は、わたしが医師として歩んできた人生で、初めてその軽蔑的な意味合いを失ったのでした。苦悩と疼痛を紛らせることができなければ、医学的処置にはどんな意味があるのでしょうか。もし麻薬がなかったなら、H婦人はどんな苦しみを味わわなければならなかったのでしょうか。がん患者さんであれ、心筋梗塞患者さんであれ、地雷犠牲者であれ、熱傷負傷者であれ、生き埋めになった者であれ、窒息患者さんであれ、数えきれない苦痛や苦悩に悩んでいる世界中の人々にとって、このような薬がなければ、一体どのような苦悩や苦痛を耐えなければならなかったのでしょうか。

かつて、一方的に「麻薬」とか「恍惚薬」という烙印を押されて汚名を着せられたモルヒネとその誘導体は、その起源を歴史的に見れば、二〇世紀初頭に、特にアメリカで喧伝されたのですが、この薬剤に依存性があるという特性よりも、むしろこの薬があらゆる悪の根源であるという考えに由来しています。すなわち、この薬物を飲むと「脳が道徳的に崩壊する」というイメージを産むに至ったのです。

その結果、一九一二年以来、国際社会は、米国を中心とした国際連盟（一九二〇―一九四六）の主導でアヘン剤の流通と取引を国際条約によって規制し取り締まることを試みました。その目的は、最終的には、アヘン剤とその誘導体を医療目的のみで使用できるようにすることでした。多くの国々で、一九二〇年、一九二五年、一九三一年に締結された「ジュネーブ麻薬条約」を国内法とするために麻薬官僚制度が敷かれていきました。一九二〇年以降、ドイツも「麻薬法Ⅰ」「麻薬法Ⅱ」[6]などの法律を次々と公布して、麻薬の販売と流通、さらに医師による麻薬処方を厳しく規制しました。現在では、麻薬官僚機構である「ドイツ麻薬局」はその大義名分を失っており、ここ数十年間では、医師が麻薬を処方するにあたってのハードルは低くなっています。しかし、それにもかかわらず、医師は、現在でもなお特別な麻薬に関する法律知識を持っていなければならず、特別な規定を遵守しなければならず、疼痛患者さんの治療を満足の行くまで行うには、特別な努力を費やさなければなりません。急患の場合は別としても、オピオイド（麻薬）の処方には安全管理が必要で、保管が義務付けられている特殊な処方箋が必要であって、この場合でも、ある一定の最大量を超えて処方することはできないと決められています。多くの医師らは、それらの規定によって治療の自由を制限され、牛耳られていると感じており、その結果として、オピオイドによる必要十分な疼痛治療ができないばかりでなく、今日まで、いや今日でも、乱用や依存の考え方に縛られています。このことは、疼痛患者さんの処置に少なからぬ悪影響を招いています。この考え方は、病棟勤務医と開業医の実務現場で、現在でもなお、「麻薬票」とか「毒薬票」という名前の記録集に姿を変えて残っており、その中には、麻薬を処方された患者さんの住所や麻薬規定に定められた薬品名が、患者さんの名前と共に証拠として記録されなければなりません。

麻薬処方箋、麻薬票、最大処方量の設定。麻薬官僚機構は、管理するべき麻薬の乱用を決して防ぐことができなかったし、これからも防げないことは、すでに十分に証明されています。望んでいた効果が得られなかったばかりでなく、望ましくない効果が発生したのです。すなわち、麻薬処方量の閾値を上げたことによって、依然として数えきれない患者さんが苦痛を強いられているのです。

とりわけ、高齢の疼痛患者さんに、鎮痛剤による十分な治療が行われていない場合には、若い人の場合に比べるとその苦しみ方には独特の残酷さがあります。高齢者が、その家族や医師に向かって「わたしは、もう年だから苦情を言ってはいけないのよね」と訴えるとき、それは年を取ったら誰でもどこかに痛みがあるのは当たり前なのだから、受け入れる外に道はないという諦めの発言です。この言葉に呼応する先入観は、しばしば、医師や看護・介護側にもあって、このような発言に対して同情しつつも喜んで「そうね。もう二〇歳ではないからね」と答えて、年を取ると痛みがついて回るという神話に賛成しています。疼痛に苦しめられている老人の悲劇が極まるのは、病気のためにコミュニケーションが取れない場合、例えば、難聴患者さんや認知症患者さん、あるいは、脳卒中後で失語症となった患者さんの場合です。現場では、しばしばこのような状況に遭遇します。さらに、キリスト教的人間像の概念を借用して推測すれば、疼痛は高齢者の属性であるだけではなく、「人間の条件」に属するものであって、疼痛は耐えなければならない何物かであり、純化されるべき何物かであると看做されています。このことが、医師の麻薬処方に一定の役割を演じています。これは十分に考えられることですが、それを証明することはなかなか困難です。

オピオイドの使用が「間接的死亡幇助」であるという考え方は、すでに五年前から科学的に論破されてはいますが、この考え方は、医師ばかりでなく法律家からは、現在でも執拗に支持されています。人生の終末期において、オピオイドを適切に処方することが「間接的死亡幇助」であるという考えは全く当たっていません。例えば、高用量のオピオイドで疼痛を軽減し苦痛を緩和することは、意図的ではない生命の短縮が容認できるばかりでなく、倫理的な観点から考えれば延命よりも苦痛の緩和が優先されるべきでしょう。以前の学説では、終末期の病気では、アヘン剤には生命予後短縮作用があるとされており、その裏付けがないまま通用していました。イギリスの緩和医療医であるニゲル・サイクスとアンドリュー・ソーンズは、すでに二〇〇三年に、三〇〇〇人以上の終末期患者さんを対象とした一七の緩和医療研究論文の大規模分析を行った結果、適切な量のオピオイドが投与されていたならば、生命予後を短縮する作用は否定されたのも同然であって、むしろ実態はその逆の結果であったと報告しております。(7) この場合の適正量とは、疼痛やその他の症状の緩和にとって必要十分なアヘン剤の量のことです。疼痛に苦しめられた人が、薬物で痛みが緩和されたことを実体験すれば、むしろ長く生きられると感じるのは当然であり、これは簡単に追体験できます。

ドイツにおいて、数多くの最重症患者さんが不十分な疼痛治療のままで放置されていることに対して、すでに述べた症例の検討、過去の事例の検討、歴史的薬理学的な説明が示しているように、科学的な知識が不足していたとか、方法がなかったとかということは論拠になりません。むしろ、ドイツにおける疼痛治療の挫折が依然として存在する背景には、すでにある知識を十分に現実に応用していない状況があります。ドイツでは、まだ多くの医師が、疼痛治療によって患者さんに中毒症状が出るのではないか、薬物依存症を引き起こすのではないかという歴史的な背景に基づいた不安を抱いています。麻薬官僚機構は、いまだに不当に高いハードルを課しており、学生への医学教育と専門医教育における疼痛治療の教育は不十分であり、実地医家には疼痛治療に対する関心が不足しています。また、疼痛治療には十分な診療報酬やそのための予算が組まれていないことが主な要因となって、一〇〇万人もの疼痛患者さんが、その権利があるにもかかわらず、必要な治療を受けていない状況が生まれているのです。

ドイツが、二〇〇七年になってドイツ疼痛研究学会〔ドイツ疼痛研究学会（Deutsche Gesellschaft zum Studium des Schmerzes e.V.）：一九七五年に開催された第一回世界疼痛学会を契機に設立されたドイツ疼痛研究学会。二〇一二年よりドイツ疼痛学会（Deutsche Schmerzgesellschaft と改称）〕に独自の倫理綱要の策定を呼び掛けたのはこのような考えからでした。[8] この倫理綱要は、医師と医師団体の責任者、病院責任者、健康保険機関および年金保険機関の年金団体責任者や政治の責任者に対して、このような状況は、高度に発展を遂げた社会にとっては相応しくないので、この状況にピリオドを打つことを呼びかけることで終わっています。疼痛緩和治療が不十分であることが原因で、多くの疼痛患者さんや、死に赴いている人々が、医師の手助けを借りて自殺するという「積極的死亡幇助」に解決策を求めるような状況はとりわけ相応しくありません。ことほど左様に、当然、社会的な議論も必要であり、不満足な疼痛緩和で苦しんでいる患者さんが、緩和医療の限界を踏み越えるような方法に助けを求めることを触発しないように、医師や費用負担者は、より十分な配慮をしなければなりません。

第六章　「その時が来たらお呼びします」——冷淡な病院の雰囲気

六・一　ある「不平不満婦人」の手紙

今日では、患者さんが病院での治療にクレームをつけることは決して稀ではありません。最近までは、法的に問題があっても、金銭的な問題と関わりがあっても、クレームはむしろ稀な出来事であって、病院の業務を特別妨げるようなことはありませんでした。今日では、患者さんは白い巨塔に抵抗することへの恥じらいを脱ぎ捨てて、意識的に何の屈託もなく、不満を口にするようになりました。賠償をはらんだ医療過誤や技術ミスだけが不満の対象となるのではなく、単に医師や看護師や介護担当者の態度が悪いとか、患者さんの身になっていないとか、患者さんへの敬意が欠けているとか、親切でないとかで不満を募らせます。このような新手の反抗的な患者さんの態度は、患者さん獲得のために常に新しいサービスを提供して、生き残りを図ろうとしている医師と経営者を一層不安にさせます。二〇年前にはこんなことが起こり得るとは、誰が想像したでしょう。これらの苦情は、やり方を変えながら頻繁に起こるので、病院の医療供給の質とその病院の評判にとって過小評価できなくなっており、病院存続の鍵を握っている経営状況に決定的な影響を与える場合があります。今日では、どのような些細な不満でさえ深刻に受け止められており、これらの不満のマネージメントをするために、クレームに対応する特別な部門が設けられています。これらの不満は、まるで生卵を扱うように慎重に扱われていると言っても過言ではありません。不満に対しては、当事者や、その科の責任者や、その他の関係者と一緒に誠意を持って調査され、しばしば法律家の意見も取り入れながら、指導医によって熟慮して書かれた文書を添えて、適切な時期に回答がなされています。

不満の中には、少なからず的外れで、明らかに理解に苦しむいわれのないクレームもありますが、それでも病院が提供している事柄に何らかの欠点があることを物語っていることに変わりはありません。例えば、救急受付での待ち時間が長過ぎて我慢ができないとか、治療経過の説明が不足しているとか、患者さんの意見を聞いてくれないとか、手術の内容の説明が不十分であるとか、検査室の前でベッドから降ろされる際に一言も声を掛けてくれないとか、何回ベルを鳴らしても痛み止めの薬を持ってきてくれないとか、助けに来てくれないとか、話し合いや診察の際にプライバシーが十分守られていないとか、そのような類いの話です。患者さんの苦情は、まさに病院のシステムを映し出している鏡です。それらの苦情は、根本的には従業員不足とそれに伴う従業員への荷重負担から来る愛想のなさを反映しており、それをクレーマー担当係に知らせようとしているのです。とりわけ、重症患者さんや死にゆく患者さんにとっては、患者さん側が期待する当然な事柄と、実際に患者さんに提供されている事柄との間には大きなクレバスが口を開けています。これらは、患者さんとその家族にとっては大変悔しいことなので、その代償を要求する行動へと繋がっているのです。これらが示している言外の意味は、最も広い意味で愛情のこもった心づかいが欠けていることへの苦情であって、具体的には治療上の過失とは言い難いものですが、重病人や死へと赴く人々とその家族にとっては、ひしひしと感じられる事柄なのです。
これから紹介する苦情の手紙は、八〇歳の末期がん患者さんの妻（七八歳）によって、ある病院の経営者宛てに書かれた手紙です。ぼくとつな語り口で、孤立無援の状況から、極めて詳しく攻撃的な態度で死への過程にある人間の尊厳について書かれており、家族の立場から見た病院の心ない態度を記録したものです。ある面では根拠がありますが、病院にとっては忸怩たる記録です。

拝啓、S殿
わたしの夫は、二〇〇六年七月一一日の夜二時頃に、消防隊への緊急通報でNN病院に搬送されて入院しました。その夜、夫は血を吐いたのです。その一〇日前に、夫は肺がんが食道に浸潤しているとかで別な病院で食道にステントを挿入しました。わたしは、消防隊に夫をその病院に運んでくれるよう頼みました。その病院はあなたの病院からそう遠くないところにありましたが、消防隊はそれを拒否しました。
あなたの病院の救急外来では、その時、歯痛の患者さんの手当てをしていました。患者さんの手当ては、重症度順ではなくて到着順でした。夫は、わたしから離されて救急受付の廊下に移されました。夫のところに来るように呼ばれたのは、何と一時間も経ってからでした。まだ何も診察していないのに、他にやることがあるからもうちょっと待ってほしいと言われました。わたしの夫は痛がっていました。わたしたちは、エアコンの冷房が効き過ぎている小さな検査室の部屋に座っていました（氷のように寒い部屋でした！）。担当の女医と男の看護師は、自分たちにはこのくらいがちょうど良いと言いました。

その担当女医は、検査の前になって、夫はステントを入れた前の病院に移れるかもしれないと言い出しました。だけど、わたしの夫には、今、助けが必要なのです。こんなことをしている間に、貴重な時間が過ぎ去っていきました。わたしたちは、ここに来たかったのです。なぜならば、ある男の看護師が、この病院には良いがん病棟があると教えてくれたからです。その後、女医は、やっと夫の胸に聴診器を当ててから、痛みが耐えられなくなった夫を見て、水薬のノバルギン〔ノバルギン（Novalgin）：非ステロイド性抗炎鎮痛解熱剤、本邦では、メチロン、ボルタレンなどに相当する〕を飲ませました。しかし、夫は、その水薬を吐いてしまいました。夫は、上手に物を飲み込めなくなっていました。ステントの通りが悪くなっていたのです！　夫は、すでにオキシゲシック〔オキシゲシックは、ドイツの健康保険組合が認定している麻薬の一種〕を飲んでいたのに、なぜそんな弱い薬を飲ませたのでしょうか。女医は、痛み止めの注射は、後で病棟に移ってから点滴でやりましょうと言いました。それから、採血が行われました。やっとこの時期になって、冷房が効き過ぎているのに気がついて、わたしたちに毛布をくれました。

夫は、がん病棟のベッドが満床だったので、循環器病棟に入れられました。その時は、すでに朝の五時でした。血液検査の結果が病棟に届くまでに何時間もかかりました。そんなことは電話で知らせれば簡単なのに、病棟の看護師はこのことを理解できませんでした。

翌日の午後、病棟指導医と病棟担当医に会って、夫の病状について話し合いをしました。これらの話し合いは、すべて廊下で行われました（がっかりです！）。中堅医長は、壁にもたれかかって片方の膝を曲げていました。医長はわたしに、あなたの夫は、もうあまり長く持たないでしょうと言いました。夫は、すでに何も食べることも飲むこともできなくなっていましたが、点滴で水分補給が始まったのは、随分と時間が経ってからでした。その後の話し合いも廊下で行われました。例えば、夫にもう一つの静脈点滴ルートを取りたいというような話し合いも、廊下で行われました。わたしは、毎日のように夫の体を洗ってやり、息子も夫の髭を剃りに来ました。

再度、レントゲン検査と胃カメラの検査が行われました。これらの検査が行われた部屋も寒い部屋だったので、夫は、肺炎の予防接種を受けていたにもかかわらず、肺炎を起こしてしまいました。回診の前に再び行われた廊下での話し合いで、わたしは医師らにポート（中心静脈栄養を行う管の針を差し込む容器。通常は胸の皮膚の下に埋め込まれている）はもう置かないのですかと尋ねましたが、返事はありませんでした。木曜日の一〇時の回診の時は、わたしもその場にいました。主任医長は、主人の両足の浮腫に対して何か薬を処方し、肺炎に対して抗生物質を処方しました。主人は、我慢ができないほどの痛みを訴えていました。二〇〇四年一〇月以来ずっと痛みの治療を受けていました。主人は、モルヒネの注射を受けました。結局、ポートは入れませんでした。

主人は、地獄の責め苦に悩んでいたので、わたしは、合間を縫って、何回も何回も看護師のところに走っていきました。「Gさん、次から次へと、一体どうしたのですか……。Gさん、先生たちは、まだ回診をしています……。だから、カルテは、まだ医師が持っています。この薬は、医師でなければ処方できません」。看護師はそう答えました。そうこうするうちに、午後二時になっていました。女医が部屋に入ってきて、まずは、他の患者さんに化学療法をしました。女医は、その後で、わたしの夫を診ると言いました。女医は、主人がいかに苦しんでいるのかを見たのです。追加の薬を飲んでから一五分経って、主人は、良くなったと言いました。わたしは、一人の人間をこんな風に苦しませるのは、恥ずかしいことだと思います。あなたの病院は、非人間的だと感じています。「誰も苦しませることはない」と聞いていたのに、実際は、こんなに苦しまなければならないのです！

抗生物質は、何時間経っても与えられませんでした。わたしは医局に行って、ドアの隙間から、一体、いつになったら抗生物質がもらえるのでしょうかと尋ねました。嫌がられていることはすぐに分かりました。中から病棟医が「また痛みが出たら、モルヒネの注射をしましょう」と答えました。抗生物質の話をしているのに、モルヒネの話をするなんて！　この区別くらいはわたしにだって分かっています！

一五時になったので、わたしは、注文してあったドロナビノール・カンナビノイド〔ドロナビノール・カンナビノイド（Dronabinol-Cannabinoids）：化学療法の副作用である吐き気と嘔吐を抑えるより強い薬の名前〕を取りに行くために家に帰りました。わたしは、そのためにライオンのように頑張りました。しかし、これは、あなた方の病院とは何の関係もない話です。その日の一九時二〇分頃に、再び病棟に帰ってきました。その時に起こったことは、非人間的で屈辱的で人を軽蔑するような出来事でした。それは、七月一三日の午後の勤務時間帯に起こりました。わたしは、それをこの目で見たのです。はっきり言えば、家族もいない間に、夫は、本当は未だ生きているのに、まるで死んでいるように扱われていたのです！　これは、外にいた人には誰も信じられないでしょう。夫は、その日の午後には、それまでいた部屋にはいませんでした。駅の切符売り場のような窓ガラスが開いているカウンターの向こう側に看護師がいました。わたしはその看護師に、なぜ夫が別のところに移されたのかと聞きました。すると、大きなエネルギッシュな声で返事が返ってきました。「Gさん、もう、そろそろ終わりですね！」。わたしは「主人はどこにいるの？」と聞きました。看護師は、間違った部屋番号を教えましたが、わたしは主人のいる部屋を自分で見つけました。主人は、二人部屋の衝立のこちら側にいて、向こう側にも重症の男性がいました。主人は、もはや、話すこともできなくて、モルヒネが点滴で落ちていました。枕カバーは濡れていました。わたしは、枕カバーを取り替えてほしいと頼みました。看護師は、すぐ回ってきますと言ったけれども、なかなか来ないことくらいは分かっていました。そうこうするうちに家族が到着しました。その後になって、やっとベッドメイキングがされました。

それから、夫のベッドを囲んで議論が始まりました。一人の看護師が、わたしたちに向かって言いました。もし患者さんに、特別な要望があるならば、例えば、特別にタオルが必要ならば、そのために特別な保険契約を結ばなければなりませんと言いました。外の気温は三〇度もあるので、誰だって汗をかくのは当り前のことですと言いました。わたしはその男の看護師に「それはちょっと言い過ぎでしょう」と繰り返し言いました。わたしたちは、自分たちで、夫の体の汗を拭いてさっぱりさせてあげたいのです。そしたら「じゃあ、もう止めてください」とその男の看護師が言いました。わたしは「どうしてなの？」と聞きました。その男の看護師は「あなたは、これから家に帰るのだから……」と言いました。「あなただって、これから死ぬ人に、家族が寄り添いたいということくらい、一度は聞いたことがあるでしょう？　わたしはここにいます。ここから外に出したいのなら、わたしを連れ出さなければなりません」と、わたしは彼に言いました。そしたら、その男の看護師は、「その時が来たら、お呼びします」と言いました。「そうでしょうね。何もかも終わってから呼ぶのでしょう！　わたしの夫を、他の部屋に移す時に呼ぶべきだったでしょう！」と、わたしは言い返しました。

わたしは、他の病院では、お水も用意してくれるし、お茶やコーヒーだって用意してくれます、と女の看護師に言いました。その看護師は、「患者さんの家族まで食べさせなければならないとしたら、一体どうなってしまうの？」と答えました（残念ながら、その看護師の名前は分かりません）。「わたしたち家族は静かにしているのに、他の患者さんが部屋にいるからと言って、なぜ家に帰らなければならないのですか？　あなたが一人部屋を用意してなかったからと言って、なぜわたしたちが責任を取らなければならないのですか？　その患者さんを、わたしの夫が元いた部屋に移すことだってできたでしょう」。わたしは、午後の夜勤体制全体についての苦情を言っているのです。三人とも不親切で非人間的でした。看護は重大な仕事なのに、そんなやり方では駄目です。とにかく、午後の勤務当番に当たっていた三人は、病院の職員としては不適格です。

その日の深夜勤務では、わたしたちは、全く違った経験をしました。スリランカ出身の男性看護師は、愛すべき人物で気さくで親切でした。看護師の鏡です。このような看護師は、特にキリスト教主義の病院ではまだ見かけます。この看護師は、がん病棟に入院している三〇人の重症患者さんの面倒をたった一人で見て、その他の仕事もやり遂げねばなりませんでした。この看護師は、わたしが最後まで付き添うと聞いて喜んでいました。わたしの夫は、夜中の三時三九分に亡くなりました。夫が息を引き取るまでの九時間の間、医師は一度も顔を見せませんでした。当直の女医は、わたしの夫が死んだことを確認してから、翌日までに手続きを整えて、死亡係に届けを出すようにと言いました。死亡届のためには事務所があるのに、死んで逝く人のためには個室がないなんて何と馬鹿げたことでしょう！

守衛に至っては、最悪でした。わたしは朝の五時に病院を去りました。門の前には、タクシーがいなかったので、守衛にタクシーを呼んでほしいと頼みました。守衛は、外で待っていてください、タクシーは間もなく来るでしょうと言いました。一〇分後に、わたしは、再び守衛室に行って、聖霊降臨祭まで外で待ちたくないので電話代は払うからタクシーを呼んでほしいと頼みました。その答えは、これだけは、言ってほしくない言葉でした。彼は、なんと「自分で、タクシーを呼んでください！」と言いました。一体、わたしたちは、どこに住んでいるのだろうかと自問自答しました。今では、みんながサービスについて語っています。それだのに、あなたたちのところではそのかけらも見当たりません。以前は、親切さにはお金はかからないと言っていたではないですか。確かに、わたしは、都合の悪い時間帯に来ました。守衛は二人いました。交代の時間だったのかもしれません。たくさん話をしていました。その後で、やっとタクシーを呼んでくれました。

わたしにとって何が大切かと言えば、一人の人間がこんなに品位を傷つけられて屈辱的に死んで逝かねばならなかったのかということです。患者さんが死んで逝く時に、看護師が一人しか勤務していないから、結局は患者さんの傍らに家族がいなかったら、死んで逝く人の状況が担当看護師には分からないでしょう。

あなたの病院のことを考えれば、わたしの手紙を受理した後に、然るべき回答を戴きたいと思います。そうでなければ、このことを公にせねばなりません。

敬具
E・G

この苦情申し立ては、病院の中で大きな反響を呼びましたが、その内容についての病院側の対応はうわべだけのものでした。病院の責任者の指示で会議が招集され、関係部署の責任者、がん病棟の臨床部長、科長、救急室責任者、看護部長が同席しました。この手紙は、通常見られるあまり重要ではない手紙と違って、医療看護介護行為の核心に迫る問題、正確に言えば、病院ではどの程度まで患者さんの要望に応えるべきか、需要と供給がお互いに釣り合っていないという問いを投げかけていました。この婦人は、この点を本格的に非難しており、その場に居合わせた人々には、この婦人が、組織の在り方を問題にしているということを無視することはできませんでした。

会議の冒頭に、がん病棟の科長は、自分の病棟で起こった話で、不愉快な質疑応答が行われることになったことについて、その責任はすべての関係者に代わって自分が引き受ける旨の発言がありました。この病院の経営母体の指導的立場にある女性役員は、治療を急ぐ患者さんと、あまり急がなくても良い患者さんに優先順位をつける、いわゆるマンチェスター・トライアルを、急患受付が知らなかったのではないかと発言しました。看護部長は、がん病棟の看護力には過大な負担がかかっている状況について数字を挙げて説明しました。病院全体の品質管理マネージャーは、医師や看護師が行う面談が「最適な内容であるか否か」について注意を喚起しました。患者さんの代弁者は、病院の上層階では、病室のエア・コンディションが不十分であると苦情を呈しました。病院長は、会議の終わりに不機嫌な様子で一同を真面目な顔で見まわして言いました。「必要な対策に即刻取りかかって、将来二度とこのような苦情の手紙が来ないようにしてほしい。もし、またこのような事態が起きたならば、興味津々な大衆紙がすぐさま臭いを嗅ぎつけるので、その結果、病院のイメージダウンや経済的損失は想像を絶するくらいに大きい。だからと言って、この話を糊塗することもできない。最終的には、わたしたち職員全員に降りかかってくる問題である」と締めくくりました。

意外なことに、会議に参加した人々の中で、G夫人の苦情の手紙の真相を究めようと誠実な関心を示した人が一人もいなかったことは、ほとんど想像を絶するくらいでした。自己批判は、仕事仲間と病院の利害のためであって、常に誓われているような真の意味での「患者さんの幸せ」が中心的な課題とはなっていませんでした。

病院は、G夫人に、今後の改善を誓ったいたわりの籠もった詫び状を書いて送りましたが、その数週後には、彼女のことも手紙のこともすっかり忘れ去られていました。一度だけ、がん病棟の年輩の看護師がある女医に「先生は、ここで夫を亡くしたあのG夫人のことを言っているのですよね。朝から晩まで一日中、わたしたちを不平不満で横暴に振り回したあの女のことでしょう……」と話したくらいでした。

六・二　避けることができる病院死――「しかし、われわれには病院賠償責任保険がある」

ドイツ人の約七五％は、病院で亡くなっています。ほとんどの場合で、死亡の原因は確認できます。ほとんどの場合で死亡理由も説明可能です。ほとんどの場合で、病状の経過は明らかであって、診断も付いています。例えば、広範囲な脳血管障害（脳卒中）の患者さんとか、明確に診断された病気の終末期の場合などでは、その死が、家族や医師を驚かせることはありません。しかしながら、病院においても、しばしば予期しない死が訪れることがあります。例えば、心筋梗塞の患者さんが、その治療経過中に、突然死を遂げる場合があります。多くの場合、予見できない宿命的な病状経過がその背景にあって、決して医師や医療関係者の怠慢や手抜かりではありません。その一方で、ドイツの病院では、避け得る死亡例も少なからずあることにも疑いの余地はありません。信頼のおける調査によれば、公共機関としての病院において、そのような例が、毎年一万七〇〇〇件も報告されています(1)〔公共機関としての病院（Institution Krankenhaus）：ミシェル・フーコー著『監獄の誕生――監視と処罰』（一九七五年）によれば、近代が生み出した軍隊、監獄、学校、工場、病院は、規則を内面化して従順な身体を造り出す装置として、常に権力者のまなざしに曝されている……〕。これらは、公共機関としての病院とその運営を担っている人間の関わりが不行き届きなために人々が死ぬ場合です。

病院死を避けられる場合とは、どのような場合でしょうか。その一つは、不十分な病院の組織に起因しています。例えば、よく話題になる話ですが、病棟の人材不足が挙げられます。ベッド数が三〇床の急性期病棟で、夜勤の看護師が二人いるのと一人しかいないのでは、大きな違いがあるのは誰が見ても明らかです。しかしながら、夜勤を一人で行うことは、多くの場合で危険な看護に等しいにもかかわらず、現在では当たり前になっています。同様に、状況によっては、次のような事態が起こってしまいます。急性期外科病棟では、医師が病棟に一人でもいれば病棟全体の患者さんの手当てができるのに、数少ない医師が「全員手術中」で、日中から夜遅くまで病棟に医師が不在となってしまうのです。

病院での不審な死を避けうるもう一つの場合があります。まだ十分に教育を受けていない若い医師に責任を負わせて、例えば、救急患者さんの入院を受け持たせたり、夜勤をさせたりしています。若い医師は、研修や経験不足から考えて、十分に成長しているとは言えません。したがって、慎重さや確実さに欠けているので、それが原因で患者さんが死亡することがあります。次のケースは、その全貌を具体的にドラスティックに示している例です。クリスティアン・Hさんは、一四日前から、胸部、背部、肩の痛みで整形外科医に診てもらっていました。この整形外科医は、これらの訴えについて正確な病歴を調べることもなく、詳細に診察をすることもなく、内科医に診察を依頼することもしませんでした。胸椎のレントゲンを撮りましたが、年齢相当の所見しか得られませんでした。胸椎に沿って皮疹があったので、この整形外科医は胸椎にこだわり続け、理学療法を指示して鎮痛剤の皮下注射をしました。クリスティアン・Hさんの症状は何ら改善することなく、痛みは強くなったり弱くなったりして続いており、痛みの発作中には、時折汗がにじんで窓を開けたくなるほどでした。

クリスティアン・Hさんと彼のパートナーは、急患室で内科の若い勤務医と出会いました。そのR先生は、クリスティアン・Hさんを事細かく問診して徹底的に診察しました。採血をして心電図を撮りました。それでも、二年目の研修を始めたばかりのこの若い医師は、クリスティアン・Hさんの病気の診断を下すことができませんでした。心電図は、いわゆる、「左脚ブロック」の所見を示していたので、彼は胸郭内の病気もあり得ると考えた結果「原因不明の胸部痛」という診断を下して、翌日に彼の病状を明らかにするために、患者さんを内科病棟に入院させました。さらに、クリスティアン・Hさんは、救急室で強い痛み止めの点滴を受けました。若い勤務医は、夜勤の内科病棟の看護師に四時間後にもう一度血液検査をしてコントロールのために心電図を撮るように指示しました。病棟では、クリスティアン・Hさんに、個室が与えられたので、彼のパートナーは、もう大丈夫だろうと思って家に帰りました。

夜勤の看護師は、彼のベッドの傍らに一杯の水を用意して「もし何かあったら、遠慮なくこのベルを押して呼んでください、四時間後には、血液の検査がありますから、残念ながらあなたを起こさねばなりません」と言ってベルの使い方を告げて部屋のドアを閉め、看護ステーションに戻りました。

夜中の二時頃に、その看護師は、定時の巡回をするためにクリスティアン・Hさんの部屋に入った途端、肝をつぶしました。夜間のために部屋は暗くしてあったのですが、彼女にはクリスティアン・Hさんがもう死んでいることがすぐに分かりました。部屋を飛び出してR医師に急報しました。R医師は、急いで救命救急箱を持って現れました。しかしながら、クリスティアン・Hさんは、すでに死亡しており死後硬直が現れていました。

何が原因でクリスティアン・Hさんは亡くなったのでしょうか。後になって死体解剖が行われましたが、彼の死因は「背中と胸の痛みを前駆症状とする心筋梗塞」でした。これは、世間一般では「狭心症」と呼ばれている病気です。この整形外科医は、どのような症状を重視しなければならないかという点で誤りを犯したのです。R先生は、診察の際に、少なくとも、クリスチャン・Hさんの背骨に由来する痛みについては問題にしていましたが、彼の訴えている症状を全体的に把握する経験、特に心電図の所見を正確に解釈する経験がありませんでした。心電図に現れた左脚ブロックは、とりわけ若い人に見られた場合には常に病的な所見であり、この決して珍しくない心電図変化と胸痛と背部痛が共存している場合には、常に心筋梗塞が潜んでいる可能性があります。このことは、患者さんを決して一人にしてはいけないことを意味しており、集中治療室に入れて常に監視して、経験のある医師や看護師の手に委ねて、できるだけ早く正確な診断を下すべきでした。

「なぜ医長と連絡を取ることができなかったのか！　もっと経験を積んだ医師に診てもらうことができたのではないか！」。すぐれた読者の叫びが聞こえてきます。わたしの問いも同じです。彼はそうするべきでした。しかし、正に、ここに問題が潜んでいるのです。若い医師でまだ経験が少ないということは、どのような決断なら一人でできるのか、どのような決断なら一人でできないのか、それを自分自身で評価できないところに若さの由縁があるのです！　したがって、いわゆる待機勤務医師と電話で連絡を取ることはできても、その医師が現場にいないので、その存在価値は限られています。その医師が若い医師に対して、経験のある同僚として必要な知識、批判的な洞察力、そして最も必要な勇気を電話口で与えることができなければ待機勤務医の存在意義には限られた意味しかありません。

幸いなことに、否、残念なことに、彼のパートナーからは翌日になっても何の質問も出なかったので、法的手段に訴えられることはありませんでした。しかしながら、クリスティアン・Hさんは、もし、救急室から集中治療室か観察室に移されていれば、死ななくても済んだに違いありません。この国では、アメリカ式のやり方が支配的なので、もし医師と病院が告発されたならば、その病院は、おそらく七桁にも相当する多額の損害賠償の支払いを言い渡されたかもしれないし、その医師は、あるいは医師免許を剝奪されたかもしれません。

このスキャンダルは、若い未経験な医師が間違いを犯したことではなくて、病院とその経営者に、診療体制の見直しと、若手医師の職業教育と再教育の義務があるにもかかわらず、実際にはそれが機能していなかったことがとがめられるべきスキャンダルなのです。この患者さんの死に最終的に責任があるのは病院です。責任は、未だその任務に対して十分に成長していない医師に義務を課した病院にあります。病院と医師は、自分たちの誤った行動と、それを黙秘したことによって二重に責任を隠蔽したのです。その際、彼のパートナーの、すぐ人を信じてしまう性質を手玉に取ったのです。病院側は、重症患者さんを死なせてしまった過失を病院内部にも公表せず、このようなことが将来繰り返されないよう彼の死から学んで改善につなげる契機にもしなかった点において、患者さんだけではなく自分たち自身をもだましたのです。

病院において、責任のある立場のスタッフの間で、いかに錯覚と自己欺瞞が拡がっているかについては、ある患者さんに似たような名前の薬を取りちがえて投与したケースがその顚末を良く物語っています。この納得できない処方は、病院の中だけではなく退院した後も、かかりつけ医によって引き継がれました！　このかかりつけ医は、患者さんの状態が、見る見るうちに悪化していったので、あらためて患者さんに病院に入院するよう指示しました。患者さんは病院で死亡しましたが、その死因は、間違った処方に原因があることは明らかでした。したがって、この不審な死の根拠が追及されねばなりません。しかしながら、死体検案書に記された死因は「自然死」でした！　家族には、死亡に至った確かな状況は知らされませんでした。このケースについては、数少ない病院関係者のみが知っており、ある指導的な立場にある医師は、このことを軽く見て自らをなだめるようなコメントを出しました。「結局のところ、われわれは、良い病院賠償責任保険に加入しているのだから、何事も憂い半分というところだ」。

医師と患者さんの基本的な関係と患者さんのケアにおける職業倫理原則を腐敗させる土壌を育んでいるのは、増大する経済合理性への圧力であり、ほとんどの病院がこのことから逃れることができません。二〇年以上前までは、臨床治療で批判されていた事柄は、治療が多すぎるとか浪費をしているといった事柄でしたが、現在では、より高い営利を追求する指示によって、病院での臨床現場は、多くの分野ですっかり人手不足になっており、部分的には憂慮すべき危険な方向に向かっています。病院が経営経済学的費用計算方式を導入し、その結果として一括料金（まるめ）システムを導入したことは、無数の病院で、多くの場合、大都市の病院において情け容赦のない患者さん獲得競争と、紹介医獲得競争が行われるようになりました。このようなやり方では、いかに医療が進歩しても、患者さんの数が増え続ける中で、労働集約的な臨床現場では、医師数はどんどん少なくなっていき、看護・

介護スタッフの数も減っていくので、多くの臨床課題を克服することは難しくなっていくでしょう。このような状況では、医療の安全性と質の高さを維持することは、いずれ、挫折を招くことになるのではないでしょうか。極端な言い方をすれば、残念なことに、これは核心を突いた現実なのです。ドイツの多くの病院は、生き延びるための絶望的な戦いを行っており、それも患者さんの命を人質にして行っている場合が稀ではありません。

すでに何年も前から、いわゆる、「ケース・ミックス・インデックス」つまり、貸借対照表と一症例当たりの収入、入院期間、その他の指数が重要視されています。このための書類作りには相当な時間が必要であり、毎日の病院業務と共に、これらの書類を外部に示す必要があります。このための負担は、患者さんの治療費に向けられており、医師や看護・介護者にとっては副次的な仕事となっています。良い医長とは、患者さんに満足してもらうことよりも、病院の経営にできるだけ多く貢献する医長なのです。

見る見るうちに市場経済論理に屈服していった病院の組織と運営システムは、なお一層、人手不足や過失、避けることができるはずの死亡例の増加をもたらし、さらにそれらを矮小化したり、もみ消したりするような誘惑に陥っています。病院の能力と実質についての実態を隠して、社会に間違った印象を与えています。

ある金曜日の午後四時頃、五三歳の独身男性であるグイド・Sさんは、重症感染症の徴候を示してある病院に入院しました。重症感に加えて、高熱、背中と脇腹に局在する強い痛み、首と胸部には斑点状の発赤を認めました。アルコール依存症の前歴がありました。入院させたL女医は、これらの症状と申し立てから診断を付けねばなりませんでした。L女医は、体全体を綿密に診察し、広範な血液検査を指示し、感染の原因となった菌を特定するために血液培養も行いました。胸部レントゲンを撮り、腹部の超音波検査も行いました。神経内科の医師と腹部外科の医師を呼んで相談しました。それでも、感染症の病巣を特定することができませんでした。L女医は、患者さんの血圧などが安定していたので、患者さんを集中治療室に移す必要はないと判断しました。L女医は、点滴を行って抗生物質を処方し、血栓予防法を用い、鎮痛剤を処方した後に患者さんを病棟に移し、翌日に再度診断をすることにしました。

病床の稼働率を最大限まで上げるために、いわゆる「ゲスト入院」をさせることは、今日では当たり前のことです。例えば、循環器科病棟のベッドが満床なので、循環器の病気の患者さんを、泌尿器科病棟に入院させねばならないことがあります。このような専門外患者さんは、その病棟の医師や看護師の不評を買っています。なぜならば、そのような患者さんは、臨床的に高度に専門化している治療法や看護のやり方の流れをはなはだしく妨害するからです。このような患者さんがいると、一人の患者さんのために二つの病棟が管轄することになるので、組織の消耗が大きくなります。また、情報不足や情報伝達の間違いを招きやすくなる危険性があります。専門領域が違う看護陣は、「ゲスト入院」の患者さんによって無理を強いられており、その患者さんは自分たちの担当ではないと感じています。さらに加えて、本来的には管轄すべき病棟の医師からも軽く扱われています。彼らは、差し当たり、まずは自分の病棟の患者さんに責任があると思っているからです。これらが、患者さんにとってどのようなことを意味しているかは簡単に推量できます。その患者さんの治療は、迅速さを欠いたものとなり、とりわけ、その患者さんの安全性が問題になってきます。合併症が起きた場合や救急処置が必要な場合に、しばしば情報伝達が遅れるので、正しく認識して対応することが遅くなり、患者さんの治療はより難しくなります。

内科病棟に空きベッドがなかったので、L女医は、グイド・Sさんを泌尿器科病棟に入院させました。金曜日の午後九時のことでした。この入院は、ほかの病棟のどこを捜しても空きベッドがないことを確かめてから、病棟看護師のHさんに何回も頼みこんでやっと可能となりました。L女医の指示書には、薬や点滴の情報に加えて、その夜と翌日の検査の指示も記入されていました。グイド・Sさんは「不明熱」の診断で、泌尿器科病棟の二人部屋に移されました。もう一つのベッドには、前立腺の手術が終わったばかりの八三歳の患者さんが入っていました。グイド・Sさんは、不安な夜を過ごしました。一度、嘔吐をしました。トイレに行く際によろけました。

翌朝の一〇時頃、泌尿器科助手のR先生は、泌尿器科の入院患者さんの回診をしていましたが、グイド・Sさんのベッドの傍らを通りかかった際にSさんを見て、かなり具合が悪そうですねと話しかけ、あなたの担当は他の病棟の医師なので、そちらに連絡してありますと告げました。その後三時間が経過しました。お昼頃になって、グイド・Sさんは、呼び鈴を鳴らして、改めて背中の痛みを看護師に訴えました。看護師は、もう一度担当病棟にこのゲスト患者さんのことを知らせ、昨日の夕方に入院してから一度も循環器科の医師を見かけたことがないと告げました。その時、残念なことに、Sさんの担当医であるN医師は、自分の病棟でたった一人で働いていました。それは土曜日の午後のことでしたが、男性看護師の話では、その時、ある患者さんの蘇生術を行っていて時間がかかるかもしれないと言いました。N医師は、すでに一週間に六四時間も働いており、もう早く家に帰りたいと思っていました。N医師はSさんの治療について、今後はその日の当直医であるD医師にすべてを任せることにしました。

泌尿器科病棟の看護師は、そのことをD医師に伝えました。D医師は、ちょうどその時、他の患者さんを集中治療室に移さなければならないので今すぐには行けないけれど、その患者さんの状態は急を要する状態なのかと聞きました。看護師は、詳しくは分からないけれど、とにかく、患者さんが痛がっていること、患者さんの血圧は九〇／六〇 mmHg であること、体温は相変わらず三九度もあることをD医師に伝えました。患者さんは、すでに一六時間も泌尿器科病棟のゲスト患者さんのままで、一度も医師の診察を受けていませんでした。D医師は、そんなことは信じられないと電話口でいらいらしていました。つまるところ、D医師にとっては、他の病棟に入っている患者さんの面倒を見るのは、その患者さんの担当医の仕事であって、たとえその患者さんが痛みを訴えていたとしても、自分の仕事ではないと思っていました。D医師は、その病棟の担当看護師に、ノバルギン〔一二一頁訳注参照〕を経口的に三〇滴投与して新しい点滴をつなぎ、もしそれでも効かなかったら、モルヒネ一〇ミリグラム皮下注射をするよう指示し、そのうちに行くからと伝えました。

担当看護師は、指示通りの処置を行いました。患者さんは、とりあえずは楽になったけれど、結局D医師は来ませんでした。看護師は、その患者さんのことが大変心配になったので、夕刻の七時頃になって通常では行わない手段に訴える決心をしました。彼女は、グイド・Sさんが本来入院するべき病棟の電話待機当番のB医長に電話を入れたのです。その時、B医長は外出中でしたが、その看護師は、患者さんの痛みがさらに強くなり、熱も出て苦しんでいること、患者さんは泌尿器科病棟に入院させられてからすでに二四時間が経過しているにもかかわらず医師の診察も適切な治療も受けていないことをB医長に報告しました。その時、その医長は映画館にいました。彼は、その看護師に、そんなくだらないことでわたしの邪魔をしないで、当日の担当医のD医師に職務を遂行するようにもう一度頼むようにと言って電話を切りました。

看護師は、もう一度D医師に電話をしました。D医師は、ひっきりなしに忙しくしており、その時は、急に喘息発作を起こした患者さんを診ており、同時に二か所にいることはできないから、そちらには行けないとのことでした。後で必ず行くから、そんなに心配しないで、もう一度、Sさんにモルヒネを一〇ミリグラム皮下注射するように指示しました。

そうこうするうちに午後一〇時三〇分になったので、H看護師は、B看護師に引継ぎをしました。グイド・Sさんのことを心配したH看護師は、D医師が数時間前にSさんを診ると約束したけれど、眼が離せない事情があって来られなかったことも申し送りました。H看護師は、患者さんの体位を座位に変えました。また、Sさんが、段々と不穏状態から錯乱状態に陥っているとの印象を受けたのでベッドの両側に柵を立てました。

この時、グイド・Sさんがすでに死と闘っているとは誰も気が付かなかったのです。真夜の〇時と三時の間にグイド・Sさんは亡くなりました。深夜の病棟見廻りの時に、夜勤のB看護師は鼾をかいて寝ている患者さんの隣のベッドで、グイド・Sさんが息絶えているのを発見したのです。部屋を出ようとした時、彼女はD医師と廊下でぶつかりそうになりました。D医師は、「次から次へと電話が入って、これまでに一〇分も座っていられなかった。本当なのだよ」と言いました。「言い訳しないで、直ぐに書類を書いてください。グイド・Sさんは、一度も呼び鈴を押してきませんでした」。抑揚のない声で、B看護師はD医師にそう言いました。

病棟のスタッフルームで、B看護師は、D医師に、死んだ患者さんのカルテ、彼の身分証明書、死亡診断書を渡しました。「診断は、――原因不明の高熱を伴う感染症による心不全――とでも付ける他はないか」。D医師は狼狽していました。「君は、看護師としてどう思う?」。

この患者さんの死因が何であったかは、障害を抱えて老人ホームに入所している八二歳になる母親が、死体の病理解剖に同意をしなかったので不明のままでした。この出来事は、病院にとって不都合な状況にはなりませんでした。グイド・Sさんが死に至った状況や、なぜSさんが二四時間もの長い間、医師の診察がないまま放置されていたかという疑惑は、闇の中に葬られてしまいました。この不審な経緯に関心を抱いて病院の責任者に疑義を糾す者は、年老いて寄る辺のない母親以外に誰もいなかったので、彼の死はすぐに忘れ去られてしまったのです。

グイド・Sさんの場合のような言語道断な治療（もっと適切に言えば、治療が行われなかったこと）の責任の所在は、医師個人や看護師個人にはありません。その責任は、昨今、ますます明らかになっている臨床現場の構造的な欠陥にあります。人材不足、「燃え尽き症候群」に至るような過重労働、研修や継続教育の不足、大多数の医師や看護師が、この職業を興味深く遣り甲斐のあるものだと信じて仕事をしてきましたが、責任の所在は、その高いモチベーションを引き下げていることを認識できていない上司らにあります。多くの人々は黙って従っており、数え切れない人々が、医師や看護師という職業が実際に評価されているよりもひどい状況にあるにもかかわらず、じっと耐えて頑張り抜いているのです。

第七章　「愛する息子は誰のもの？」——アレキサンダー・N君の死への長旅

アレキサンダー・N君の心臓は、健康な人の心臓と同様に、力強く、規則的に、鼓動しています。彼の胸は、呼吸に呼応して上下しています。顔はバラ色で手は暖かく、皮膚は滑らかで髪の毛はふさふさしています。胃腸は与えられた栄養物を消化吸収し、膵臓は血糖値を調節し、腎臓は絶えず働き続けています。時に、咳込むこともあります。すると、彼の体は、棒立ちになり、数秒間、顔面蒼白となり、口角からは唾液の泡が漏れ出てきます。時には、あくびもします。口の中でピチャピチャと音を立てることもあります。眼から、涙が流れ出ることも稀ではありません。しばしば、深い溜め息をつきます。このように、アレキサンダー・N君の生命活動は、はっきりとしており多岐にわたっています。

しかし、彼の手が、献身的に介抱をしている母親に向かって差しのべられることは、一度もありません。その眼は、一度たりとも母親を見ようとしません。一言も、しゃべることはありません。母親が優しく話しかけても一度たりとも答えることはありません。ほほえむことも全くありません。彼は、自分の不幸についても不安や驚きを示しません。自分が、不幸な状況に閉じ込められていることさえ、まったく自覚していません。二二歳のアレキサンダー・N君は、すでに四年の長きにわたって覚醒昏睡状態です。覚醒昏睡は、事故や病気から重い脳障害が起きた結果、目覚めた状態と意識を失った状態、この二つの相矛盾する状態がお互いに入り混じっている、独特で不可思議で不幸な状況です。どう考えても、これ以上不幸で絶望的な状態はほとんどありません。

ドイツには、一万人以上の人々が、このような覚醒昏睡の状態で生きています。このような状態で生き続けることが、果たしてその人の意思にかなっているのか否かについては、ほとんどの場合分かりません。(1) アレキサンダー・N君は、どうしてこのようになってしまったのでしょうか。こんな状況になることを、自分では全く望んでいないのに、なぜこの状態で生き続けなければならないのでしょうか。

アレキサンダー・N君は、現在は別居している夫婦の一人息子で、両親が、特に母親と祖母が男の子を欲しがって生まれてきた子供で、ベルリンで育ちました。背が高く、体格も良く、人付き合いも良く、人生を肯定して生きていました。元気良く笑い、スポーツ好きで、酒もタバコも嗜まず、その上、聡明な子供でした。大学入学予備試験(アビトゥア)の成績も良く、機械工学の勉強をしたいと考えていました。

それは、二〇〇二年の一〇月の夜のことでした。友人仲間と一緒にパーティーを楽しんで帰宅する途中、アレキサンダー・N君は、飲酒運転の車にひかれて重症を負いました。アレキサンダー・N君には何の落ち度もありませんでした。アレキサンダー・N君は、大学病院の脳外科に救急車で搬送され、広範囲な頭蓋骨損傷、大量の脳出血、肺挫傷、下腿骨骨折の診断で、即座に手術が行われました。術後に急激に脳圧が上がって長いあいだ続いたので、脳損傷はさらに悪化しました。何日にもわたって脳圧を下げる治療が行われ、集中治療室で人工呼吸器下に、人工的昏睡状態のまま何週間も過ごしました……。

これから、しっかり地に足をつけて人生を羽ばたこうとしていた二〇歳の青年にとって、自分の人生の終末について考えることなど、夢にも思わなかったでしょう。いわんや、「リビング・ウイル」をまとめるなどとは、露とも思わなかったでしょう。しかしながら、アレキサンダー・N君は、このことについて否応なく考えさせられていました。なぜならば、彼が良く知っている人が、スクーター事故に遭い、何週間も集中治療室で過ごした後に重い後遺症を背負って生きながらえることになったからです。アレキサンダー・N君は、その知人の運命に狼狽しました。その知人のことについて、母や異母兄弟と、再三再四、繰り返し話し合いました。「もし、僕が、あんな風になったら、僕も、ほんのわずかしか動けなくなるし、人とかかわることもできなければ、楽しいこともできなくなる。いつも他人に頼るしかない。嫌だ！　とんでもない！　これは、僕にとっては、とっても恐ろしいことだ。こんな人生なんて絶対に嫌だ。そうなれば、ママ！　僕は、ママしか頼りにする人がいないでしょう?」。さらに、アレキサンダー・N君は、あるテレビ番組でスーパーマンを演じていた舞台俳優のクリストファー・レーベが、脊髄横断麻痺で動けなくなっていることを知りました。「僕が、あんな風になったら、きっと自殺する」。アレキサンダー・N君は、真顔で妹にそう言いました。

大学病院での入院生活も終わりに近くなった頃、アレキサンダー・N君の家族が集まりました。家族の中でも、特に母親は、この先、さらに治療を続けることに意味があるのか否かについて疑いの念を持っていました。母親は、昼夜を通して、集中治療室の中で息子の横たわっているベッドの傍らで過ごしました。その間、心の中では、わずかでも良いから、一時的でも良いから、息子の意識が戻ってくるサインが出てくることを、地震計の針の刻みを見るように待ち望んでいました。息子を覗き込んでじっと見ていると、時には息子が視線を返してきたような気がしましたが、息子の視線は、母親を見たのではなくて、はるか彼方の虚空に注がれていました。ある時は、息子を見ていて絶望的になり、正気を失って息子を激しくしかりました。「アレックス！　起きなさい！　起きなさいってば！

わたしを、こんなところで一人ぼっちにしないで！」。

治療を中止してアレキサンダー・Nを死なせてやった方が良いのではなかろうか。この考えが、ためらい勝ちではありましたが、母親と家族の心の中に生まれてきました。母親は、医師らと話し合いたいと考えました。医師らは、最初のうちは彼女の話を熱心に穏やかに聞いてくれましたが、そのうちに双方の間に、独特の気まずい空気が流れ始めました。医師らは次第に話をそらすようになり、一時しのぎの約束をするだけでした。医長は、通りすがりに「来週、わたしと面談しましょう」と言いました。医長から肘鉄を食らわされたことを察知した母親は、わたしに次のように話してくれました。

彼女は、最初はうろたえたけれど、その後になって、感情を傷つけられました。一人だけ放り出されたような孤独感に押しつぶされましたが、決して自分が誤っているとは思えませんでした。激しい怒りを感じていました。これまでに、彼女がアレキサンダーの治療について医師から得た情報は、あまりにも少なく不十分でした。集中治療室の主任医長は、彼女の申し出をどうして故意に軽くあしらうのでしょうか。どんな見通しを持って、息子は苦しみ続けねばならないのでしょうか。主任医長にとっては、「十把ひとからげ」に処理する問題なのでしょうか。アレキサンダー・N君の介護に関わってくれた人たちと話し合っているうちに次第に明らかになったのですが、医師らは、患者さんを手放したくないので、彼女と向き合うことを避けていたようでした。

結局、アレキサンダー・N君の手術が終わってから四週間を経て、母親と主任医長との話し合いが、集中治療室の前の廊下で行われることになり、アレキサンダー・N君の父親、異母姉妹が同席しました。

「アレキサンダーのためには、何でもしてあげたいと思っています。でも、何もできずにただ生きているだけでは困ります。あの子は、そんなことは望んでいませんでした。あの子は、わたしにも、あの子の父親や親友にも、そんな状態では決して生き続けたくないと繰り返し言っていました」。母親の心は揺れていました。主任医長は、胸の前で腕を組み、頭を横に振りました。「Nさん、そのことについては、わたしも考えています。しかし、あなたの息子さんは、ひょっとしたら一％かもしれないけれど、まだ生きのびるチャンスがあります。そのチャンスを彼から奪うことはできません」。主任医長は、そう言うか言わないうちに、失礼と言って立ち去ってしまいました。彼女は、厳しい先生から強く叱られた生徒のような気分でした。彼女は激昂して、わたしにその時の様子を話してくれました。それは、子供を愛している母親の姿ではありませんでした。「あの態度は、まるで力ずくです。同情心もなければ人間性もありません。主任医長が、何を言ったかではなくて、あの言い方です。愕然として二の句が継げませんでした」と彼女は、後になって、親しい友人にもそのように話しました。

二〇〇二年の暮れになって、アレキサンダー・N君は、神経疾患専門病院に移されてリハビリテーションが始まりました。この病院への診療情報提供書には、決定的な事柄が記されていました。「患者さんは、植物状態である。自発的に眼を開くが、注視はできない。コンタクトを取ることもできない。何らかの要求に従うこともできない。四肢の筋肉は、すべて痙性麻痺状態である」。

このような所見からは、最悪の状態が危惧されます。つまり、脳の障害は、すでに五週間の長きにわたって続いており、アレキサンダー・N君が、将来、再び意識を取り戻す可能性、つまり、脳の働きが回復する可能性は、もはや望めないということです。

しかしながら、病院では、見込みがないから何もしないでは済まされません。最新のリハビリ機器を駆使して、状態を改善する試みがなされました。神経生理学的治療、言語療法、運動療法、神経活動を興奮させる薬剤の注射、そして、痙性麻痺に対する特別なギプス療法などが集中的に行われました。これらのすべてが、母親、家族、友人を巻き込んで、不屈の精神で行われました。しかしながら、見るべき成果は得られませんでした。ここでも、治療に当たっている医師らは、アレキサンダー・N君の経管栄養を、いつまで続けるべきか、いつ中止するべきかという問題を無視しました。それまでは、経鼻経管小腸栄養でしたが、今では、医師らは、腹壁から胃へとチューブを入れて行う胃瘻栄養に変えようと考えていました。経管栄養の変更には、当面、法的に定められた後見人である母親のN夫人の同意が必要でした。彼女は、胃瘻造設は、本人の意思ではないから行わないでほしいと異議を唱えましたが、医師らから「Nさん、わたしたちが、あなたの息子さんを餓死させることを本当に望んでいるのですか?」と反撃されました。N夫人は、そのように聞かれるとは思っていなかったので、反論をする力も知恵もありませんでした。N夫人は、再び、強く叱りつけられた子供のような気持ちにさせられていました。彼女は、反論することは断念したのですが、息子の身の上に起こっていることは、決して息子の意思に沿っていないと確信していました。

数か月にわたって、最大限のリハビリテーションが行われた後で、次のような診断が下りました。「重症脳損傷による覚醒昏睡、嵌頓後脳浮腫」さらに、幾つかの副診断に続いて、神経学的、神経生理学的鑑定の最終所見として、次のように記載されていました。「現在までに、嚥下回数は増加しており、嚥下反応の誘発にも改善を認めたが、その他の点では、入院時の所見と同様であって何の変化も見られていない。患者さんの病像は、極めて重度の認知機能障害、大脳機能不全である」。これは、事故から九か月を経て確認された所見で、意気沮喪させるものでした。アレキサンダー・N君が、いつの日か、自分を取り戻して、回りの者とコンタクトを取ることができるようになる可能性は、医学的な判定基準によればほとんどゼロでした。

アレキサンダー・N君の終着駅は、介護ホームでした。母親は、絶望のあまり当初は無気力となり、感動することもなくなりました。しかし、再び力を振り絞って戦いに臨みました。息子の側に戻って、ほとんど毎日のように息子を訪ねました。今や、彼女が息子に望むことは、息子を死なせてあげることだけでした。

母親は、ホームの施設長に、話し合いを申し出ました。「実は、わたしは、息子の想いを叶えてあげたいのです。ここで死なせてやってください。これからは、どんな治療も、わたしの同意を得てからやってください」。施設長の女性は、母親の申し出を無視しました。施設長は、この母親には法定後見人の役は荷が重すぎるという印象を受けており、後見人裁判所に後見人の再検討を申し入れました。はっきりとは言っていませんが、この施設長が目論んでいることは、いつも問題を起こすこの母親から後見人の立場を剝奪することでした。しかし、その狙いは、裁判によって却下されました。一息ついた母親は、今後、アレキサンダー・N君の世話は、自分でやろうと決心しました。息子を家に連れて帰ろうと決心しました。もちろん、息子を家で死なせる覚悟でした。いつかは、何らかの方法で、息子の想いを叶えたいと考えていたのです。これが、彼女にとって、愛する息子のためにしてあげられる最後にして究極の課題でした。

母親は、ホームの施設長や担当の医師との申し合わせに反して、アレキサンダー・N君は、新たに感染症の治療を始めることになったので、N夫人は息子を病院に移すことにしました。

病院に移ってから、彼女は肚を据えてかかりました。退院する少し前になって、母親は、病棟医長にわたしを助けてほしいと切々と嘆願しました。彼女は、もう手段が尽きたと感じていました。病棟医長は、循環器と集中治療に携わっているD先生で、息子の運命に関心と同情を示してくれた初めての先生でした。D先生は、アレキサンダー・N君を死なせたいという母親の気持ちに理解を示して、その考えを是認してくれた初めての先生でした。D先生は、彼女を助けると約束してくれました。D先生は、アレキサンダー・N君のかかりつけ医と話をして、この期に及んで患者さんの感染症を治療することには全く意味がないと縷々説得を試みました。しかし、かかりつけ医は、アレキサンダー・N君を再びホームに返し、この医師の指示で再び抗生物質による治療が行われました。N夫人は、再び途方に暮れてしまいました。

数日経って、D先生からわたしに電話がありました。わたしたちは、年来の友人であり、あらゆる観点で医学的世界観を共有していました。わたしたちは、覚醒昏睡状態に陥っている人々に対する人工的延命は、疑わしくもあり倫理にももとる振る舞いであると考えていました。とりわけ、患者さん本人が、そのような治療に反対であることを、口頭ないし書面で定めていれば、人工的な延命はしなくても良いという考え方で一致していました。D先生は、わたしが長年にわたって終末期医療に従事しており、このような発言をしばしば公にしてきたことを知っていました。「N夫人が、君に電話をしたいと言っているのだけれどね」。「ええ、もちろん、良いですよ」。

N夫人は、その間に、非常用ブレーキをかけるような行動に出ました。絶望したN夫人は、ホームとの契約を破棄して、息子を自宅に連れて帰ったのです。訪問介護チームを頼んで、毎日、毎日、何時間も何時間も、アレキサンダー・N君の介護をしました。ホームのように専門的知識もなく、介護用品も人手も少なく、手間暇を十分にかけることができないので、N夫人は精根尽き果てました。ほとんど眠れませんでした。そんな時に、痙攣発作や何時間にも及ぶ歯ぎしりなどの覚醒昏睡患者さんに特有な合併症が起きたので、再入院を余儀なくされました。医師は、息子の病気には全く希望が持てないことを、母親にあらためて確認して「見るに忍びない」と言っただけで何もしませんでした。

アレキサンダー・N君を自宅に連れ戻してから数週間後に、母親は、わたしに電話をかけてきました。その数日後に、わたしたちは、アレキサンダー・N君のベッドの傍らで、初めて対面しました。お互いに黙ったままで向き合っていました。彼女は、息子の手を、まるで壊れ物にさわるようにそっと自分の手に握って、息子に話しかけていました。母親とその息子が一体となっていることが嫌というほど伝わってきました。

最初に眼を合わせた瞬間から、N夫人とわたしは、お互いに盟友同志でした。彼女は、強さと同時に、鋭い感受性を備えており、ためらいと同時に、決断力を備えており、彼女が息子に望んでいることを心の底から確信していました。自分の子供を、死なせたいという深刻な問題を抱えて、ためらいを感じない母親が一体どこにいるでしょうか。しかしながら、彼女は、母親としての気持ちよりも、息子の意思を実現することが何を置いても自分の義務であると感じており、その点において、彼女をいくら高く評価しても評価し切れないほどの並外れた能力を持っていました。「わたしは、息子を愛しています。しかし、息子は、わたしの持ち物ではありません」。わたしたちの会話の中で、最初に出てきたこの言葉は、わたしの心を直撃しました。深い感動を覚えました。そして、この息子とこの母親のために、彼女の想いを支えながら、できる限りのことをしようと決心しました。

わたしは、以前に経験した覚醒昏睡患者さんらのことを思い出していました。それぞれ、奥さん、息子さん、お孫さんらが、献身的に患者さんの面倒を見ていました。しかし、N夫人の息子に対する視線は、かつて、わたしが会った患者さんの場合と比べて、まさに正反対と言って良いくらい違っていました。

例えば、夫が医師であったT夫人の場合です。T夫人は、夫が蘇生術を受けた後に覚醒昏睡状態となり、その後六年間にわたって夫の介護に当たりました。「夫の存在は、わたしの人生にとってかけがえのない意味を持っています。夫が生きていなければ、わたしは困ってしまいます」。介護人生は、彼女にとっては生きる意味となっていました。

一方、娘が山岳事故で、意識を失ったままとなったKさんの場合は、「あの時は、すぐさま集中治療室に運び込まれました。今から思えば、あの時に、娘を死なせてやることができたかもしれません。また、娘も、それを望んでいたかもしれません。三年半の間、わたしは、娘のためにできることはすべてやりました。今、これを止めたら、すべてが無駄になってしまいます」と語りました。

ここでは、誰が、誰のために、何をやっているのでしょうか。覚醒昏睡患者さんが、肺炎に罹って病院に運びこまれ、抗生物質が投与されたり、酸素吸入をしたりしているのは、一体誰が治療を受けているのでしょうか。患者さんでしょうか。それとも、介護をしている家族でしょうか。

わたしは、自分が勤務していた病院の集中治療室で、何度も治療を行ったヴァルター・Rさんのことを思い出していました。それは、一九八〇年代の暮れのことでした。彼は三六歳でした。銃で頭を撃って自殺を図って以来、覚醒昏睡状態となり、すでに七年が経過していました。彼は、四六時中介護スタッフに支えられて、自宅で父親と一緒に過ごしていました。ある介護スタッフの話では、彼は、父親の「攻撃的で献身的」な介護を受けていたそうです。この父親は、何回も介護ステーションを変えました。この父親にとっては、どの介護ステーションの介護も満足できるものではありませんでした。ある介護士はわたしに報告しました。「息子の髭を剃った後に、毛が二本残っていただけで、あるいは、額の上に乗せた浴用タオルが十分冷えてなかっただけで、父親は、介護保険組合に苦情を申し立てると言っては介護士を脅していました。わたしたちは、それに我慢ができなくなって契約を破棄しました」。

ヴァルター・Rさんは、嚥下障害のために何年も前から胃瘻栄養を行っていましたが、それにもかかわらず、しょっちゅう嘔吐を繰り返していました。困ったことに、胃の内容物の一部が肺に入って、繰り返し重症な両側肺炎を起こしました。ヴァルター・Rさんの父親は、昼も夜も病院に泊まり込んでいました。極度に神経質になって、医師や看護師のやることなすことを、微に入り細に穿ってコントロールしており、すべての書類を検閲したいと絶え間なく要求しました。息子には、考え得るすべての医学的手段を講じることに固執していました。しかし、息子の人生が悲劇的であること、今後、人工呼吸を行うこと、さらに蘇生術を施すことも可能なこと、などについて父親と話し合う余地は全く見出せませんでした。この父親は、治療に制限を加えることについても、頑なに拒否しました。集中治療室で働いているすべての看護師や医師らにとって、この父親の失礼で品位を欠いたやり方は、わたしたちの天職を侮辱しているのも同然でした。ヴァルター・Rさんに関わったすべてのスタッフにとって、この父親には息子の幸せが焦眉の急ではなくて、父親自身が、迷路に嵌まり込んだ自分の心の平和を保つために、息子を身代わりにして、このような誤った想いをわたしたちに強要しているように見えました。

ペーター・Tさんのことも良く覚えています。彼には、身寄りがなく、ヘロイン中毒に加えてエイズ（HIV）患者さんでした。膿瘍、血栓症、心内膜炎のために、すでに、数多くの病院で入院生活を送ってきました。これらの症状はすべて薬物に由来しています。

「病院の駐車場に止めてある車の間で、誰かが死んだようになって横たわっています。急いで来てください」と、病院を訪ねて来た人から救命受付に急報が入りました。わたしたちは、蘇生用具一式と担架を担いで外に飛び出していきました。ペーター・Tさんは、血の海の中で身動きもせずにズボンを膝まで下ろして横たわっていました。右の脚の付け根は、血の塊で覆われていました。右の鼠径部には太い管（カニューレ）が刺さっていました。ヘロインの注射をしようとして、静脈と間違えて動脈を刺したらしいのです。度重なる注射で動脈の周りに瘤（動脈瘤）ができており、それが破裂して、大量の出血が起きたに違いありません。ペーター・Tさんの顔面は、蒼白で、呼吸も止まっていました。脈も触れず、血圧も測れませんでした。即刻、全力を挙げて蘇生術を開始しました。止血、心臓マッサージ、人工呼吸、除細動、静脈を確保して輸液を行い、血液循環を安定させる薬剤を投与しました。わたしたちは、駐車場の中の車の間で、彼の命を救うためにあらゆることをしました。その結果、彼の頸動脈の拍動を触れることができるようになりました。第一の関門は通過しました。しかし、瞳孔の対光反射はないままで、これは良くない徴候でした。わたしたちは、彼を集中治療病棟に搬送しました。

蘇生がうまく行っても、その人たちを再び正常な意識レベルにまで回復させるための特別な治療法があるわけではありません。まずは、呼吸、血圧、心拍数、血糖値、血液の電解質などの身体機能を調整し、感染症やストレス胃潰瘍その他の合併症を併発しないようにします。その後は、運命のなす業を待つ他ありません。ペーター・Tさんの場合も例外ではありません。数日後、自発呼吸を回復したものの、覚醒昏睡患者さんにとっては典型的なことなのですが、意識は回復せず、認知機能やコミュニケーション能力は失われたままでした。神経学的に、注意深く多方面から精査をした結果、「低酸素症による脳障害が原因と考えられる覚醒昏睡」と診断されました（酸素欠乏）。

わたしたちは、数年後に彼と再会しました。ペーター・Tさんは、五年前からある介護ホームに入っていましたが、その日の夜勤看護師が、彼がぜいぜいと荒い呼吸をするので、救急車を要請したのです。それは、ある日曜日の午前四時でした。わたしは、とある病室の薄暗い光の中で、彼のベッドの傍らに立っていました。同じ部屋には、他に二人の覚醒昏睡患者さんがいました。意識のない患者さんは、咳をして痰を出すことができないので、気道分泌物が溜まりやすいことは良く知られています。このような場合には、気管内挿管を行って、痰を吸引して外に出してやらねばなりません。わたしは、看護師に手伝ってもらって吸引を行いました。粘っこい痰が、約二分の一リットルも引けました。吸引をしながら「人間は、一体、いつ、どのような病状になったら死んでも良いのだろうか？君はどう思う？」と看護師に尋ねてみました。彼女は、いぶかしそうにわたしを見つめながら「でも、この人はまだ生きているのでしょう。だけど、もう何も分からないのよね。でも、彼がいなければ、ひょっとしたら、わたしは失業しちゃうかもね」。
覚醒昏睡の患者さんを世話することは、失業対策なのでしょうか。

アレキサンダー・N君と彼の母親が、過去三年半にわたって一貫して取り組まねばならなかった事柄のすべてが、母親とわたしの対話の中に結実していきました。わたしたちは、何とかしてアレキサンダー・N君を死なせてあげるために、十分に考え抜かれた戦略を立てなければなりませんでした。状況によっては、法廷に出ても屈しない構えでした。N夫人とわたしにとって不可欠なことは、アレキサンダー・N君のことを気にかけてくれるすべての人々に、彼の治療や介護に携わっているすべての人々に、その他の面でアレキサンダー・N君と結ばれているすべての人々に、わたしたちの想いや行動を、腹蔵なく確信を持って詳細に説明することでした。

実際、アレキサンダー・N君の傍らには、控え目ながら状況を十分に理解してくれているかかりつけ医がいました。アレキサンダー・N君を、毎日一六時間もの長きにわたって、介護をしてくれている人々がいました。事務所の窓には、「わたしたちは、人間の尊厳と自己決定を尊重します」と書かれていました。親戚、友人、近所の人たちがいました。これらのすべての人々が、一人の若者の運命について知っていました。若者は、南ベルリンのとある住宅の四階に住んでおり、すでに四年間の長きにわたって覚醒昏睡状態に陥っており、人工栄養で生命を繋いでいました。介護保険組合から見れば、模範的な介護がなされていました。今、人工栄養を中止して、アレキサンダー・N君を死なせても良いのでしょうか。そのためには、十分な準備と想い遣りのある説得活動が欠かせませんでした。

そのための第一歩は、覚醒昏睡——正確には、永続性植物状態——という診断を再確認することです。覚醒昏睡と診断された多くの患者さんの中には、実際には、本当の覚醒昏睡患者さんではなくて、他の重症な神経疾患を患っている場合があることはあまり知られていません。その場合は、多かれ少なかれ意識レベルは保たれており、コミュニケーション能力も残っています。このように、多方面にわたって悪影響を与える誤診が実際に起こっている背景には、診断能力が未熟な医師らに昏睡についての診断が委ねられている現実があります。このことは、調査結果からも裏付けられています。

そこで、十分に経験を積んでおり、昏睡の診断に長けた神経内科医によって、改めてアレキサンダー・N君の詳細な神経学的診察がなされました。その診断結果は、まがいもなく覚醒昏睡でした。さらに、専門知識があって、終末期医療の問題に精通している弁護士兼公証人にコンタクトを取りました。この人との共同作業は、その後実りの多い信頼に満ちた作業になりました。まず取りかかったことは、アレキサンダー・N君が事故に遭う前に、治る見込みのない病気や重症な障害を負った人に延命治療を行うことの是非について、彼の友人や親戚に対して口頭で話した事柄を、文書に残して認証してもらうことでした。

N夫人とわたしが次に行ったことは、かつて、アレキサンダー・N君の世話をしてくれた介護サービス、かかりつけ医、ドイツヒューマニズム協会〔ドイツヒューマニズム協会（Humanistischer Verband Deutschlands, HVD）：ヒューマニズムに基づいた世界観の促進と普及および無宗教の人々の興味と関心の代弁を目的とする団体〕の代表者が、かかりつけ医の診療所に集まって、アレキサンダー・N君の人工栄養を中止して死なせることについて公開討論を行うことでした。急遽、全員が参加できる期日が調整されました。わたしは、覚醒昏睡問題についての医学的な問題点を、当面の科学的知見を基に詳細に述べると同時に、覚醒昏睡患者さんが、例えば、痛みなどの外からの刺激を認知できるか否かという議論を避けて通ってはならないと述べました。さらに、法的な側面にも触れました。とりわけ、現行の法的状況では、患者さんの意思、法定後見人の意思、治療に当たっている医師の考え方が同じであれば、アレキサンダー・N君の人工栄養を中止することについて、法廷で確認する必要はないと述べました。

この話し合いは、参加した全員がアレキサンダー・N君についての判断を共有するまで、長時間にわたって続きました。話し合いの最後に、アレキサンダー・N君の現状を理解して、この状況でアレキサンダー・N君の死に寄り添うことができるのか、このことに対して介護者として、無関心ではなく、彼の死を心から是認することができるのか、参加者全員の同意が求められました。N夫人とわたしは、アレキサンダー・N君を死なせることが可能か否かを熟慮するだけでなく、倫理的にも妥当であると確信している介護関係者だけで、この働きを一緒に続ける点で考えが一致していました。

この考えは、参加者の全員一致で採択されました。N夫人は安堵しました。長い間アレキサンダー・N君と関わってきたかかりつけ医や何人かの看護師も、長い間にわたって周りとの関わりがなく、誰ともコミュニケーションを取ることができず、すべてを人手に頼らなければならなかった人間の死が、やっと可能になったことで肩の荷が降りたと語りました。わたしたちの意見交換の間に、アレキサンダー・N君の生命に、あるいは、彼には「生きる価値」〔ナチズムは、精神障害者や身体障害者には「生きる価値」がないとして、強制連行して安楽死を強要した〕がないと言って、彼の死を正当化しようとした者がいなかったことに、わたしはある驚きを覚えました。しかしながら、同時に、むしろ満足感を持ってこのことを確認しました。強調したかったことは、覚醒昏睡患者さんの命を値踏みすることでもなければ、安楽死問題でもありません。それは、アレキサンダー・N君になされた治療とケアが、彼の意思に叶った行為なのか、患者さんの幸せや人生の満足感に寄与する行為なのか、そのことを伝えたかったのです。なぜならば、患者さんの意思が明らかにされていて、それに沿って行われる医療や手術、看護や介護のみが正当化できるからです。

アレキサンダー・N君が事故に遭ってから、約四年もの間人工栄養で命を繋いでいても、病状が改善する見込みもなければ、眼を醒ます見込みも全くないことに、参加者全員が否定的な見解を持っており、このことに対して深い疑念を抱いていました。参加者の何人かは、アレキサンダー・N君を、本人の意思に反してまで生かし続けることは、本人の尊厳を冒すことであって、不自然さが付きまとうと語りました。治る見込みもなければ、良くなる兆しもない状態にまで痛めつけられている命であれば、この命に終止符を打たなければなりません。とりわけ、患者さん自身が、正に自分がこのような状態に陥っている状況で、延命の中止を自分の意思で定めていたならば、当然そうするべきです。それ以外の選択肢は、すべて傲慢な選択肢です。

その後二四時間も経たないうちに、意外なことが起こりました。N夫人の電話が鳴って、簡易裁判所判事のTと名乗る男が、自分は告発状を受け取っていると言いました。後になって、彼が実際に判事であることが分かったのですが、誰かがN夫人が自分の息子に栄養を与えないで殺そうとしていると知らせたらしいのです。

N夫人は絶句しました。どうしたらよいのか分かりませんでした。この男は何を企んでいるのでしょうか。アレキサンダー・N君のことを一体どこで知ったのでしょうか。どうしてこの判事が、アレキサンダー・N君の件に思いを致すことになったのでしょうか。「あなたは、どなたですか？　どこから電話をかけているのですか？　あなたの電話番号を教えてくれれば、後ほど折り返し返事をいたします」。

電話をかけた人物は、返事を避けました。「わたしの質問にだけ答えてください。ここに書かれていることは本当ですか。それとも嘘ですか？」。

「どこに、何が、書かれているのですか？」。

「今、届いたばかりのファックスに書いてあります」。

「どんなファックスですか？　わたしは、法に触れるようなことは何もしていません。あなたの質問にお答えする前に、アレキサンダーの弁護士と医師に相談をしたいと思います」。

「N夫人！　わたしには、あなたが何かを覆い隠そうとしていると思えてなりませんね」。電話の主は、さらにそう言い加えて電話を切りました。

その二日後に、N夫人が買い物をしている時に、再び、彼女の携帯電話が鳴りました。今度は、Sと名乗る男が出てきて、アレキサンダー・N君の新たな後見人として、T判事は、今後はあなたではなくてわたしを指名したと告げました。その時、Sは、アレキサンダー・N君を、自宅からホームに連れ出そうとしていました。N夫人は、急いで家に帰りました。家の前には患者搬送車が停まっており、家に入ってみると、簡易裁判所の代理人、保健所の精神科医師、当日勤務の看護師がいました。赤十字社救急隊の二人の助手が、ちょうどアレキサンダー・N君を担架に乗せていました。「何も聞かないでください。すべて、決められた通りにやるだけです」。S後見人とやらは、N夫人にそう言いました。N夫人は茫然自失して、ただ、息子が保健所の看護人らによって連れ去られてホームに運ばれていくのをじっと見ている他はありませんでした。アレキサンダー・N君の弁護士も、電話を受けてできるだけ急いで駆け付けましたが、これを阻止することはできませんでした。

簡易裁判所判事とコンタクトを取ろうとしたわたしの試みは、すべて挫折しました。アレキサンダー・N君の弁護士は、アレキサンダー・N君の友人と親戚が証人となって書かれたアレキサンダー・N君の意思についての証人供述書を、その判事に宛てて郵便しました。しかし、判事はそれを無視しました。この判事は、危険が迫っていることを確信していました。この判事は、N夫人がしばらく前から息子の殺害を準備していて、これが目前に迫っていると考えたのでしょう。

アレキサンダー・N君の苦難の歴史は、すでにこの時点で模範的と言って良いくらいに明確でした。治る見込みのない病気の場合、医学的な決定は、医師集団の無知と独断によって下されるばかりではなく、驚くべきことに、判事らの無知と独断によっても下されるのです。二〇〇四年に公表された「人生の終末期における医学的な判断と処置についてのドイツ後見人裁判官見解」には、驚くべき事柄が暴露されています。それによれば、三〇%以上のドイツ後見人裁判官が、この見解の法的立場を間違って判断しており、一〇%以上の後見人裁判官がドイツ連邦通常裁判所の判決について知りませんでした。(2)この両者は、T判事についてもあてはまっていました。彼には、正確な知識が欠如しており無知であったために、アレキサンダー・N君と彼の母親に、悲劇的な結果をもたらしたのです。アレキサンダー・N君は、引き続き強制的に栄養物を与えられ、彼の母親は息子の傍らにいることもできず、後見人権利まで奪われました。このような状況下でも、母親が息子を訪問する権利が拒否されなかったのは驚くべきことでした。

アレキサンダー・N君が、拉致にも等しい形で介護ホームに連行された直後に、彼の弁護士は、これが違法であるばかりでなく、まさにグロテスクとも言うべきT判事の決定に対して、地方裁判所に異議申し立てをしました。この異議が当局に認められるまで、何か月にもわたってN夫人の悪夢が続くことになりました。N夫人は、毎日のように、司法が通達をした流刑地に息子を見舞いました。N夫人の心は、ずたずたに引き裂かれていました。一方では、ホームの職員は、母親を疑いの眼で見ており、他方では、アレキサンダー・N君の状態については、覚醒昏睡病棟に入ってからは楽観的な説明ばかり浴びせかけられており、どんどん良くなりますという話ばかりでした。母親は、再び、深い疑念に駆られて過ごしました。息子の手を取れば、息子はときどきぐっと握り返してくれるのではないでしょうか。そんなはずがないことは、N夫人にも分かっています。同じように、息子は、棒を握ることができるかもしれないけれど、それは、ただ反射的に握っているに過ぎません。彼女が息子の顔をベッドの上から覗き込めば、息子は、ときどき見つめ返してくれるのではないでしょうか。これは、彼女がずっと望んでいたことです。そして、今でも望んでいることなのですが、それが叶ったことはありません。彼女がベッドから離れる時には、息子の眼は、ただ、彼女を超えて遥かな虚空に眼をやっていることも彼女には分かっていました。

この病室の扉は、いつも開けてあり、廊下にはいつも音楽が流れており、どの部屋にもテレビが置いてあり、宣伝、ニュース、クイズ番組が見られるようになっていました。リハビリテーションの作業療法士は、何年も前から昏睡状態の患者さんの筋肉を執拗に引き延ばしています。言語療法士は、生きている死人が、何か声を発してくれるのを願ってできるだけのことをします。看護師は、バランスのとれた高カロリーの流動食を、胃の壁から挿入された胃瘻チューブを通して大きな注射器で注入したり、容器から流し込んだりしています。空しい努力です。ここで、臨床医や看護師や介護士がやっている事柄に対して、この患者さんは全く反応を示しません。しかし、ここで働いている人々は、この真実を受け入れることもできなければ受け入れようともしません。このことを認めれば、そこで働く意味がなくなるからです。患者さんばかりではなく、世話をしている人々も、ここでは見知らぬ奇妙な世界に生きています。頑固で強情な希望と、超現実的なコミュニケーションの世界、子供っぽい天真爛漫な奇跡信仰の世界に生きているのです。

数週間が過ぎ去り、数か月が過ぎ去りました。N夫人は、毎日のように、この「地球外地域」に通いました。彼女は、すでに精神的にも肉体的にも限界に達していましたが、息子のために頑張り通しました。「アレキサンダーが生きている限り、わたしも生きます」。ある時、一度だけ、彼女はそう話しました。

結局、九か月を経て、やっと弁護士が家庭裁判所判事Tの決定に対して起こした抗告申し立てが受理され、N夫人は、再び息子の後見人に指定されました。その論拠は実に簡潔に書かれていました。「地方裁判所は、区裁判所の法的評価に反して、引き続きN夫人が治療における法的業務を代行する任務を担う後見人として適格であり必要不可欠である」。

これについて家庭裁判所判事Tは、何もコメントをしなかったばかりか、自分の振舞いを釈明することもなくN夫人に謝罪することもありませんでした。家庭裁判所も、アレキサンダー・N君の件について一言、簡潔な表明すら発表しませんでした。上級当該官庁である地方裁判所の簡潔な声明も、まるでカフカ的で不条理な声明でした。

その同じ日にN夫人は、息子を家に連れ帰りました。わたしたちは、再び彼のベッドの傍らに立って、眼には涙を浮かべて、内面的には疲れ果てていましたが、しかしほんの少しは誇らしげでした。わたしたちが、アレキサンダー・N君の死のために行った係争は、全く無駄ではありませんでした。彼の意思に従うことに対する障害は、ここに来てやっと取り除かれたのです。

わたしたちは、ある介護ステーションと連絡をとりました。このステーションは、死に寄り添う介護をしたいと言って、二四時間連続してアレキサンダー・N君の介護を望んでいました。家の中での話し合いには、アレキサンダー・N君の家族や友人も参加して、数時間にも及びました。この間に、すでに八か月も前から抱えている怖れや疑問が、再び話し合われました。胃瘻栄養を止めたならば、お腹が減るのではないか。苦しむのではないか。もし、人工栄養を止めたならば、肉体的に変化が起きるのではないか。骨と皮になってしまうのではないか。彼が死ぬまでに、どのくらいの時間がかかるのか。前よりもっと多い量の鎮静剤が必要になるのではないか。

そうではありません。彼が苦しむことはありません。科学が、覚醒昏睡について到達した知識によれば、彼は苦しむことができないし、空腹を感じることもできません。空腹を感じるためには、痛みを感じる場合と同様に、正常な大脳の中の正常な中枢が必要です。見分けが付かないほどまで痩せてしまうことも決してありません。逆に、彼は、自分自身で、再び以前と似たような体になるでしょう。自分の肩、お腹、臀部に蓄えてある皮下脂肪を失っていくでしょう。カロリーの多すぎる経管栄養や、多すぎる水分でむくんでしまった体は、再び引き締まってくるでしょう。死ぬまでの期間は、数週間くらいかもしれません。最終的には、肺炎か尿路感染症に罹って穏やかに死んでゆくでしょう。鎮静剤や鎮痛剤が投与されるでしょう。覚醒昏睡患者さんは、――診断が早すぎることがなく、診断が、繰り返し正確になされていると仮定した上での話ですが――実際に苦しむことはありません。わたしたちが、このことを言葉の正確な意味において知ることは残念ながらできません。わたしたちが知っている確かなことは、覚醒昏睡患者さんは、自分の周囲にいる人々や自分を取り巻く環境と、もはやコミュニケーションが取れないということです。

アレキサンダー・N君に与えられた鎮静剤は、どのような場合でもそうですが、実は死んでゆく人の傍らにいるわたしたちに、その効果を及ぼしているのです。アレキサンダー・N君の死は、わたしたちにも耐えられるような死でなければなりません。

わたしは、その三日後から、栄養分と水分を少しずつ減らし始めました。胃瘻からは、筋肉の緊張を抑える薬と、けいれんの発作を予防する薬だけを注入しました。同時に、点滴を行って、強い鎮痛剤とその他二種類の鎮静剤を、最初は少量から始めました。それに拠って、アレキサンダー・N君の「覚醒している期間」が短くなりました。ほとんど、咳をしなくなりました。あごの硬直はゆるみ、喉や気管から痰を吸引する回数もぐっと減りました。数日後には、状態はさらに安定し、緊張がほぐれて睡眠状態に入っていきました。わたしは、毎日、アレキサンダー・N君の傍らにいました。

アレキサンダー・N君にとって、狭い意味での死が始まりました。アレキサンダー・N君の世話をした人々や、アレキサンダー・N君を訪れていた人々が、彼のまわりに集まっていました。全員が感動していました。時折、部屋の中に荘重で厳かな雰囲気が漂いました。アレキサンダー・N君が、その部屋で子供の頃に遊んだことや、大きくなって勉学に励んだことが想い出されました。そして、今や、その部屋で、アレキサンダー・N君は死に赴いているのです。全員が、自分たちが立ち会っている死は、尋常な死ではないと感じていました。この出来事は、みんなのこれからの人生にとって、必ず大きな足跡を残すに違いないと感じていました。

アレキサンダー・N君の介護には、今は、特別に細心の注意が払われました。今まで以上に用心深く体位の交換がなされ、皮膚にはより注意深くクリームが塗られました。

その日には、アレキサンダー・N君の姉妹と母親の親しい友人も来ていました。二人は、ベッドの下端に座ってアレキサンダー・N君が好きだった音楽に耳を傾けていました。遅番の看護師は、脱脂綿の綿棒で口の中の粘膜を注意深く潤しました。N夫人は、飲み物とお菓子の入ったお盆を持ってきました。わたしは、新しい点滴を用意しました。


わたしは、正しいことをしていると確信しているのでしょうか。わたしは、医の倫理とわたしたちの法秩序から逸脱してはいないでしょうか。わたしは、自分が確信していることをより強固にするために、自分自身や他の人々に何回も何回も尋ねてみました。アレキサンダー・N君は、まだ若くて人生経験も多くはありません。それにもかかわらず、彼は、家族や友人などの周囲の人々に対して、もしも自分の意識がなくなって、何もかもすべて人の世話にならなければならなくなり、二度とこの世に戻れないならば、見込みがない苦しみを味わいたくないと決然と意思表明をしていました。それは、昔も今も、アレキサンダー・N君の意思そのものであって、その信憑性を否定する者はいません。それ故に、彼の意思には正統性があり、真剣に受け止められるべきであり、すべからく尊重されねばなりません。

アレキサンダー・N君が、自分の死について決めた意思を無視すること、つまり、彼が最も妥当性があるとしていることについて他人が不遜にもとやかく言うことは、誰にも許されません。決してそうであってはなりません。N夫人には、法的に定められた息子の後見人としての権利のみならず、息子の意思を貫徹させる義務があり、わたしの援助で、それを成し遂げねばならないのです。

わたし自身がアレキサンダー・N君であったら、一体何を望むでしょうか。覚醒昏睡とは一体何なのか、わたしは、ずっと今まで絶え間なく自問自答し続けてきました。全く意識がなく、認知機能がなく、コミュニケーションが全く取れない状態で生き続けることは、どんなことがあってもわたしは望みません。倫理学者や神経科学者の中には、人工栄養を正当化するために、覚醒昏睡患者さんの脳の中に「意識の孤島」がないとは言い切れないというシナリオを引き合いに出す人がいます。仮にそれが当たっていたとしても、それが一体なんだというのでしょうか。これらの科学者の見解は、言うまでもなく、それによって生命維持措置の中止を自制しています。死を許容するというわたしの望みは、そのような見解に接しても一層強まるだけです。なぜならば、わたしの見解では、覚醒昏睡状態の人間が、自己と世界について認知機能の断片を持っていようがいまいが、それは決定的に重要なことではないからです。決定的なことは、彼が、仲間や隣人とのコミュニケーションを遮断されており、まるで社会から追放されているが如き状態なのです。追放とは、かつては、刑罰に相当しており、死刑と同様であり、少なからぬ人々にとっては、死刑よりも恐ろしいと思われています。永久に休息を取ることのできない神話的な姿となった「永遠のユダヤ人」、伝説上の幽霊船の船長となった「さまよえるオランダ人」(3)、これらは、社会からの孤立と亡命を目前にして、深く人間の心に根付いた苦悩の二つの例にすぎません。

患者さんが自分の状態を意識しているか、意識していないかで、何か違いがあるのでしょうか。科学的神経学は、植物状態の患者には苦悩はないとしています。そうは言っても、植物状態の人間が、底知れぬほど深い非人間的な状況で生きることを強制されていることには、何ら変わりはありません。その状況が、医師、裁判官、親戚によって保たれていることは、尊厳を傷つけていることに他ならないのではないでしょうか。

「いったいいつまで、アレックスは、苦しまねばならないのでしょうか。先生どうなのですか？」N夫人は、息子が、もう何日も生きられないにもかかわらず、今にも棒立ちになって起き上がってくるような気がすることがありました。N夫人は、折に触れてわたしに尋ねました。「アレキサンダーは、ひょっとしたら、アレックスは、もう三週間以上もの間、死のうとしているのです。先生！　お願いだから何とかしてください！」。

わたしは、彼女を抱きしめました。二人で、アレキサンダー・N君の姿をしげしげと見つめました。何週間か前の彼は、むくんでいましたが、今はほっそりとやせた若者になっていました。わたしは、彼女に言いました。「もう間もなく、息子さんは、それを成し遂げるでしょう。息子さんは、なかなかの美男子ですね」。彼女は頷きました。涙をそっとぬぐって、すすり泣いていました。アレキサンダー・N君は、穏やかに横たわっていました。その皮膚はやや湿っぽく、輝いていました。額には玉のような汗がにじんでいました。

N夫人とわたしの間には、そもそも初めから暗黙の了解がありました。わたしたちは、アレキサンダー・N君の死が、アレキサンダーらしい死となることを望んでいました。わたしたちは、協力して彼の負担を軽くするために、できるだけのことをしました。しかしながら、アレキサンダー・N君の死を指揮するのは、他ならぬアレキサンダー・N君自身であり、これからもそうなのです。決してわたしたちではありません。わたしたちにとってアレキサンダー・N君の死には、終わりがないように思えるけれども、ましてや、それが、わたしたちにとって大変困難なものであっても、彼の死は、彼自身が決定するのです。

わたしは、毎日のように、アレキサンダー・N君の体温を測りました。その日の体温は三九・二度でした。それは、わたしが、数日前から起こると思っていた感染症の症状であり、アレキサンダー・N君の死が迫っていることを示していました。N夫人、N夫人の友人、アレキサンダー・N君の姉妹、介護担当者、そしてわたし自身を含めて、全員の肩の荷がおりました。わたしは、アレキサンダー・N君は、苦しむことはなかったと確信しています。

経管栄養を中止してから、四週間と五日経ったある秋めいた日曜日の午後、アレキサンダー・N君の呼吸は、潮が引いてゆくようにゆっくりと停止しました。アレキサンダー・N君は、母親の腕に抱かれて死んで逝きました。

第八章　自意識なき人間――永続性植物状態

〔米国神経学会・米国小児神経学会合同特別検討委員会（一九九四年）の定義では、植物状態とは臨床的概念（症状として見えている病態）で、重い脳障害のために、自分の意思で身体を動かすことや食事の摂取はできず、自己と周囲のことが全く分からないが、間脳・脳幹に中枢がある睡眠・覚醒のサイクルと自律神経の機能（植物機能：呼吸、循環、消化、排泄、体温維持など）が完全にあるいは部分的に保持されている状態のことである。遷延性（persistent）植物状態と永続性（permanent）植物状態に分けられる（出典、葛原茂樹分担執筆「回復不能な遷延性意識障害」、日本尊厳死協会編著・発行『新・私が決める尊厳死』四七頁）。〕

アレキサンダー・N君の死について、前の章で印象深く記述したように、すべての病気や苦悩の中で、永続性植物状態は、人間が陥る状況の中でも最も凄まじい状況の一つです。不幸なことですが、ドイツ語圏では覚醒昏睡と呼ばれています。覚醒昏睡は、最も凄まじいだけでなく、脳の障害の中でも最も重症なこの病態に対して、医学はなす術を知りません。さらに加えて、すでに、何十年にもわたって、医師、法律家、倫理学者、哲学者、教会の代表者、医療経済学者、そして一般市民の間でも、一体この状態の本質は何なのか、患者さんの生命の質はどうなっているのか、さらに、例えば人工栄養などの延命措置を中止するべきか否か、中止するならばいつ中止して死に至らせるべきかについて激しい論争が行われてきました。このような状況を踏まえて、ここでは、特に永続性植物状態の治療と病状の評価について注目したいと思います。

覚醒昏睡の問題については、多くの国々のメディアで激しい論争が巻き起こっており、アメリカでは、宗教戦争にも似た激しい論争がなされています。キリスト教生命擁護原理主義者と安楽死擁護主義者の間で、お互いに、その主張は非人間的であると罪を着せ合っています。

このような動向とは無関係に、ドイツのメディアでなされている覚醒昏睡についての問題提起は、ほとんどの場合で専門知識に裏打ちされていないか、あるいは、全く専門知識に欠けています。多くの場合、科学的な問題として捉えられておらず、あるイデオロギーの主張であったり、奇蹟的治癒の話であったりします。何十年ではないにしても、何年もの長きにわたって覚醒昏睡状態であった人が、ある時突然「死者の中から蘇って」再び、考えたり、感じたり、話したり、コミュニケーションが取れるようになって、それまでの状態がまるで悪夢であったというような、人間の運命についてのセンセーショナルな報告がほとんどです。メディアが覚醒昏睡をこのように取り上げる背景には、メディアと大衆が、奇怪でセンセーショナルなことに異常な興味を示しており、この最も重症な病状に陥った人々を震撼させるような運命に対して、真に啓蒙的な理解を妨害しています。

「植物状態」に陥った人々は、スキャンダラスなやり方で「野菜人間」とか「植物人間」と呼ばれています。また、メディアでは、まだこの状態になってから高々数週間に過ぎない場合でも覚醒昏睡という言葉が用いられていますが、神経内科学会のガイドラインによれば、この状態が少なくとも六か月間持続していなければ覚醒昏睡と言ってはならないとされています。メディアでは、次のような話があります。ある覚醒昏睡の女性患者さんのベッドの傍らに夫が近寄ったところ、彼女が喜んだような報道があります。このような場合は、定義から考えて、覚醒昏睡ではありません。一年間にわたって、覚醒昏睡状態であった患者さんの中で、再び回復した例は一％以下であるという科学的調査とは逆に、あるスイスの有力日刊紙は、昏睡状態に陥った患者さんの一〇人のうち六人が軽症の脳障害であって命を取り戻したという医師の発言を論評なしで引用しています。[1] 一般大衆は、このような虚偽情報に出会って、ますます途方に暮れてしまいます。後見人裁判所の第一審判決においては、植物状態の患者さんの延命措置を中止するべきか否かの問題に直面した後見人判事が、根本的な医学的知識に驚くほど無知であることに直面します。後見人裁判所判事は、多くの場合、二〇〇九年九月一日のドイツ連邦通常裁判所判決、いわゆる「リビング・ウイル法」（「リビング・ウイル法」のドイツ語名はPatientenverfügungsgesetz、患者さんの自由裁量に関する法律の意）が施行されるまでは、ドイツ連邦通常裁判所判決について何も知らなかったか、あるいは、これを無視しています。この時期まで続いている事実上の不統一、つまり、植物状態の患者さんの治療を中止するか否かの問題で見られる下級裁判所の無知で恣意的な判決に対しては、包括的な立法を新たに作ってリビング・ウイル法の拘束力と有効範囲を広げることが強く求められていました。このようにすれば、少なくとも患者さんの意思が明らかにされているケースにおいては、判決における問題点が、明瞭で一義的なものになったと考えられます。

八・一　植物状態の原因

これからの記述では、覚醒昏睡という言葉は使いません。この概念は、誤解されやすい概念であって、医学を知らない人々には、一方では「覚醒」、他方では「昏睡」（意識がなく外界の刺激に全く反応しない状態）が共存しており、目覚めている状態と意識がない状態が一体となっていると理解されます。したがって、これからは「植物状態」という用語を用いることにします。

植物状態の原因は、中枢神経系の障害です。大きく三群に分けることができます。

植物状態に至る原因のうちで最も頻度が高いのは、急性脳損傷です。急性脳損傷は、事故や、暴力による脳損傷、心停止、循環停止（心室細動や窒息）が原因で起こる急性酸素欠乏、あるいは低血糖、一酸化炭素やその他の物質による中毒、脳出血、脳梗塞、炎症性脳疾患によって引き起こされます。

続いて、例えば、アルツハイマー病、パーキンソン病、クロイツフェルド・ヤコブ病等の中枢神経系変性疾患、小児期に発症して脳障害を来す先天的代謝疾患で病像が進行した場合でも植物状態へ移行する場合があります。

さらに、先天性の中枢神経系の欠損や奇形から、植物状態に至ることもあります。例えば、大脳が形成されないままで生を受けた先天奇形「無脳症」が挙げられます。

八・二　意識がないのに覚醒している状態――植物状態の定義

意識という言葉には、いろいろな解釈がありますが、目覚めているだけではなく、意識があること（自己と環境を意識していること）を包含しています。植物状態では、重度な脳障害の後で目覚めている状態に復したものの、自己と環境を意識している兆しが全くありません。このことを区別することが、植物状態の概念を理解する上で決定的な意味合いを持っています。

植物状態の患者さんは、ある時には眠っているように見えますが、ある時には起きているように見えます。開眼している時と閉眼している時が、サイクルとなって現れます。詳しい研究によれば、植物状態の患者さんには、意識があって目的のある行動を支持する徴候は全く見出されません。患者さんは、自分の肉体やその環境を認識することができず、他者とコミュニケーションを取ることができず、目的を持った行動ができません。しかしながら、ほとんどの患者さんは、自発呼吸は十分できるし、安定した循環動態を保つことができます。植物状態は、重症脳障害後の意識回復過程である場合もありますが、状況によっては何十年も続いて、結局は死に至るまで意識が回復しない場合もあります(2)。

覚醒していること、意識があることに関しては、さらに詳細な説明が必要です。覚醒していることは、開眼していて、ある程度まで運動神経が興奮している状態です。一方で、眠っていることは、閉眼していて、運動神経が休息している状態です。覚醒状態には、さまざまな程度があります。通常、覚醒状態では自己を意識していますが、植物状態では覚醒していても自己を意識していません。植物状態では、覚醒と意識がばらばらになっています。覚醒をコントロールしている領域は、上部脳幹と視床に存在しており、目覚めて意識している状態と目覚めさせることができる状態をコントロールしている領域は、わたしたちの脳の自律神経の働きです。この両者が、ばらばらになっているのです。

これに反して「意識があること」の意味は、自分で体験したことや、人から聞いて知っているさまざまなことを統合する能力を持っていることです。典型的には、人間は、自分の置かれた環境や自分の体のことを意識しています。意識の内容は、記憶であり、思考であり、感情であり、意図する能力を包含しています。人間の意識の機能についてわたしたちが理解していることはまだ不完全ですが、脳の両半球に一定の構造物が存在することに依存しています。意識は、画一的でもなければ、不可分でもありません。脳の障害では、意識のある一定の部分、例えば記憶力を障害することがありますが、その他の点は正常に保たれる場合があります（わたしたちは、脳外套（大脳）病変を含む脳の病変過程も少なからず意識に関わっていることにはあまり気付いていません。このような状況は、少なからず脳外套（大脳）の病変過程で見られます）。

意識の存在を調べる臨床徴候や検査方法はありません。むしろ、意識の存在は、自己と環境を認識できるか否か、何か目的を持って考えたり、コミュニケーションを取ったりできるか否かなどの個人的な行動様式から導き出さねばなりません。この点に関して、わたしたちが持ち合わせている方法論は過ちを犯しやすく、意識の痕跡が存在することを、最終的に確信を持って否定することはなかなか困難です。植物状態にとって、痛みの感覚を含む純粋な意識内容を司っている幾つかの極めて単純明白な構造物が脳の中に存在している可能性があります。しかしながら、現在使用可能な科学的証拠からは、この部位が存在しない可能性の方が高いと考えられます。

植物状態が四週間以上続いたならば、遡って考えれば、「遷延性植物状態」であるとされています。植物状態が一二か月以上続けば、確実に永続性植物状態です。永続性植物状態は、診断にとどまらず予後をも示す言葉であり、それは、意識が正常に戻ることはないことを意味しています。これは、無条件ではないにしても、経験上かなり高い確率で当てはまる予想です。

八・三　植物状態の診断基準

米国神経学会（American Neurological Association）、英国王立内科医協会（Royal College of Physicians）、ドイツ神経学会（Deutsche Gesellschaft für Neurologie）など、世界各国の著名な神経学会は、それぞれ植物状態の診断基準を定めており、患者さんが植物状態であるか否かの確定診断を下すに際しては、これらの基準をすべて満たさなければなりません。(3)

少なくとも植物状態であるとの診断を考慮する際には、最初から一定の条件を満たさねばなりません。脳損傷の原因は、可能な限り明らかにされねばなりません。原因は、急性の病変かもしれないし、変性過程を辿った結果かもしれないし、代謝疾患の産物かもしれないし、感染症が原因かもしれないし、先天性の異常が原因かもしれません。さらに加えて、鎮静作用、麻酔作用、あるいは神経筋伝達系統に影響を及ぼす薬物やそれに類似した物質の効果が続いている可能性も除外されねばなりません。

医薬品や麻薬も急性脳障害の誘発要因となることがありますが、通常、酸素欠乏による低酸素症を伴っています。この場合、薬剤投与後に一定の時間が経過しており、かつ血液検査等の結果、誘発原因となった薬剤が検出されないことが立証されなければなりません。同様に、植物状態の直接的原因が代謝障害である可能性も除外しなければなりません。例えば、植物状態の経過において糖代謝の異常が起こる可能性は十分考えられます。最終的には、脳出血とか脳腫瘍など、治療の可能性がある疾患ではないことを画像診断で確認しておく必要があります。

植物状態の診断にとって決定的な基準は、該当する人間が、自己とその環境を一瞬であっても認識できないことを一義的に証明することです。植物状態においては、視覚、聴覚、触覚、あるいは温覚、冷覚、痛覚や、その他の刺激に対して、目的や意図を持った反応が全く存在しないし、再現性があって、かつ意味のある言語理解力や言語表現力を見出すことができません。典型的には、睡眠覚醒リズムのような周期的症状と、開眼と閉眼が繰り返されます。脳幹と間脳の機能は十分残されているので、自発呼吸と循環状態を保つことができます。これらの事柄から結論的に言えることは、植物状態の診断は、すべからく臨床診断であり、一つの診察とか一つの検査で診断できるものではなく、時間の経過から得られる症状や検査所見を総合して評価されねばなりません。

八・四　植物状態の診断における画像診断とその意義

最新のさまざまな装置による画像診断や生化学的な検査を加えれば、それらの助けを借りて植物状態の診断がより明確になり、この状態から正常な状態に復することが可能なのかどうかが裏付けられるでしょう。正常に復することが不可能な状態は、永続性植物状態です。大脳コンピューター・トモグラフィー（CCT）によって、脳損傷の範囲を可視化することもしばしば可能です。脳細胞由来で、血液中に認められるニューロンに特異性のある酵素エノラーゼの血中濃度は、脳損傷後早期に高度に上昇し、植物状態の予後決定に大きな意味を持っています。また、体性感覚誘発電位（SSEP）も、特別に高い予知能力を持っています。この誘発電位が四週間以上に渡って誘発できなければ、意識が回復する蓋然性は実質的にゼロです。

最近の一〇年間で、脳機能画像処理法は、脳の構造と機能の研究にとって特別な意味を持つに至っています。この方法を用いれば、脳の機能を可視化すると同時に、計量化することもできます。ニューロンの活動のさまざまな相関関係は、脳波（EEG）あるいは脳磁図（MEG）によって、より直接的に可視化ないし計量化が可能であり、機能的磁気共鳴断層法（fMRT）あるいはポジトロンCT（PET）を介して得た血行動態や代謝状態を通して、間接的に電磁場を可視化ないし計量化することができます。

最新の検査法を用いれば、永続性植物状態の診断も夢ではなくなり、少なくとも植物状態と最小意識状態（Minimal Concious State, MCS）との鑑別診断ができるようになるかもしれません。(4)

八・五　植物状態の臨床像

植物状態の臨床像は、一定の範囲内を変動します。植物状態の臨床像は、典型的な臨床像と非典型的な臨床像とに分けられます。加えて、植物状態と一致しないような臨床所見があれば、それを記載しておくことが肝要です。その場合には、植物状態ではない神経損傷が問題となってきます。

前述の睡眠覚醒サイクルの他に、典型的な植物状態の患者さんでは、多岐にわたる自発運動が見られます。咀嚼、歯ぎしり、しゃっくり、眼球運動、意味や目的のない四肢の動きばかりではなく、規則的な表情や身振りの変化、つぶやき、うめき声、流涙など、原因不明の動きが観察されます。しばしば、瞳孔反射や角膜反射などの明白な脳幹反射を認めます。さらに、騒音、熱、さまざまな刺激で、呼吸数の増加、しかめ面、四肢の運動を含む全体的な興奮状態を誘発する場合があります。しばしば、何かを握ろうとする反射も見られます。

このような運動器系の活動を見ると、知識のない観察者にとっては、意識があって、目的のある行為をしているような印象を与えます。しかしながら、永続性植物状態の患者さんを注意深く観察してみれば、何かを意識的に認識しているわけでもなければ、目的のある行動をしているわけでもありません。学習能力を備えているわけでもなければ、疼痛を感じているわけでも、苦悩を覚えているわけでもありません。植物状態の患者さんは、泣いているわけでもないのに、ただ、涙を流しているのです。このような「表情豊かな」見かけ上は意識があるような態度や行動に対して、しばしば医師のみならず看護や介護に携わる人々までが、この現象の正しい意味を理解することができず、疑いや葛藤の念を抱くことがあります。このことは、普通一般の人々、特に植物状態の患者の家族には当然当てはまることなので、この状況がどのような特性を持っているかについて、十分に説明をしておかなければなりません。

植物状態の患者さんが、動いている対象を、瞬間的に、一秒の何分の一かあるいはもうちょっと長く眼で追ったり、ある対象をじっと見たり、視覚的な威嚇に反応したりすることは例外的です。また、時折、例えば、ある言葉を脈絡のないまま繰り返すなどの行動の片鱗を見せることがあります。その他の点では、植物状態のすべての判断基準を満たしている患者さんに見られるこのような臨床像は、極くわずかな孤立した大脳皮質領域の働きが残っていることを示していますが、これは、視床大脳皮質系統の一部分とは言えません。繰り返しますが、視床大脳皮質系統が、その機能を完全な形で残していることこそが、意識の存在にとって不可欠です。

これに反して、植物状態と言えない病像は、物事を識別する能力があって、目的のある行動が取れて、コミュニケーション能力があることです。したがって、親戚とか友人が見舞いに来てくれた時の笑顔とか、何か対象物を手で握ろうとする行為とか、適切な言語表現とかができることは、完全な統一体としての機能を遂行できる脳の構造が存在することを意味しています。このプロセスは、しばしば重症脳神経障害の回復期に見られる現象ですが、これは、まだ極めて狭い範囲の回復にすぎません。

八・六　植物状態とその他の神経障害や神経疾患との鑑別

植物状態とその他の一連の神経損傷および神経疾患との鑑別をしておかなければなりません。最小意識状態、意識は保たれてはいても重い障害を抱えている認知症などの神経障害、いわゆる閉じ込め症候群、無言無動症、（単純な）昏睡、さらに脳死がこれに属する疾患です(5)。

最小意識状態では、患者さんは重症な認知障害にもかかわらず、自分自身と自分を取り巻く環境を確実に認識しています。最小意識状態では、簡単な要求に応えることができる、言語あるいはジェスチャーにイエス・ノーと答えることができる、理解可能な話ができる、目的を持った行動ができる、環境からの刺激に対して反射的な反応ではなくて意識的に反応することができる、などの行動様式の少なくとも一つを、時折または続けて、再現できます。

最小意識状態は、定義上、より高い段階の認識能力へ移行していき、お互いにより確かで安定したコミュニケーションが取れて、または、ある対象物をその機能に応じて用いることができる状態へと回復可能な状態です。

回復過程の植物状態の患者さんが、最小意識状態の段階に入っていくことがあります。この場合、更なる回復過程にある場合と、それが回復過程の最終段階である場合があります。

精神的に重度の傷害を伴っている人々は、少なからず身体的な障害も伴っており、自分の環境とコミュニケーションを取る能力にはしばしば限界があります。しかし、その人々と親しい間柄の人間にとっては、患者さんは意識があって体験もできる人間であり、お互いに、お互いの環境について交流を図ることができます。このような人々を植物人間と分類することなどは決してあってはなりません。

重症の認知症も、慢性的な精神的な混乱、記憶障害、人格変容、知的能力の喪失を伴っていますが、この状態と植物状態とは一線を画さねばなりません。しかしながら、アルツハイマー病、あるいは、脳血管性認知症が極度に進行した場合では、事実上、植物状態に匹敵する場合もあり得ます。

意識と知覚は完全に維持されていても、運動神経系統が、完全かつ持続的に麻痺しているために言語能力と運動能力が欠落している状態を、閉じ込め症候群と呼んでいます。患者さんは、眼球運動とまぶたの動きだけでしか他人とコミュニケーションを取ることができません。この状態は、ほとんどの場合、延髄の高さで、「橋」（Pons）の領域の運動神経束が障害された結果です。主として、この領域の血流を支配している脳底動脈の血栓がその原因です。

非常に稀ですが、「無動無言症」があります。体動がなく無言であることが特徴です。患者さんは、刺激で目覚めることができて意識もありますが、精神的機能は高度に障害されています。この状態の原因はさまざまです。例えば、腫瘍による中脳の障害、または前頭葉の炎症または外傷がその原因です。

「昏睡」は、さまざまな原因によって引き起こされる病的な状態ですが、覚醒していることができず、覚醒させることもできず、意識の大部分が一時的に消失している状態です。例えば、深い麻酔状態とか、モルヒネの過剰投与などで見られるように、菱脳や中脳や間脳が機能していない場合が昏睡状態です。昏睡患者さんは、常に閉眼しており覚醒できません。昏睡状態を、その他の短時間の意識消失状態、例えば気絶とか、脳震盪の場合と区別するには、意識消失状態が一時間以上続いていることが条件です。

人間の死と同じである「脳死」状態は、結局のところ、脳幹や小脳を含むすべての脳機能が消失している状態です。脳死と植物状態の区別は、脳死では、植物状態に加えて脳幹部の機能がすべて消失している点にあります。脳死患者さんは、意識を回復することは不可能であって、自発呼吸もできません。呼吸と循環の維持は、人工呼吸によってのみ可能ですが、その場合でも、経験的には、呼吸循環機能を維持できるのはせいぜい数週間程度です。脳死の診断は、明確に定義された条件を満たしていなければならず、すべての欠落した臨床症状が回復不可能であることが、一定の基準に沿って証明されなければなりません。

八・七　植物状態の時間経過

遷延性植物状態の予後は、つまり、植物状態が四週間以上続いた場合の予後は、患者さんの年齢、脳損傷の程度、植物状態の持続時間に左右されます。外傷が原因の場合は、蘇生術がうまく行かなかった場合の脳障害に比べて、一か月後の予後はわずかながら良いのですが、この場合でも受傷後四週間を経て、約二〇％の患者さんしか意識は回復していません。意識が回復するチャンスは、植物状態が、どのくらいの期間にわたって持続するかにかかっています。外傷に由来する植物状態では、一年以上が経過した場合、外傷に由来しない植物状態では、六か月以上経過したならば、意識が回復するチャンスは極端に低くなります。植物状態について、初めて論文を発表したブリアン・ジェネットによれば、外傷が原因の場合では一二か月以上、低酸素が原因の場合では三か月以上経過すれば、意識が回復するチャンスは千分の一以下です！

早期に確実な予後決定のために行われた大規模研究によれば、低酸素に由来する植物状態については、次のような結論に達しています。発症後三日目に、瞳孔反射のみならず角膜反射も消失していて四肢筋群の伸展反射だけが認められる場合では、永続性植物状態となる可能性はほぼ間違いありません。

この期間を越えて、ある程度の脳機能の回復が見られたという確かな記載が残されている場合も少数ながらありますが、このような場合でも、結局は重度の障害が残っており治癒に至ることは決してありません。

したがって、永続性植物状態であると確実に診断する前に、外傷性遷延性植物状態では一年以上、その他の原因での遷延性植物状態では六か月以上の経過観察が必要です。

八・八　植物状態――治療、看護、介護

植物状態の患者の介護は、独特の専門分野です。とりわけ、その初期のリハビリテーションが医学的には大切です。これらの患者さんは、その病態に依存しているが故に、数多くの合併症に襲われる可能性に曝されており、特に、その予防に注意を払わねばなりません。標準的な対策としては、通常

は、胃瘻からの十分な栄養補給、褥瘡予防のための頻繁な体位交換、拘縮予防を目的とする関節受動運動、呼吸器合併症や肺炎を予防するための気道分泌物の吸引、皮膚や口腔や歯の手入れ、尿失禁や便失禁を起こしやすいので、陰部の衛生保持を入念に行うことなどが挙げられます。理学療法とリハビリテーションによって患者さんが良好な状態であれば、このケアを続けて行うか、最終的にいつまで行うかについて、治療チーム全員と家族を巻き込んだ医学的・臨床的判断が為されるべきです。

八・九　診断の確実性、誤診の原因、思い違い

植物状態の診断を行う初期の段階においても、最終的に永続性植物状態との確定診断を下す場合においても、細心の注意と慎重さが求められます。しばしば誤って永続性植物状態と診断されていることには疑いの余地はありません。つまり、実際は、最小意識状態の状態であるにもかかわらず、植物状態と診断されていることがあります。この状態の患者さんの一部分が、後になって、しばしば何年も経って、「奇跡の生還者」と言われているのですが、本来的な意味では、奇跡的に意識が蘇ったのではなくて、非常に遅くなってから意識が蘇ったことが明らかになったにすぎません！　この話は、永続性植物状態のことを語っているのではなくてむしろ、大変稀なことですが、脳障害後に、極めて限定的にせよ再び意識を取り戻した患者さんの話なのです。

すでに、約一五年前に英国で行われた二つの研究結果によれば、永続性植物状態の誤診率は、二〇%から四〇%でした。これらの研究は、神経系のリハビリテーション施設で、その分野の専門医によ

って行われた研究結果です。[6] 一体、どのようにしてそのような診断過誤に至ったのでしょうか。このような高い誤診率は、医学の他の分野では決して容認されないばかりでなく、専門誌やジャーナリズムで、即刻問題にされるのではないでしょうか。病院の救急入院に際して、胸部痛の患者さんの三人に一人の割合で、心筋梗塞が見逃されていたら、腹痛患者さんの五人に一人で、盲腸炎の穿孔を見逃がされていたら、一体どうなるのか想像してみてください！

永続性植物状態の正確な診断に至る過程には、乗り越えねばならないバリアーが広いスペクトルにわたって横たわっており、その他の重症な脳障害との鑑別を困難にしています。このバリアーは、あり得ますが、克服できるバリアーです。

頻繁に間違える原因には、十分に考え抜かれていない検査方法の選択があります。検査の前に、感染症がしっかりと除外されていたでしょうか。患者さんの栄養状態は十分であったでしょうか。鎮静剤や向精神薬は、検査前の適切な時期に中止されていたでしょうか。患者さんの神経学的検査は、種々の体位で行われていたでしょうか。

検査を行う人が、脳障害の判定にどの程度の経験を積んでいるか否かは、大変大きな役割を果たします。意識障害に関して多くの経験を積んでいる神経内科の専門医だけが、意識障害の診断と評価を行うべきです。

正しい診断に臨床経験がいかに大切であるかを明確に示すために、一例を挙げて説明しましょう。それは、ある患者さんに意識があるように見えても、実際はただの反射応答に過ぎない場合です。検査を行った人にとっては、患者さんが、音のする方向に眼を向けたように見えても、患者さんの眼が早く動く物体を追っているように見えても、実はそれは一瞬のことであって、患者さんの視線はその刺激源に焦点が当たっていません。このようなことによって、経験が乏しく慎重さに欠ける検査者は、意識があることを確認したと思い込まされてしまい勝ちです。しかしながら、実際はそうではありません。視床は、視覚刺激や触覚刺激を大脳皮質に伝達する大脳皮質下領域であって、独特の働きをしていますが、植物状態では、それらの詳細な刺激を「理解」してくれる大脳皮質に「繋がらない」のです。これは、いわゆる「皮質盲」と呼ばれている障害と同じような状態です。皮質盲の患者さんの眼球網膜は正常なので、視覚刺激には正常に反応します。その意味では「見えている」のですが、それにもかかわらず盲なのです。なぜならば、大脳の視覚皮質領域に障害があるので、受け取った視覚刺激を総合的な映像へと処理することができないからです。

さらに加えて、検査担当医は、一回の検査だけで最終診断を決定してはなりません。二人の検査担当医が、異なった時間に、お互いに独立して、診断を下すべきです。先に検査を行った医師の診断結果を、後から行う医師が前もって知ることがあってはなりません。

神経機能画像診断は、その成果の精度が明確であればあるほど、臨床診断の成否を確認するためには大いに反映させるべきです。

診断には、家族と介護スタッフが観察した事柄や経験した事柄を、必ず取り入れなければなりません。この際、診断を行う医師は、家族には、一方で、ちょっとした状態の変化にも高い感受性を示していること、他方で、ある行動を過大に評価する傾向があること、例えば、永続性植物状態の患者さんの把握反射を見て、その行動には目的があって意識的な行動であると間違って思ってしまうことに十分な配慮をしなければなりません。

八・一〇　誠実な診断の倫理

頭痛、打撲、無尿等を伴う患者さんはどのような患者さんであれ、治療を受ける前に、その時に可能な限りの診断法を駆使して、できるだけ正確で良心的な診断を受ける権利があります。ましてや重症脳障害の患者さんは、病状の範囲と程度と予後に、大きなばらつきがあることが明らかになっているので、一層正確な診断を受ける権利があります。最適の条件で診断がなされ、先に述べたように異なった時間で検査を行い、説得力のある手順で診断がなされていれば、予後を決める条件が整っていると言えます。この状況に至って始めて、場合によっては患者さんの家族と共に、今後の希望や、今後の見通しや、治療の帰結などについて責任を持って話し合うことができます。

植物状態と最小意識状態は、臨床的に非常に似通っており、錯覚に陥りやすく混同されやすい状態です。しかしながら、この両者の予後は全く異なっているので、診断に際しては、その責任の重さを十分に認識していて判断能力のある専門家による明確で厳しい鑑別診断が要求されます。なぜならば、永続性植物状態に陥った患者さんには、意識が回復する蓋然性が全くない一方で、最小意識状態の患者さんには、たとえ発見することが困難であっても、また、それを証明することが困難であっても、意識が回復する可能性が残されています[7]。さらに、回復のチャンスも残されており、脳機能を取り戻す可能性も閉ざされてはいません。

それ故に、ここで述べたような手段や方法を駆使して、潜在的に回復の余地を残している最小意識状態の患者さんをできる限り特定して、適切なリハビリテーション戦略を立てなければなりません。このような患者さんの家族に対しては、その根拠に基づいて慎重な態度で希望を与えることもできます。

一方で、粘り強くリハビリテーションを行ってもその効果がない患者さんをフィルターにかけねばなりません。このような患者さんは、最小意識状態ではなくて、永続性植物状態の患者さんであり、このような患者さんの家族に対しては、医師からは偽りの希望や過大な希望、ましてや、奇跡的な治癒の話をするようなことがあってはなりません。むしろ、わたしの見解では、医師には、適切なやり方でそのような希望は持たないように告げる倫理的義務があります。

八・一一　永続性植物状態における延命措置の中止――ドイツにおける法的状況

医学を科学的な眼で捉えて治療を行っている医師ならば、誠実で良心的に診断された永続性植物状態の患者さんが、再び意識を回復する可能性はないことを否定する人は、人間的な常識からすれば、まずいないでしょう。医学的に考えれば、ただの肉体存在に過ぎない患者さんが、適切な看護・介護を受けて、何年もあるいは何十年も生命が維持されている状態に対して、いつ、どのような条件下で、生命維持措置に制限を加えたり、あるいは、生命維持装置を外したりして患者さんを死なせることが許されるのかという疑問が湧いてきます。

人工栄養法が導入されて医療の世界に広範な影響を及ぼすに至った一九八〇年代以前においては、永続性植物状態の患者さんは、発症の数週間後には自然な死を遂げていました。一九八〇年代以降になってから、各国において、とりわけ終末期における延命措置としての人工栄養法と、この疾患における患者さんの自己決定権に対して、司法の立場を明らかにする必要性が生じています。

ドイツでは、一九九四年にドイツ連邦通常裁判所が下したいわゆる「ケムプテン判決」は、今日的には極めて重要な意味があります。この判決は、死亡幇助の領域のみならず、永続性植物状態の患者さんの治療の中止に関わる係争中の倫理的問題について、大きな意味があると同時に多方面にわたって影響を及ぼしました。「ケムプテン判決」のケースは、あるかかりつけ医が、七〇歳の女性患者さんの治療を、第三者には正当化できないようなやり方で中止したために、殺人未遂の疑いで告訴されたケースでした。この重度の認知症婦人は、約一五分続いた心停止の後に心肺蘇生が行われたのですが、意識は回復せず永続性植物状態となって経管栄養が行われていました。この状態で二年半が経過した後になって、医師は、後見人に指定された息子と共謀して、経管栄養を中止しました。経管栄養中止後に与えられたのは、お茶だけでした。そのままでは、この婦人は、多分二週間から三週間の間に死亡すると思われました。この判決の根拠は、この患者さんがまだ健康であった頃に、あるテレビ番組で全面的に介護が必要となった患者さんの様子を見ていて、決してあんな風には死にたくないと、何回もはっきり言っていたと息子が証言したことでした。

しかしながら、ケアを頼まれた介護サービス提供責任者は、その医師と息子の要請に従わないで、このことを後見人裁判所に知らせました。後見人裁判所は、まずは、仮処分を出して経管栄養の中止を却下し、後に許可しない決定を下しました。その医師と息子は、これを受けて故殺未遂の罪で罰金刑を科されました。被告人は、この決定に納得できず、ドイツ連邦通常裁判所に上告しました。上告の結果、この両者は、最終的には無罪となりました。

後見人裁判所の結論に反して、ドイツ連邦通常裁判所は、このケースに対して異なった見解を示しました。ドイツ連邦最高刑事裁判所は、直接的に示された患者さんの意思に、絶対的な法的拘束力があると認めたばかりでなく、さらに加えて、患者さんがその治療法に反対していたと推測された場合においても、それには、患者さんの意思としての法的拘束力があることを初めて判決で示しました。ドイツ連邦医師協議会のガイドラインによれば〔ドイツ連邦医師協議会は、ドイツ各州の医師会で構成される協議会で、一九七九年と一九九八年の二回にわたって、医師の死亡幇助に関するガイドラインを発表している〕、この判決が出るまでは、すでに終末期を迎えている患者さんの場合のみ、医師が延命治療に終止符を打つことが、死亡幇助綱要として許されていました。しかし、ドイツ連邦通常裁判所は「ケムプテン判決」において、未だ終末期を迎えていない場合であっても、延命治療の中止は容認可能で合法的であるという考え方を初めて判決で明らかにしました。さらに、経管的に水分と栄養を与える行為は、明らかに医療行為であって、たとえ、医師の指示で看護師がそれを行っても、看護業務ではないことを、初めて認めた判決でした。同時に、胃瘻を造設する行為は手術行為であって、患者さんが書面で表明している場合は当然であり、患者さんがその治療法に反対していたと推測される場合においても、医師は、患者さんの意思に反した医療行為を行ってはならないことを、明確に示しています。

ドイツ連邦通常裁判所が、すでに始められている延命治療を中止することよりも、憶測による患者さんの意思を明らかにすることを要求したことは、納得の行く判断です。憶測による患者さんの意思が延命を妨げる可能性がある場合には、より高い判断基準を課しています。法律によれば、終末期とは、三つの条件を備えていなければなりません。つまり、その病気に治る見込みがないこと、その病気が不可逆性であること、死が近いことの三つの条件です。これらの三つの判断基準に照らして見れば、この女性患者さんの死亡幇助には、死期が近いという三番目の基準が欠けています。これが意味していることは、この唯一の延命治療措置の中止には、三番目の基準が欠けているにもかかわらず、この決定は、「一般的自己決定権」の表現であり、同時に「身体の完全性」を守る権利の表現であって、これを合法的と認めています。

ドイツ連邦通常裁判所の判決は、患者さんの意思が存在することが、延命を決めるに当たって唯一の決定基準であることを明白にしており、誤解の余地のない判決です。この判決が意味していることは、例えば、人工透析の患者さんが、その患者さんが確固たる洞察力と意思を備えていれば、透析を続けるか否かについて、毎日、毎日、自分自身で決定できるということです。このような決定は、意識のない患者さんにはできません。ここで、後見人には、次の課題が与えられます。その課題は、その治療が患者さんの意思に沿って為されているか否かについて常に考えることです。後見人には、患者さんの意思を保証する立場が与えられています。その意味するところは、後見人には、患者さんの意思をあらゆる手段を用いて探し出す権利が与えられているばかりではなく、それを行う義務も伴っているということです。

「死が近いこと」が、生命維持措置を中止することを正当化するための不可欠な要件ではないとされたことは、ドイツ連邦通常裁判所の判決が明確に示しているように、結果的に、他の二つの基準、つまり「予後不良」と「非可逆性」という要件が満たされなければならないという意味では決してありません。この二つの要件は、「ケムプテン判決」の女性患者さんの場合では満たされていましたが、この判決では、それらは、前提条件ではありません。

二〇〇二年に、ドイツ連邦共和国基本法裁判所が、エホバの証人である一人の女性が申し立てた患者さんのリビング・ウイルに関する判決、および、あるエホバの証人の信者が、輸血をすれば助かるのに輸血を拒否したために死亡して、ドイツの一般大衆を震撼させたケースの経緯を見れば、ドイツ連邦共和国基本法裁判所の判決が、いかに広範囲に医療的行為や治療の決定を拒否することを、ドイツ連邦共和国基本法によって保証しているか分かります。二番目のケースでは、ランダウから来たエホバの証人の熱心な信者である若い母親が、子供を出産した後で大量の出血が起こって、どうしても輸血が必要になったのですが、彼女は、敢然として輸血を拒否しました。医師らは、この決断を尊重せねばならず、その結果、この婦人は死亡しました。これを受けて、バイエルン法務省は、一般大衆に向けて、治療に当たった医師らは、法律に忠実に則って行動をしたと説明しました。

植物状態の患者さんにとって、生命維持措置を続けるか否かは、一義的に表明された意思があるか、あるいはその意思の存在が十分に推測できる場合には、その意思に従わなければなりません。その意思が明確に表明されていない場合や、患者さんの意思が信用するに足るものか、納得できるものなのかがどうしても推測できない場合では、「一般的な価値観」を決定の根拠にしても構いません。永続性植物状態の場合では、実際上、誰もが、そのような状態で生命の維持を希望していないという観点から物事を考え始めるべきです。この現実は、患者さんの意思が突き止められない場合においても、生命維持措置を中止するべきであるとする議論に強く賛同する考え方です。

これまでのドイツにおける裁判の判決を総括するならば、何年も健康で生き延びる見込みがある患者さんでも、いかなる治療であっても、その治療を拒否できることが判明しています。なぜならば、拒否判断の基準は当事者のみにあるのであって、その他の何者でもないからです。わたしたちのドイツ連邦共和国基本法は、それが医師の見解であれ、その他の普遍妥当な考え方からは無分別であると考えられる決定であれ、あるいは、究極的には自分の生命を拒絶するような決定であれ、その決定を許容しています。わたしたちのドイツ連邦共和国基本法によれば、人間の尊厳は高度に個人的な決定であり、自分で自分の人生を、どの程度まで擁護するべきかという決定にまで及んでいます(8)。

八・一二　永続性植物状態における生命維持措置の中止──私的な見解

多方面から、とりわけ、教会、医師、障害者団体などから、永続性植物状態の患者さんの生命維持措置の中止を許可することに対する批判が数多く出されています。

これらの批判は、永続性植物状態の診断が、正確な診断なのか、最終的に医師の能力と医師の綿密さに照らして恥じないかについて疑問符が付けられた場合ならば、その正当性に疑う余地はありません。しかしながら、もし、医師のプロ意識と医師の倫理の中心に、医師の綿密さが存在していなければば、このような考えは恥ずべき考えであって受け入れることはできません。もし、重症脳障害の鑑別診断が真摯になされており、家族に対して、科学的に証明された根拠を持って、疾患の予後、つまり、回復の見込みが全くないのか、あるいは、最小意識状態の場合のように、回復の見込みが残されているのかについてしっかりした説明がなされているならば、このような批判の大部分は的外れです。今後さらに診断の精度が上がれば、過去のみならず現存する専門誌やメディアに報告されているような、いわゆる覚醒昏睡患者の奇跡的生還という報告の真偽が分かってくるでしょう。覚醒昏睡患者の診断が正確になされていれば、メディアに登場するような覚醒昏睡患者は、本当は覚醒昏睡患者さんではないので、今後はメディアに登場するようなことは少なくなるか、あるいはなくなるでしょう。

植物状態から回復しない人、つまり、永続性植物状態で生きている人に対して、「彼は覚醒昏睡状態の中に、自分にとって適切な生活様式と存在様式を見出している」と主張する人、「覚醒昏睡患者さんと豊かにコミュニケーションを取る言語体系がある」と主張する人、不遜にも「植物人間として生きていることと、車のドライバーとして生きていることとは、死に関しては同じ関係にある」と主張する人、これらの人々は、間違って永続性植物状態の診断が付けられたか、他の方法で間違って付けられた診断に依拠しているか、伝統的科学的医学体系に属さない別の医学体系へと移行して行った人々です。(9)

さらに、永続性植物状態を、「一人の人間のすべての生体反応が、生き延びるためにアルカイック（古拙）でプリミティブな隔離された有機体生命(10)（死んだ振りをしているような反応）へと強要されている」と解釈するのは、どう考えても筋違いです〔アルカイックは、ギリシャ語の「アルケー」（*arche*: 古い、太初の）という語に由来する。日本語では「古拙」がほぼその語に相当する）。このような解釈は、神経内科専門学会からも、昏睡問題と取り組んでいる科学者からも、真面目に議論されることはないでしょう。

すでに述べましたが、植物状態の患者をこのように評価することは、錯覚、あるいは間違った解釈に基づいています。アメリカの倫理学者でかつ疼痛研究者であるエリック・J・カッセルは、植物状態の患者の評価に落とし穴があることについて、正鵠を得た立場を取っています。それは、“Appearance overrides scientific knowledge - not a rare phenomenon”「科学的な知識は、外観によって覆い隠される――これは、稀な現象ではない」という立場です(11)。

一方、別の次元では、ドイツ連邦通常裁判所の尽力でできた患者さんの「推測による意思」の概念に対して、少なからぬ数の評論家から異議が表明されています。「推測による意思」を批判している評論家は、もし、明白なリビング・ウイルが存在しなければ、つまり、同意する能力がない人間の場合には、例えば「ニーズ志向」を手がかりにして決定プロセスを進めるといった新しい方法を考慮するよう要求してくるに違いありません。最終的には、植物状態の患者の身体言語、身ぶりや手ぶりやジェスチャーなどをどう理解するかによって、現在、患者さんのニーズが何であるかを決めるのがより良い方法であるということになります。

その一方で、批判論者は、推測による意思の概念に異議があるばかりではなく、それと同時に、患者さんのリビング・ウイルが明白に書きとめられていたとしても、それは現時点での患者さんの同意能力を根拠にしているのではなく、過去に認められたリビング・ウイルを根拠にしているに過ぎないと異議を唱えます。この主張には、リビング・ウイルの代わりに科学的に根拠付けられた永続性植物状態の概念を無視する論理構成が必要です。つまり、患者さんの意思確認の新たな根拠として、患者さんの身体言語、身ぶりや手ぶりやジェスチャーなどが、これらの「ニーズ」を指示していなければなりません！　永続性植物状態の患者さんにこのようなことが可能でしょうか。永続性植物状態以外の診断がなされている患者さんならいざ知らず、永続性植物状態の患者の場合は、合目的的な表現や欲求の表現は、そもそも、定義上不可能ではないでしょうか。

リビング・ウイルが、満足できるほど的確に認められていれば、それに代わるものはありません。推測による意思を克明に見つけ出すことも困難です。推測による意思を探し当てることには、不確実さがあって信頼が置けないことを容認しなければなりません。したがって、他の選択肢としては、患者さんのリビング・ウイルを別なものに置き換えるか、それを無視するか、その代わりに、患者さんの異議申し立てがかなわないので、自分自身の考えに効力を与えるかという選択肢になります。その結果として当然出てくることは、自己決定権ではなくて他者決定権でしょう。

患者さんのリビング・ウイルに別のことが書かれている場合や、推測による患者さんの意思に反している場合を除けば、わたし自身は、このような患者さんの死を無条件で支持します。それ以上の重い障害が考えられない場合の患者さんの死については、たとえ重い損傷でなくても、無条件で支持します。

いかにしても否定できないことは、永続性植物状態であることほど、医学の底しれない破滅の淵を示している状態はどこにもないということです。もう一度強調しておきますが、この状態の患者さんは、現代医学をもってしても、何の助けにもなりません。永続性植物状態の患者は、疑いもなく生きている人間ですから、当然ながらあらゆる尊敬の念を払わねばなりません。それにしても、医学的にはアーティファクトと言わざるを得ません。そして、このアーティファクトは、今となっては、予測できない期間にわたって、いかなる人間的な交わりや環境との関わりの回復への見通しも持てない「生ける屍」の状態で生き続けねばならないのでしょうか。――沈黙と疎外の中で生きることを余儀なくされる人生――、このような人生を、事実上の虐待であるというのは不適切でしょうか。永続性植物状態の患者の生命維持措置を中止することに決して賛成しない人々に対して、わたしは、永続性植物状態ほど、死よりもむごく陰鬱な状態は他にはないと言いたいのです。このような考えは、本当に間違っているのでしょうか。

第九章　人間の意思——終末期における自己決定

九・一　「チューブは付けないでください」

二〇〇八年一月四日、エルナ・Kさんは、息遣いは荒く、身動きせず、眼は見開いたまま、顔の左半分がだらりと下がった状態で、救命救急センターの診察室のぎらぎらした照明の下に横たわっていました。S医師は、数分前に救急隊から彼女を引き受けたのです。「Kさん、わたしが見えますか？わたしの手を握ってみてくれますか？」。内科医の呼びかけに対して、彼女の目線も、彼女の手も反応しませんでした。軽く腕をつねってみましたが、反応はありませんでした。腕を持ち上げてみましたが、その腕は力なく担架の上に倒れ落ちました。彼女は、明らかに意識があったにもかかわらず、意思疎通を図ることはできませんでした。S医師は、広範囲な脳卒中を疑いました。S医師は、点滴の指示を出し、鼻に酸素チューブを置き、舌根が沈下して気道を閉塞しないようにある医療器具（グデル・エアウェイ）を口腔内に入れました。S医師は、自分が下した診断が正しいことを確認するために、神経内科医を呼びました。

介護ホームからの紹介状には、この八六歳の患者さんについて、いくつかの既往症が併記されていました。「脳梗塞（二〇〇五年：後遺症・右半身麻痺）、糖尿病、パーキンソン病、心不全、慢性気管支炎、乾癬、褥瘡（左足踵）」。さらに、付記として「話せない、コミュニケーション困難、しばしば薬を吐き出す、尿失禁、便失禁、自力では起き上がれない、身寄りなし」と書かれていました。

S医師は、介護ホームに電話を入れました。それで分かったことは、夜勤の看護師が、朝の巡視で各部屋を見廻っていた時に、息苦しそうに喘いでいて反応もないエルナ・Kさんを見つけたので、救急車を呼びました。最近のエルナ・Kさんは、アームチェアーに座るよりは、ベッドに伏せていることが多かったそうです。意思疎通を図ることはほとんどできず、食べる量もわずかで食事介助が必要でした。尋ねてくる人はいたのでしょうか。尋ねてくる人は、ほとんどいませんでしたが、稀に古い女友だちが来た時も、何も話すことがないのですぐに帰ってしまいました。家族はいないのでしょうか。甥がいるとのことでしたが、一度も顔を出したことはありませんでした。S医師は、ひょっとして、何か彼女が意思表示をしていなかったか、「リビング・ウイル」を認めていなかったかを知りたいと思いました。看護師は言いました。もしあったなら、ホームで分かっていたはずです。

ホームでは、エルナ・Kさんが二度とホームに帰ってくることはないと思っていたので、彼女のがらくたのような持ち物を袋に詰め込んで病院に運び込みました。D看護師は、彼女の持ち物を几帳面に調べて、個々の品物のリストを作りました。あるプラスチックの包みに、古い写真や色褪せた領収書や紙切れが詰め込まれていました。その中から、看護師は一枚の紙切れを見つけ出しました。「お願いだから、チューブは付けないでください。これが、わたしの意思です。二〇〇七年四月一八日、エルナ・K」。震える手で白い紙切れに横書きにされて注意深く折り畳んで身分証明書にクリップでとめてありました。

この書類には、注意を払うべき重要な患者さんの意思が示されているのでしょうか。法的な拘束力のあるリビング・ウイルなのでしょうか。それとも、ただの紙切れで、医師の治療方針決定に全く意味をなさないのでしょうか。「チューブは付けないでください」。これを言葉通りに受け止めるべきでしょうか。それとも、比喩的な意味なのでしょうか。この老婦人は「チューブ」に、どのような意味を込めたのでしょうか。静脈カテーテルなのでしょうか。それとも、膀胱カテーテルでしょうか。はたまた、経管栄養のためのチューブなのでしょうか。人工呼吸のための気管カニューレも、やはりチューブではないでしょうか。どのような病状に対して「チューブは付けないでください」と思ったのでしょうか。

この問いの答えは迷宮入りです。どのようにでも解釈できます。今や、彼女が書き遺したごく普通の言葉の意味を突き止めることは容易ではありません。しかしながら、それにもかかわらず、明らかに何かを要求しているこの老婦人の心情は、重い病状に関係したある意思の表明であり、決して見過ごしてはならない言葉です。医師の義務は、手に入るすべての情報を敏感に集めて、分析しかつ評価して、患者さんの意思がどこにあるのかを究明しなければなりません。それが分かったならば、実行しなければなりません。

すでにコミュニケーションが取れなくなった患者さんの意思を見つけ出すことは、骨の折れることであり、時間もかかり、時には不毛な努力になります。医師にとっては、「わたしは、医師として、わたしができるすべてのことを行います。そうすれば、わたしは、倫理的にも法的にも正しい立場に立っています」という言葉は、時代を超えて広く行き渡っている座右の銘です。しかしながら、医師は、絶対に、この立場に立って行動してはなりません。実際は、その反対です。すでに詳しく見てきたように、医療を行う場合、このようなやり方は、「医師の幸せ」を考えているのであって、「患者さんの幸せ」を考えてはいません。この座右の銘は、実際には倫理的に非難されるべきです。もし、患者さんの意思が明らかにされており、それについて家族の誰かが告発すれば、連邦裁判所の最終判決では、すべてのことを行った医師にとっては、致命的な結果となるでしょう。つまり、法的には傷害罪で告訴されます。次に、その一例を示しましょう。

二〇〇八年の九月に、ドイツのある大学病院の集中治療病棟の主任医長が、患者さんの「リビング・ウイル」を無視したとしてここ数年間続いた裁判に判決が下りました。最重症の腎疾患患者さんであるギュンター・Mさんの容態が、ある手術の後で悪化して意識消失状態となったことに関わる裁判でした。患者さんのリビング・ウイルには、人工透析、人工呼吸、人工栄養は行ってはならないと書かれていました。患者さんの奥さんは、夫が医師らに対して提出したリビング・ウイルは、当然有効であり、人工透析を中止して夫を死なせてほしいと、何回も繰り返し申し入れました。しかし、主任医長は、「人殺しはしない」との理由で患者さんのリビング・ウイルを拒み、奥さんの申し出に従いませんでした。

裁判所はこの医師に、「違法な故意による身体傷害罪」で有罪の判決を下しました。医師の治療には、「ドイツ州医師会」の職業規律があったので、この医師の罪は軽くて処罰はされませんでした。なぜならば、「ドイツ州医師会」の職業規律の一部は、実は法律違反だからです。

エルナ・Kさんに関わったS医師の決定は適切な決定でした。高齢であること、数多くの既往歴があること、介護老人ホームからの行き届いた情報、そして二度目の広範な脳梗塞、これらに鑑みて医師は、エルナ・Kさんの「チューブは付けないでください」とのメモ書きを、延命治療は行わないでほしいとの意思表示であると解釈しました。S医師は、以前に挿入された静脈カテーテルをそのまま残しました。なぜならば、脳梗塞発症後に何回か痙攣発作が起きたので、その都度、以前に挿入されていた静脈カテーテルを通して、薬を注入しなければならなかったからです。S医師は、例えば、人工栄養とか抗血栓療法などで延命を図ることを断念しました。エルナ・Kさんは、病院に担ぎ込まれた数日後に、脳卒中後の呼吸不全のために、意識を回復することなく亡くなりました。

九・二　終末期の自己決定——遅きに失した法律

ドイツでは、ある論争が、何年もの長きにわたって、時には、ビスマルクの文化闘争に匹敵するように激しく行われてきました〔ビスマルクの文化闘争は、一八七〇年代のドイツ史上の概念。プロシャのビスマルク鉄血宰相は、国家統制の必要から、反プロシャ的なカトリックに対して、政治政策闘争を行った。カトリック側の反撃も強くなり、一八七八年新教皇レオ一三世即位を契機にビスマルクはこの闘争に終止符を打ったが、これによってドイツのカトリック勢力は大きな打撃を被った〕。その論争は、ドイツの「基本法」に定められている自己決定権が、終末期においてどの程度まで保障され、どの程度までその合法性と有効性が保たれるのか、あるいは、一定の条件下に制限されるべきかについての論争でした。ドイツ連邦通常裁判所第I刑事部が、二〇〇三年に先行して行った判決を、ドイツ連邦通常裁判所第XII民事部が、時の経過につれて、患者さんの意思が明らかであれば、患者さんの病状が不治かつ末期で、非可逆的であって、死に至る場合にのみ、治療の中止を行っても合法的であると思い込んだことが、この論争がところどころで異例の激しさと妥協を許さない形で行われたことに、ある程度の責任があります。

この論争は、当時法務大臣であったブリギッテ・ツィプリース議員が二〇〇四年に設置した「終末期における患者さんの自律に関する委員会」(クッツァー委員会)において始まりました。第一の法案は、ドイツ社会民主党のヨアヒム・シュトゥンカー議員によって、ドイツ連邦議会に提出されました。この超党派の議案は、「患者さんの自己決定」(リビング・ウイル)は、無条件で法的拘束力を持つとしました。引き続いて提出されたウォルフガング・ボスバッハ議員の草稿になる第二の法案では、患者さんのリビング・ウイルの効力を「不治かつ末期」に限定しました。第三の法案は、キリスト教民主同盟のウォルフガング・ツェラー議員のグループより提出されました。この法案の弱点は、患者さんの「リビング・ウイル」を「関係者の対話」に置き換えた点でした。第四の提案は、この法案を全面的に廃案にすることを目的としました。その後、長い間、どの法案も議員の過半数を獲得することができないかの如くに見えたのですが、二〇〇九年六月中旬の採決で、驚いたことに、シュトゥンカー議員の第一の法案が、明らかに多数を得て決定されました。その結果、二〇〇九年九月一日に「成年後見人法に関する修正第三法」(いわゆる、「リビング・ウイル法」)が有効となりました。この法案は、基本的には、ドイツ連邦通常裁判所の過去の判決を法制化したものであり、終末期の自己決定権の優位性を認めた法案です。

九・三　後見人法改訂第三法「リビング・ウイル法」[1]発効（二〇〇九年九月一日）後の法的状況

—同意可能な成人患者さんが、後になって同意不可能となった場合、書面に記されたリビング・ウイルには、法的拘束力がある。リビング・ウイルの効力は、病気のステージとは無関係である（その効力に制限はない）。リビング・ウイルに記された決定は、直接的に適用される。つまり、もし患者さんの代理人が偶発的に決まった場合でも、その代理人が自分で治療方針を決定することはできない。同意不可能となった患者さんに対して、患者さんから全権を与えられた後見人も裁判所が指定した後見人も、医師、介護施設、その他、患者さんの医学的処置に関わる施設に対して、患者さんが示した直接的な意思に沿った意思表示を行い、それを実行しなければならない。

—患者さんのリビング・ウイルが書面で示されていない場合では、患者さんが医学的処置について、口頭で明らかにした事柄や希望が有効となる。そのような意思が表明されていない場合は、患者さんの意思を推測できるような、具体的な根拠を突き止めなければならない。口頭で明らかにされた事柄も、推測による患者さんの意思も、書面で表現されたリビング・ウイルと同等の法的拘束力がある。

—リビング・ウイルについての公証人文書、またはその他の証言は、それ以前の医学的法律学的な助言と同様、必要ではない。

――法律は、治療法を決定する前に、まずは、その治療法が患者さんのリビング・ウイルに示された治療状況に相当するか否か、あるいは、その患者さんが自己決定能力を失う前に、リビング・ウイルを（非公式であれ）撤回しているか否かを確認しなければならないことを明確に示している。

加えて、法律は、個々の具体的な症例で、患者さんの意思の有無を突き止めるべきであると定めている。これは、治療方針を決定する前に、しっかり守られていなければならない。つまり、
第一、医学的適応の有無の検討。

第二、医師と患者さんの代理人は、「患者さんの意思を考慮して」医学的処置の適応を検討しなければならない。

第三、全権を委任された人、あるいは後見人による治療法の決定。

――医師と後見人が、治療を中止するか治療を行わないかについて、患者さんの意思に沿って意見が一致しているならば、後見人裁判所による法的許可は必要としない。裁判所は、争いや対立が起こる場合にのみ関与できるし、関与すべきであり、患者さんの意思に従って判決を下さねばならない。

九・四　リビング・ウイル法はどうしても必要であったか？

現行法で、なかなか議論に終止符を打てない主な点は、リビング・ウイルの法的拘束力が、患者さ

ん自身に同意能力がなくなった場合でも、医療や看護の証書として法的拘束力があるか否かの議論でした。その際、特別に議論の的となったことは、病状がまだ死を免れない経過でない場合や、高度の認知症や永続性植物状態のように、意識消失状態が持続的で回復の見込みがない場合でも、患者さんの意思に従うべきか否かという点でした。さらに議論となった点は、リビング・ウイルが、書面や口頭で示されていない場合に、推測される患者さんの意思が、それに相応しいか否かの問題でした。

これらの問題点についての議論に深く根を下ろしている問題は、結局のところ、医師らが医学の進歩によってもたらされた矛盾する両面価値と、どのように向き合うかという問題でした。医学の進歩は、死への過程を先延ばしにして死なせないための技術的薬学的手段をとっくの昔から蓄積しており、種切れになることはないので、この問題への回答よりも、疑問点がより多く生じています。これらの意見の相違点を決着に持ち込むために、ドイツ連邦議会でも、法律家会議でも、医師の継続研修の場でも、法廷においても、激しい情熱が注がれたことは驚くに当たりません。その他の生命倫理問題においても、例えば、堕胎、幹細胞研究の場合のように、倫理的法律的疑問に抵触する問題があります。医師の実務において、終末期における自己決定権の重要性に、不確実で不安定なところがあることは明らかなので、それ故に、これらの問題を法制化することを避けて通ることはできませんでした。

二〇〇四年に行われたアンケート調査では、いわゆる、間接的死亡幇助が法的に認められているにもかかわらず、ドイツの医師の三分の一が、それを犯罪行為であると答えており、ドイツの医師の六〇%は、瀕死の患者さんの生命維持措置を中止すれば、たとえ患者さん自身が医師にそれを望んでいたとしても、中止したことに対して責任を問われるのではないかと恐れていました。驚くべきことは、裁判官の中にも、特に後見人判事の中に、同様の心配があったことです。さらに加えて、ドイツ連邦通常裁判所が、終末期に関わる数多くの問題に対する判決を通して、ほとんどすべての法的な疑問に答えているので、ドイツ州医師会としては、リビング・ウイルに関する大綱的法律は不必要であるという見解を取っています。これは、一見納得できるように見えますが、それは見かけ上の話に過ぎません。これらは「判例法」を扱っているに過ぎないのであって、リビング・ウイルの内容と形式が国会で決議されない限り、裁判官にこれらの判例に従うよう義務付けることはできないことを、「医師会」は正当に評価していません。

この議論はまだ終わったわけではありませんが、この新しい法律に先行して行われた議論の核心部について、次の数ページにわたって述べておきます。

九・五　自己決定——人間の尊厳の中核

リビング・ウイルに関する対立点を近くから観察してみると、自己決定は、ドイツのドイツ連邦共和国基本法に照らして見れば基本的な姿であるにもかかわらず、眼に見えて圧迫されており、これを急いで正当化する必要に迫られています。第一に、患者さんの自己決定が、リビング・ウイルの基盤に相応しい負担能力があるか否かが疑問視されています。第二に、リビング・ウイルは、ある批判者の意見によれば、ドイツ連邦共和国基本法で保障されている「生命の尊重」に抵触するのではないかということです。第三に、リビング・ウイルは、現在から見れば未だ先のことであり、その時にはどうなっているか分からないにもかかわらず、一定の未来の形を造ることが目的なので、すでに、その前提条件自体が無効であるという考え方です。これらの懸念は、具体的に見れば、またしても、ある特定の「専門分野の倫理感」に基づいた懸念です。人生の最期となる死についてのイメージは、多様な世界観や宗教観など、種々の分野の倫理観によって形成されるものであり、それらは、自己決定権がリビング・ウイルの主要概念であることに反対しています。医師の職業倫理が、疑いもなく患者さんの自律を認めているにもかかわらず、このことは一部の医師にも当てはまります。

ここで、患者さんの自己決定権を、陰に陽に阻止しようとしている医師らを代弁しているドイツの高名な心臓外科医の言語道断な発言を例に取って考えてみましょう。この考え方が、どの程度の割合を占めているかは明らかではありません。患者さんのリビング・ウイルにかかわる議論に対して、この医師は、馬鹿げた偽りの議論であるとして退けています。二〇〇七年に、週刊新聞『ツァイト』のインタビューを受けて、この医師は、次のように表明しています。「もし患者さんやその家族が、ドクター、これがわたしのリビング・ウイルです、と告げたならば、わたしは、それには興味がないからナイトテーブルの引き出しに入れておいて良いですよと答えるでしょう[2]」。

医師として、患者さんに向かって、これほど傲慢で失礼な態度はあり得ないのではないでしょうか。このような医師は、いうまでもなくドイツ州医師会の定める職業規律〔医師の倫理綱要（Charter on Medical Profession, Charta zur ärztliche Berufsethik）〕に違反しています。なぜこの医師は、その発言に関して所轄医師会から責任を問われることもなく、服務規程違反で訴追されることもなかったのでしょうか。わたしには全く理解できません。ここで話されたことは、立派な医学者でかつ高名な心臓外科医が語ったものだとしても、わたしの理解するところでは、この医師は良い医師ではありません。

良い医師とは、幻影なのでしょうか。同時代の人々は、途方に暮れ、患者さんは絶望します。能力や良心が不足している医師や、犯罪人やマフィアのような医師のネットワークについての記事が、メディアに登場しない週がないことに注意を払わなければならないことを思えば、良い医師を探すことは、あたかも干し草の山に留め針を刺すような印象を免れないでしょう。しかし、わたしは、読者諸氏に、良い医師はまだいると約束したいと思います。自分の仕事に誠実で感情移入ができて、良心的で几帳面で、科学に基づいた考えを持っており、賢く上手に確信を持って、病気の深淵から患者さんを導き出す能力を持った良い医師は、まだいると約束したいと思います。良い医師とは、自分の処方や振舞いの影響や効果を見通すことができて、評判の良くない「機器医療」に頼り過ぎないで、必要な検査を選別できて、患者さんに有利になるよう全力を尽くし、患者さんが戻ってこないことを恐れて、患者さんを同僚に紹介することを嫌がったりせず、信頼がおけないが報酬の高い「第四相臨床治験」をやりたいから、患者さんを紹介してほしいと頼んでくる医薬情報担当者に対して、出ていきなさいと断る気骨を持っており、最終的には、特に死への過程を歩んでいる人には、その患者さんの代理人として、また友人として、その人自身とその人の希望と意思に尊敬の念を示せる医師です。

患者さんの自己決定権を疑問視するのは、医師の代表者だけではありません。このことに関しては、トーク・ショー、ラジオの時事解説番組、新聞の学芸欄や社説や論説で、繰り返しテーマとして扱われていますが、そこでは、自己決定権は「暗示概念」であるとか、「公分母」であるとか、「キメラ」〔頭はライオン、胴はヤギ、尻尾は竜の、火を吐くギリシャ神話の怪物〕のような妖怪と呼ばれたりして、軽蔑されています。「自己決定の修辞学は、健康な人が考え出した机上の空論である」とか、「患者さんの自律は呪文」であるとか言われています。確かに、自己決定を「偶像」のように語ることは憚られます。

個人の自己決定には、社会的次元の問題を孕んでおり、他人や他のグループの影響の下で、山積する政治的、社会的力学が働くことを否定する人はいません。リビング・ウイルを作成する前に医師と話し合うこと、意思表示ができなくなった患者さんの推測による意思がどこにあるかを、後見人と医師と家族の三者で探し出すことは、いくら評価しても評価し過ぎることはありません。しかしながら、それにもかかわらず、このような緊張状況のただ中にあってさえ、われわれの法秩序は、死についての自己決定権を含めて、自己決定権を、自己の責任において使える自由な権利としてその中心に据えています。ドイツ連邦共和国基本法学者によって繰り返し強調されているように、この権利を軽視したり、過大評価したりして晒し者にすることは全くの誤認であり、この自己決定こそが、わたしたちの基本法〔ドイツのドイツ連邦共和国基本法は、基本法と呼ばれている〕の支柱であり、わたしたちの基本法理解の中核を形成しています。

「生命の尊重」の考え方がいかに世間に定着していても、人間の尊厳の中核を形成しているのは自己決定であって、生命の尊重ではありません。自己決定は、わたしたちのドイツ連邦共和国基本法によって保障されていますが、ドイツ連邦共和国基本法による自己決定の定義は諸般の事情でなされていません。基本的権利の保持者である個人は、自分の尊厳を決める権限を持っており、どのようにして身体の完全性を守り生命を守るかの権利が与えられています。ドイツ連邦共和国基本法裁判所の文言を借用すれば、「個人の自由は、その個人が、自身の人生の構想とその遂行について、自己決定ができる点にある」のです[3]。わたしたちのドイツ連邦共和国基本法が示しているように、人間の尊厳の核心部分は、他人によってその人の尊厳が定義されることから、自分を守ることにあるのであり、わたしの考えでは、これ以上包括的で説得力があって疑いの余地がない構想はあり得ないでしょう。

九・六　生きることは義務？

人生の終末の具体的な姿は、次の点にあります。どの患者さんも、自分で自分の人生の終末を決める権利があり、その権利を行使する意思があれば、その恩恵に与れる範囲で、自らのイメージに沿って、他人の自由を侵さない限度内で、人生の終末の姿を作り上げることができます。最終的には、どのような患者さんであっても、もしそれが第三者にとって非常識であって医学的合理性にかなっていなくても、自分自身のためにその決定をすることができます。わたしたち医師は、ここでは、わたし自身の職業に的をしぼって考えますが、リビング・ウイルを用意している人々が、前もって意識的に命を長らえる最後のチャンスを放棄しており、医師の判断よりも、リビング・ウイルで自分自身を束縛することを優先させているならば、医師はこれを受け入れなければなりません。例えば、高齢になって突然、心停止が起きた場合に、心蘇生をしないことを定めているような場合です。

健康で、年を取っていても元気な老人が、もし突然心臓が止まって血の巡りがなくなった時に、蘇生術を拒否して、平然とこの世と調和して人生を終えるならば、これほど納得が行くと同時に、これほど豊かで満たされた人生の表現法はないのではないでしょうか。高齢になって「何秒か心臓が止まる」だけで、人生の幕を閉じることくらい幸せなことはないのではないでしょうか。このような死に方を望まない人がいるでしょうか。突然深い意識喪失状態になって、そのまま死に至るほど、苦痛も恐怖もなく死に移行できるなんて、一体どうしたら望めるのでしょうか。このような幸福で望ましい人生の最後に対して、生き返らせる手段があるからという理由だけで、なぜ医師がそこに割って入らなければならないのでしょうか。

悲惨なことですが、そのような死を準備して実行することは困難です。救急医は、そのまま死なせるか、蘇生術を行って命を助けるべきかの問題と、緊急事態で直面した場合、通常は、患者さんの意思がどこにあるかを知りません。したがって、救急医の義務の範囲内で、客観的に推測される患者さんの意思に沿って、すぐさまできるだけのことを実行せねばなりません。ただし、蘇生の適応がないがんの末期患者さんの場合とか、重症の開放性脳外傷の場合は別問題です。どんな状況でも、絶対に蘇生術を拒絶したいと考えている人ならば、蘇生拒否と胸に入れ墨をしておかねばなりません。さもなければ、その患者さんの無条件意思を、時に叶って救急医に知らせることなどできません。通常、リビング・ウイルは、重症な病気で、病状が安定している時に引き合いに出されるものであって、予後が不明であっても緊急を要する場合には、一般的にはリビング・ウイルの対象とはなりません。

最終的には、蘇生術を行った後で、患者さんを死なせるか、あるいは、さらに生き続けさせるかの選択を、患者さんの意思に従って決めることは全く自由です。まずは、蘇生術がうまく行ってから、改めて患者さんの意思に従って決めれば良いのです。

この国では、数多くの医師が、今でも、このようなやり方に反対するでしょう。なぜならば、彼らにとっては、このようなやり方は、医師の倫理と安全配慮義務に適合していないと考えるからです。前に述べましたが、患者さんのリビング・ウイルを無視した主任医長の場合が、この考え方に相当します。それでも、やはり、この国の医師は、自分の考え方を変えねばなりません。もちろん、医師の倫理と安全配慮義務を過小評価してはなりません。それどころか、安全配慮義務は、延命のための安全配慮義務を含めて、患者さんの自己決定権と競合するものではありません。それどころか、安全配慮義務は、患者さんの自己決定権に対して、その限度をわきまえねばなりません。もし医師の考えが、患者さんの意思に反しており、患者さんの意思を考慮しなければ、一体どうすれば良い死へのプロセスを成就することができるのでしょうか！　医師の課題と義務は、どんな犠牲を払っても命を長らえさせることではありません。医師の裁量で患者さんの生命を長らえさせることと、患者さんの幸せを同一視してはなりません。このような考えは、つまるところ、「生命の神聖さ」という絶対的信条を、非人間的なことのために酷使しても良いことになります！

このような非難は、宗教的な人間を怒らせるかもしれませんが、例えば、カトリック教会のような信仰共同体では、人々の人生の終末は、非人間的な状況に置かれています。教会では、人間の生命のすべては神から与えられたものであるとの戒めを引き合いに、とりわけキリスト教的人間像の属性である苦悩に耐える準備を挙げて、自己決定権を相対化しています。すでに、一九九五年に、ローマ教皇ヨハネ・パウロ二世は、ローマ教皇の「いのちの福音」の回勅で、延命治療の中止は、明らかに神の掟に対する重大な侵犯であると表明しました。バチカンの態度表明は、二〇〇九年の初頭になって再び確認されました。あるイタリア人女性、エルアナ・エングラロは、一七年も前にさかのぼる交通事故で植物状態となっていましたが、ローマ教皇の間接的な同意を得て、人工栄養が導入され、このことに端を発して、イタリアのメディアと政界では醜くて屈辱的な大騒ぎになりました。教皇は、自分の権能と判断能力を遥かに超えた形で、死にゆく人への人工栄養は、決して医学的な治療措置ではなく、特に昏睡状態の患者さんにおいては、どのような状況であっても断念してはならない基本的な看護であり、もしそれが、患者さんが明言した意思であっても、医学的な適応がなくても、教会の教義によって、人生の終末における栄養補給は、事実上強制的になされなければならないことを改めて通達したのです。(4)

同様なことが、正統派のユダヤ教倫理においても見られます。例えば、すでに亡くなったユダヤ教律法学者エリーザ・イェフダ・ヴァルデンベルクのような影響力の強い何人かのユダヤ教律法学者らは、ユダヤ教の律法法典である「ハラハ」を解釈して、誰の命であっても、もしその人が重い病気で死にかかっていても、たとえ死の時期を早めてほしいと希望していても、いかなる状況であっても命は長らえさせなければならないとしています。(5)イスラエルの元首相であったアリエル・シャロンは、二〇〇六年一月から広範な脳卒中で昏睡状態でしたが、助かる見込みは全くなかったにもかかわらず、自然な形で死へのプロセスを歩むことが三年以上にわたって許されませんでした。わたしの見解では、これは実に非人間的なやり方です。

九・七　リビング・ウイルの拘束力と適応範囲

同意不可能な状況になった場合でも、リビング・ウイルに法的拘束力があるか否かの問題は、リビング・ウイル法という大綱的法律の適応範囲を巡って、ドイツにおいては議論の中心テーマでした。意見の一致を見なかったのは、これを認めた患者さんが、引き返すことができない死への旅路に向かう病気に罹っている場合でなくても、あるいは、長期間にわたって意識がないとか、重症認知症で患者さんに同意能力がない場合でも、そのリビング・ウイルに拘束力があるか否かの問題でした。

例えば、マインツ大学の公法・国法・行政法正教授で、指導的なドイツ連邦共和国基本法学者であるフリードヘルム・フーヘンが指摘しているように、ある患者さんが同意能力を失った後で、リビング・ウイルを尊重することが問題なのではありません。むしろ、問題は、リビング・ウイルの拘束力を制限することが、患者さんの基本的人権に抵触するか否か、ドイツ連邦共和国基本法上の正当な権利である患者さんのプライバシーを侵害することにならないのかという問題なのです(6)。

ドイツ連邦共和国基本法の第一章第一節では、個々の人間の尊厳が保障されています。例えば、患者さんに、本人の意思に反して強制的に栄養補給を行ったりする場合は、人間の尊厳に疑問符が付けられるのであり、医学的に意義があるいかなる生命維持措置であっても、あるいは生命維持とは関係のない措置であっても、患者さんの同意が必要です。もし、急患の場合で、患者さんが自分の意思を表明できないとか、重症な病気で長きにわたって意思表示ができない状況であっても、患者さんの意思に沿った治療を行わなければなりません。これが、すなわち、患者さんのリビング・ウイルであり、患者さんの価値観、あるいは、いわゆる、客観的に推測される患者さんの意思が、最終的に医師の治療法の適応を決定するのです。

ここでいう患者さんの基本的人権の擁護は、患者さんの同意が得られない場合でも、患者さんが前もって自分の自由意思で用意したリビング・ウイルがあれば、そのリビング・ウイルは有効だ、ということです。その条件としては、そのリビング・ウイルが、その患者さんの自由意思で認められたものであること、その患者さんの現在の状況に当てはまることという二つの条件が必要です。患者さんの基本的人権は、患者さんの病状の進行状態とか病気の種類に左右されることはありません。

今述べた二つの条件は、リビング・ウイルの批判者が法律に入れてほしいと望んでいたことですが、もしそうするならば、リビング・ウイルの適応範囲を制限すること以外の何物でもありません。永続性植物状態の患者さんの治療を中止するか否かの問題の議論で、わたしは、すでに一九九四年にドイツ連邦通常裁判所が下したいわゆる「ケンプテン判決」を取り上げました（「第八章　自意識なき人間」参照）。この判決は、死亡幇助の問題についての法的展開に大きな影響を与えた判決です。この判決においても、また引き続いて下されたドイツ連邦通常裁判所の判決においても、リビング・ウイルの適応範囲に制限を加えることは容認できないことが明らかにされています。

「ケンプテン事件」でドイツ連邦通常裁判所が下した判決は、初めて「消極的死亡幇助」が合法であるとの指針を示しています。

ドイツ高等刑事裁判所は、患者さんの意思に法的効力があることを、初めて明白に保証しました。

—加えて、患者さんが治療を拒否する意思が推測できる場合も、原則的に同じ重要性がある。

—胃瘻経管栄養が医療行為であることが初めて示された。

—このような医療行為は、患者さんの意思が明らかな場合のみならず、その意思が十分推測される場合においても決して行ってはならない。

—治療の中止を認める場合、これが死へのプロセスを歩んでいる場合のみに限定してはならない。


患者さんのリビング・ウイルの有効範囲を制限するとか、明らかな患者さんの意思、あるいは十分に推測される患者さんの意思を尊重しないことを正当化する試みには、なぜ根拠がないのでしょうか。このようなことは、果たして批判に耐え得ないのでしょうか。これに関して、ドイツ連邦共和国基本法学者フーフェンは、次のように説明しています。

—パターナリズム（父親的干渉）の考え方で、患者さんに「あなたを、あなた自身の愚かさから守ってあげねばならない」ということは、「分別のある成人患者さん」という考え方と矛盾する。したがって、前もって示された患者さんの意思を考慮しないことは、ドイツ連邦共和国基本法違反である。なぜならば、そこには、自分で自分の意思に同意できなくなる状態が、どのような状態であるかについては、原則的には分からないからと言って、患者さんの意思を無視しても良いとする立場は、ドイツ連邦共和国基本法違反であるからである。

—死期が迫っていて、もはや自分の意思を明らかにできない状況において、患者さんが示していた意思を無視することを、認めることはできない。しかし、その内容が明らかに間違っているような場合は、例外である。覚醒昏睡や重症認知症の場合では、患者さんが自分の意思を表明することは、単純に考えて不可能である。したがって、医療者は、患者さんが元気な頃に、前もって示した意思を覆すことはできない。

—個々の患者さんについて、その生命を尊重することは、基本的な国家義務である（「一般予防義務」）。しかしながら、この「一般予防義務」を理由に、優れて個人的（!）に明らかにされている人間の自己決定権までも干渉することは、正当化できない。これが乱用される場合は、法的手段で阻止されねばならないが、患者さんのリビング・ウイルの拘束力を、無効とするようなやり方を取ってはならない。

—医師・看護師・介護士の良心の自由には、消極的な死亡幇助に加担しない権利がある。しかしながら、良心の自由があるからと言って、患者さんの基本的な権利にまで介入することは正当化できない。

医師の立場からすれば、医師の職業倫理憲章には、患者さんの幸せを優先させることに加えて、患者さんの自律性（および、医療体制における財源・医療手段の公正な分配）が医療の最優先規範と明言されています。この規範に敬意を払うのみならず、この規範に積極的に価値を見いだすことこそが、医師の責務と使命の中核を形成しています。この原理原則と真面目に取り組めば、もし患者さんがかなり重症で、いずれにしても間もなく死ぬ場合に、患者さんの意思をただ考慮するだけで、実際は、医療者の尺度で治療を行うことがあってはなりません。このようなやり方は、医師の倫理に最も深く抵触するやり方です。

九・八　終末期－不可逆な死の過程－治療不可能な致死的病変

ある病院の一次救命救急室に、それまではかくしゃくとしていた八七歳の婦人が、広範な脳卒中発作を起こして担ぎ込まれました。彼女の意識は、まだ保たれており、多少の制限はあるにせよ自発呼吸もありました。しかしながら、彼女が、自分の置かれた状況をどの程度まで理解できていたかは疑問でした。彼女との意思疎通はもはや不可能でした。頭部コンピューター・トモグラフィー（CT）所見で診断は確定しました。

もしこの婦人を、もっぱらその病気の自然経過に委ねて、つまりモニターもつけず治療もしないで、もっぱら基本的手当てのみでその後の経過に任せたならば、その婦人は数日以内に亡くなったでしょう。この婦人の病状は、この状況下では、疑いもなく瀕死状態です。中心静脈カテーテルを挿入して人工的に水分やカロリー補給を行い、気道を確保し、尿道カテーテルを挿入して導尿を行い、血栓予防と感染予防に腐心するならば、この婦人はすでに瀕死の状態ではなく、むしろ状況によっては何年もの間生き続けるでしょう。

八一歳の元気な男性が、診療所で突然倒れました。彼は、診療所の職員によって、時を待たずに蘇生術が行われて、救急車で病院に搬送されました。一次蘇生は成功しましたが、これは心機能と循環が復旧したという意味に過ぎず、彼の意識が回復するかどうかは不明でした。意識がない状態で診療所に運び込まれた時の彼の心電図は、心室細動を示しており、心肺蘇生術を行えば、不可逆的な死に至る病状経過を辿るわけではなく、従って不治の病でもありませんでした。しかし、蘇生術を行わなければ、彼は一定の時間を経て、数時間後というよりも数分後には死んでいたでしょう。

ある病気が致死的経過を辿るのか、それはいつなのかは、その病気に内在するダイナミズムのみによるのではなく、どのような条件下でその病気が経過していくかの方が、より大きく関わっています。どのようなやり方が、期待できて良い結果が約束される治療手段でしょうか。それが良い結果に繋がるのでしょうか。また、その時に、どのような治療手段があるのでしょうか。

ある医師が、生命にとって重要な機能を回復させるための治療法を持っている場合、例えば、人工呼吸で呼吸機能を代行し、人工透析で腎機能を代行し、胃瘻から水分や栄養物を投与し、静脈カテーテルで高カロリー栄養を点滴注入したりできる場合には、「不治」とか「回復不能」とか「死が近い」といった概念には、今述べた二つの症例で分かるようにほとんど意味がありません。もし、蘇生術に意味があると仮定しても、患者さんの意思が優先されるならば、その課程には全く意味がありません。

「死が近い」とは何を意味しているのでしょうか。患者さんはいつになれば「死が近い」のでしょうか。いずれにせよ、命の終わりが来るのであれば、それは日の単位でしょうか。それとも月の単位でしょうか。もしがん患者さんの余命が一年と推定されているならば、その時には、すでに「死が近い」と言えるのでしょうか。

かなりの数のがん患者さんや白血病患者さんで見られるような劇的な治療結果を考えれば、その答えは自ずから明らかです。化学療法を行えば、進行がんであっても、状況によっては数か月から、場合によっては何年も生きられますが、化学療法を行わなければ、患者さんは数週間以内に死にます。病状から見て死が近いとか回復不能という概念の中には、死に至るまでの期間が隠されており、それは基本的には極めて曖昧な概念なのです。

例えばドイツ連邦議会議員、ヴォルフガング・ボスバッハらのグループのように「適応範囲の広過ぎるリビング・ウイル」に対する批判者は、「患者さんのリビング・ウイルに生命維持措置の中止が明言されていない場合、医師と後見人にとっては、その病気が不治かつ末期であるか、あるいはその患者さんが医学的に可能なすべての措置を利用し尽くしても意識の回復が全く望めない場合にのみ、その指示書には拘束力がある……」とするべきだと言っています。このような定義は、リビング・ウイルそのものの定義に含まれており、すでに、医療措置を受け入れないことは明瞭です！　論理学では、これを循環論法と名付けています！

九・九　自己決定――熟慮、対話、助言がなければ未完成

自己決定が、自分の死に、ある事実上の線引きをする可能性を開いたとはいえ、それが良き死への

必要条件であっても、決して十分条件ではありません。自己決定は、自分の置かれた状況を把握していて、公証人や後見人と話し合って忠告、説明を受けて知識を持っており、親しく守られている安心感に裏付けられていなければなりません。自己決定は、人生の終末についての個人的構想で、その決定には継続性がなければなりません。自己決定は、自分自身で責任をもって書かれていなければなりません。逆に考えれば、もしも、自分自身に対する責任を果たさなければ、自分自身を恣意的で横暴なやり方に委ねることになります。したがって、リビング・ウイルの作者が、自分自身を啓蒙し納得させ、確信を持たせ、十分に能力があって自分自身に助言を与えてくれる人と共に準備を行った場合にのみ、成熟した実行可能なリビング・ウイルとなるのです。このようなプロセスは、まずは、自分自身で自分自身の死と対話をする自問自答から始まります。自分自身が、死すべき存在であることを本当に知っているのでしょうか。自分の死を本当に受け入れることができるのでしょうか。死ぬことと落ち着いて向き合えるのでしょうか。どの程度生きることに愛着をもっており、生きることに囚われているのでしょうか。どのような状況になったら、わたしは、生きる執着とお別れできるのでしょうか。平穏な死を迎えるためには、どんな条件があるのでしょうか。終末期に安心していられるためには、どのような条件が必要なのでしょうか。

自分自身との対話に加えて大切なのは親しい家族です。この問題にたいしては、家族と一緒にその答えを探して見つけ出すことができるでしょう。信頼の置ける医師には、特別な役割があります。医師は、助言を求めてくる人の病気の経過についての知識を持っているので、事実に即した情報を提供し、最も重症な病気の終末期における数多くの治療法について、例えば、蘇生術、人工栄養、人工呼吸、人工透析、さらに加えて、緩和医療の可能性についての専門的な判断能力のある話し相手であり、リビング・ウイルの準備にあたっての良き相談相手です。少なくともそうあるべきです。

知識があって迷信や偏見に囚われない医師のみが、患者さんを啓蒙したり、適切なアドバイスができるのであって、これを見過ごしたり軽視したりしてはいけません。しかしながら、リビング・ウイルについて、先入観に囚われないで、医学的な事実に沿って、正しい包括的で広範囲な助言ができて、そのような話し合いをするための教育を受けている医師は稀です。なぜならば、今までは、医学教育や卒後医学教育を組み立ててきた人々は、このような、広い意味では予防医学に分類されるべき観点での医師の任務については、あまり価値を置いてこなかったからです。

無知と非常識が目立つような書面になることをできるだけ避けるためには、これまでに明確に説明したように、リビング・ウイルを書き記す前に、忠告や啓蒙をしっかりと行うことに大きな意味があります。したがって、将来的には忠告や啓蒙を提供した場合に、必要な経費を健康保険からその成果に応じて支給できるようにすることが望ましいと思います。

しかし、リビング・ウイルを用意する場合に、その公式記録として常に医師の助言が必要かと言えば、決してそうではありません。医師の助言のないリビング・ウイルよりも、医師の助言があるリビング・ウイルの方が、法的な拘束力が高いというわけではありません。なぜならば、個人の私的領域に属する事柄は、ドイツ連邦共和国基本法で守られており、医師の助言があろうがなかろうが、自分自身のことは自分で決めて構わないのです。もし、リビング・ウイルが医師の助言の有無に左右されると仮定すれば、思慮が足りなくて医師の助言を諦めて取り入れなかったリビング・ウイルは、ドイツのドイツ連邦共和国基本法に照らして考えれば、法的評価に耐えられないでしょう。ドイツの法律では、助言を受ける義務があるのは、原則として、第三者の利害（例えば、契約）が絡んでいる場合のみです。例えば、遺産相続、寄付、贈与等について、個人がそれぞれについて個人的に決定できるのと同様に、リビング・ウイルを認める場合でも、助言は推奨できるものではあっても、法的に義務付けられてはいません。新しいドイツ連邦共和国基本法は、このことを顧慮しています。

九・一〇　リビング・ウイル――権利であって義務ではない

リビング・ウイルに関する議論を目前にすると、偏見のない自由な思想の持ち主にとって、リビング・ウイルは、個々人が準備しておくべき小学校修了証書のようなもので、リビング・ウイルのない死に方は、必然的に何か脱線した死に方ではないかとの印象を与えます。当たり前のことであっても、ときどき当たり前であることを強調しておく必要性があります。リビング・ウイルに代わる自然な対案は、リビング・ウイルを放棄することです。とりわけ、すぐ傍らにあるにもかかわらず、この選択肢が指摘されることはほとんどありません。リビング・ウイルという手段が、「どう考えても近いうちに死ぬとは思えない重症患者さんや、意識のない人々や、老齢で惚けている人々を積極的に死へと追いやる」ような、単に医療経済学的合理性に奉仕するだけの手段であるという間違った考え方から、結局のところ、その決定をまとめた人にとって不利に働くならば、リビング・ウイルをまとめる必要などはありません。(7)

自分の死と関わりたくない人は、その理由を誰にも明らかにする必要はないし、それを受け入れることに何の疑念もありません。自分の死を家族やかかりつけ医の手に信用して任せたいと考えている人は、そのことを、家族やかかりつけ医に口頭で伝えておくか、二行くらいの短い委任状を用意して渡しておいても良いのです。人生をどのように終えるべきか、ただなるがまま任せてしまうかについて、自分自身で決めることに重荷を感じている人は、無言のまま、その決定を回避することもできるし、すべてを支配する運命に任せる権利もあります。このような態度も、尊重されなければなりません。

その一方で、誰かが、深い意味での医師のアドバイスを得て、慎重に熟慮した上で、医師の適切な助言を得てリビング・ウイルを認めた場合は、当然ながらドイツ連邦共和国基本法の定める基本的人権の遵守に相当します。

九・一一　患者さんの意思が不明な場合――白紙で決定できるか?

医師が治療を行うに当たって、患者さんの意思が、治療の方向性を示してくれているので気分が楽になるとは言っても、生きるか死ぬかの危機的状況では、そのために書かれているリビング・ウイルが医師の手元になければ何にもなりません。病院外での救急処置、一次救急、病院での集中治療に際しては、そこで働いている医師にとって同意が得られない患者さんを前にして、患者さんの意思に助けを求めることもできなければ、推測による患者さんの意思にも頼ることができません。意識がない患者さんに、緊急に物事を決定せねばならない状況では、どうすることもできない場合があります。

四五歳のユルゲン・Sさんは、ヨハネ騎士団員の救急隊によって救急室に運び込まれましたが、すでに意識はなく、呼吸不全も始まっていました。介護施設からの診療情報提供書には、基礎疾患は「筋委縮性側索硬化症」と書かれていました。この病気は、今日に至るまで、治療法のない神経難病で、全身の筋肉が進行性に麻痺して、最終的には呼吸筋の麻痺に至ります。救急隊員は、D医師に「隣人の急報によると、住まいは荒廃しており、カーテンは締められたままで、至るところにビール瓶が転がっていた」と報告しました。D医師は、即刻、その隣人に電話を入れました。隣人は「ほとんどお付き合いはなかったけど、あの人はもう生きていたくなかったのでは？」と言っただけで、それ以上の情報を得ることはできませんでした。かかりつけ医と連絡を取ろうと試みましたが、金曜日の午後であったのでうまく行きませんでした。介護人にも電話をしてみましたが、留守番電話になっていました。どうしたらよいのでしょうか。ユルゲン・Sさんの病状は、救いようのない状態で、その病状は明らかに末期症状を示していました。彼の体重は、あるいは四五キログラムもないくらいでした。彼は、呼吸不全の進行と相俟って、すでに麻酔がかかっているのも同然でした。呼吸は浅く、覚醒不可能でした。こんなに呼吸状態が悪いのはなぜなのでしょうか。どうすれば良いのでしょうか。胸部レントゲン写真を撮ってみましたが、肺炎像は見られませんでした。痰が詰まって呼吸ができない可能性もありましたが、吸引しても何も引けませんでした。呼気のアルコール・テストは陰性でした。すべての所見から考えて、この病気は合併症の治療で良くなる病気ではなく、原疾患の齎した結果としての中枢性呼吸不全でした。時間が迫っていました。決断を避けて通ることはできません。D

医師は、集中治療室に通報して、そこで人工呼吸をしてもらうべきでしょうか。D医師は、患者さんの顔をしげしげと見ました。ユルゲン・Sさんは死ぬのでしょうか。D医師は、もう一度患者さんのそばに屈みこんで、大きな声で呼んでみました。優しく肩を揺すってみましたが、何の反応もありませんでした。もう一度血圧を測ってみました。収縮期圧は六〇 mmHg でした。D医師は、K看護師に「もう死なせてあげよう」と告げました。D医師は、看護師に「モルヒネを一アンプル」と告げ、受け取ったモルヒネを皮下に注射しました。ユルゲン・Sさんは、二時間後に一次救急室で息を引き取りました。

D医師の取った処置は、ユルゲン・Sさんの意思に叶っていたのでしょうか。それを示唆する事柄はたくさんありますが、本当のことは誰にも分かりません。確かなことは、D医師が責任のある思慮深い決定をしたことであり、そうせざるを得なかったことです。D医師の取った処置は、法的にも全く問題ありません。なぜならば、その他のいかなる決定も医学的な適応ではないからです。D医師の眼中にあったのは、「患者さんの幸せ」のみでした。D医師にとって、この見込みがなくて死が迫っているユルゲン・Sさんを集中治療室に入れて人工呼吸を行うことが「患者さんの幸せ」ではなく、死へのプロセスに委ねることが「患者さんの幸せ」でした。D医師は、患者さんは、すでに意識がないにもかかわらず、酸素不足による苦悩から解放させるために、緩和目的で、一アンプルのモルヒネを患者さんに与えたのです。

第一〇章　希望は最後まで残る——緩和医療の価値

一〇・一　緩和医療——誤解されている専門領域

今日の医学が成し遂げ得る事柄を、扇子を拡げたような形の疑似スペクトルを描いて考えてみると、薬学的、外科的、医療工学的な方法を用いて、患者さんが病気以前と寸分違わない状態にまで何の後遺症も続発症もなく、完全に治癒回復させることができる領域は、扇子の一方の末端にある狭い領域の患者さんに過ぎないでしょう。そのような根治の名に値する治療法は、例えば、骨折の手術治療です。この治療は、すべての場合ではないにしても、多くの場合で根治的です。さらに、多くの感染症がこの領域に属します。例えば、両側肺の広範囲な肺炎などは、抗生物質と人工呼吸法が登場する以前は絶対に助けることができなかったでしょう。しかし、今日では、抗生物質と人工呼吸法という二つの医学的成果によって完全に治すことができます。腫瘍の治療においても、ある種の子供の白血病では根治可能です。

しかしながら、厳正に観察してみると、ほとんどの病気の治療は、根治的とは言えません。ここに広げた扇子で見れば、このような病気が扇子の広がりのほとんどを占めています。例えば、心臓や脳の血管病変（心筋梗塞や脳卒中）、糖尿病、ほとんどの腫瘍、骨粗鬆症やパーキンソン病のような運動器疾患や神経疾患などが、この広がりを占めています。

今日まで、ほとんどの医療資源が、これらの慢性の経過を辿る病気に費やされてきましたが、これらの病気が、先に述べた意味で根治に至ることは不可能です。しかしながら、臓器の機能を正常化し安定させることは十分可能です。例えば、凝固阻止剤の「アスピリン」、コレステロールや血圧を下げる「スタチン」、「ACE阻害剤」などの薬物治療で、さらに、閉塞した冠動脈をバルーンで拡張する手技を用いて多かれ少なかれ有効な治療ができるようになりました。このような治療を受けた多くの患者さんは、満足の行く生活の質が確保され、通常の平均余命を送れるようになりました。今日では、若年性糖尿病患者さんの血糖値を、インスリンを用いてできる限り正常範囲に維持し、食事療法を行い、規則正しく運動をすれば、正常の平均余命を確保できるようになりました。エイズ患者さんの生活の質も量も、目的に叶った薬物治療で、同世代の健康な人々に近づけることができます。このように、以前は比較的急速に臓器障害が起きて死に至った病気は、その急性期特有の危険な特徴を失っていき、むしろ慢性的な性格を持つようになりました。

これら二つの例は、扇子の左側と中央部分を占める疾患群ですが、それが、完治が目標であっても、患者さんがその病気と共生できるようになることが目標であっても、病気を治療するという目標においてはお互いに共通するところがあります。

それに反して、扇子のスペクトルの右側には、病気そのものではなくて、その病気のあるステージを引きずりつつも、症状がなくて自覚的に健康と感じていることが、すべての治療努力の最大関心事である病気の群れがあります。これらの病気では、その治療目標が違います。治すことができない不治の病でも治療は続けられます。この場合では、もはや、病気を完全に治すことが治療任務ではなく、その治療任務は、その訴えと症状を緩和することであって、加えて、病苦、精神的、社会的、スピリチュアルな（現存在の）情状〔ちなみにハイデッガーは、「現存在（Dasein）の情状（Befindlichkeit）」を、自身の哲学用語として用いている。その意味するところは、「世の中に投げ出されていると同時に自らをその存在可能性に向かって投げ出している存在」である〕の苦しみを緩和することです。このような重症な病気や、死が近い病気に対して、理想的なやり方で恩恵を与える治療法は、緩和医療と呼ばれています。

一般には、緩和医療は、疼痛治療と同一視されており、最重症患者さんや死にゆく人々にとって、まるで疼痛が最も頻度が高くて最も辛い症状だとされていますが、実際はそうではありません。疼痛は、重症患者さんの場合で広まった症状ですが、特に、死にゆく過程の中では、最も頻度が高くて深刻な症状ではありません。

その中には、呼吸困難、癒し難いせき、食欲低下、食べ物に対する嫌悪感、吐き気、嘔吐、しゃっくり、下痢、便秘、筋肉のふるえ、かゆみ、腹水が続いたり増大したりすることなどがあります。最も重症な病気では、狭い意味での身体症状や随伴症状が数多く見られますが、これらの症状が中核症状になることがあります。一方、精神的不安、困惑、抑鬱、無関心、不眠、家族への心配、職業的課題、答えの出ないスピリチュアルな問題などが、人生の終末期ではそのすべてを支配する苦悩となるのです。

最初に緩和ケアの適応となったのは、進行がんとエイズ患者さんのみであり、今日でも、多くの医師にとっても世間一般にとってもこの考え方は変わっていません。しかしながら、緩和ケアの定義は、その他の病気を病んでいるたくさんの患者さんにとっても当てはまります！　心臓の働きが極めて弱っている多くの心不全患者さん、肺がんではないが、慢性的に肺が膨張している病気（肺気腫）や、骨や関節の病気で全く動けなくなっている患者さんや、子供の脳性麻痺とか、神経変性疾患の多発性硬化症や筋萎縮性側索硬化症とか、稀ですが、治療不可能な遺伝性の膵嚢胞性繊維症とかハンチントン舞踏病などの神経疾患患者さんのことを考えて見れば分かるでしょう。

一〇・二　リヒャルト・Sさん——死にたい思い－死なせたい思い

八一歳のリヒャルト・Sさんは、何年も前からパーキンソン病を病んでいました。パーキンソン病は、脳の神経伝達物質（ドーパミン）の欠乏に起因する難病で、慢性に進行してさまざまな症状を示します。彼の場合、ある程度体の動きが緩慢となり、手が細かく震えて上着のボタンをはめられないという運動障害から発症しました。このことに気がついたのは、彼の奥さんでした。その後、彼の話し方は、次第にゆっくりとなっていきました。表情は硬くなり、歩き方は小幅になりました。前につんのめって転倒するのではないかと心配でした。実際、二年前には、路上で転倒して、大腿骨頸部骨折を患って人工骨頭を挿入する手術を受けました。回復するまでには何か月もかかり、その後は「しっかりと立って歩く」ことができなくなってしまいました。奥さんは、リヒャルト・Sさんがリバビリテーション病院から退院して間もなく亡くなりました。二人の息子さんは、何十年も前から、ニュージーランドに移住しており、ほとんど連絡を取ることもありませんでした。この二人は、父親が介護老人ホームに入所して良く世話をしてもらっており、認知症が忍び寄っていることも知っていました。この病気は、病状の進行と共に、いわゆる「無動性危機」という病状を呈する時期があり、この時期には、すべての筋組織系が高度に硬直するので、からだ全体がほとんど固まってしまいます。リヒャルト・Sさんは、三か月前に、この状態になったので、再び神経病院に入院しました。それ以来、彼は、いずれにせよ自発性も活動性もない人になっており、介護側の人間にとっては、介護の手を差し伸べて心遣いをする対象となっていました。どんなに力んでみても、声をあげることもままならず、感情の動きを表すことも笑うことも困難となり、快・不快の念を示すことさえ、力を振り絞ってやっとわずかにできる程度でした。

病院を退院して施設に戻ってから二か月が経過した頃に、リヒャルト・Sさんは、発熱と共に咳が出るようになりました。一見して重症でした。かかりつけ医は、Sさんのベットサイドで、ただ呼吸音を聴診しただけで、胸のレントゲンも撮らないで肺炎と診断しました。それを知った介護老人ホームは、彼を、再び、病院に移すべきだと考えました。介護老人ホームの運営陣は、肺炎は病院で治療をするべきであり、ホームで世話をすれば介護職員の手を煩わして費用がかさむし、その挙句には、他の入所者に迷惑が及ぶことになるので、病院で治療を受けてもらうべきだと判断しました。

リヒャルト・Sさんは、かかりつけ医と骨の折れる話し合いをしました。彼は、頭を横に振って両手を動かして病院に行くことをはっきりと拒否しました。「もう勘弁してほしい」、「もう死にたい」

と願っていました。もう何年も前からSさんのことを知っていたかかりつけ医は、リヒャルト・Sさんに病院へ行くようには説得しないで、むしろSさんの側に立つことを約束しました。かかりつけ医は、ありとあらゆる手段を動員してホームを説得したので、リヒャルト・Sさんは、病院に入院しないで介護を続けることになりました。最終的には、死を看取ることになることもホームに納得させました。

ここに、最重症となった患者さんへの対応方法に関して、お互いに決定的に対立する二つの行動様式が現れています。

一つは、このホームが望んだように、できるだけ早く濃厚な治療を開始するという選択です。リヒャルト・Sさんは、その病気を上手に治すために、すべてのことを行うべく、即刻、病院に入院せねばなりません。病院では、肺炎を治すために、抗生物質や酸素を投与し、痰の吸引を行い、場合によっては、水分や栄養物を点滴で行ったり、血栓予防策を講じたり、重症肺疾患に対する今日における治療や看護の標準的水準の加療が行われます。それでも良くならないで、肺炎が広範囲に及ぶならば、患者さんは、集中治療室に運び込まれて、もし必要ならば、麻酔をかけて人工呼吸を行い有効な抗生物質を投与し、さらに、集中的に高密度の治療が行われ、何が何でも肺炎を治して延命を図ることになります。

リヒャルト・Sさんが、自分の慢性の持病とその高齢を押してまで、治療というよりも拷問にも等しいやり方を選んだとしても、必ずしも生き延びられるかどうかは分かりません。しかし、この方法も、選択肢の一つであることに違いはありません。しかしながら、仮に生き延びたとしても、何の目的で生き延びるのでしょうか。はたして、この治療は、本当に患者さん本人の幸せのためになるのでしょうか。リヒャルト・Sさんのように、慢性で不治の病の終末期にあって、初めて合併症に襲われた場合に、永遠の眠りにつくことが許されるのは、一体いつなのでしょうか。治療に当たっている医師は、いつSさんを死なせてあげなければならないのでしょうか。パーキンソン病の、悩みの多い長い経過を、あれやこれやと心に想い浮かべてみれば、この病気がいよいよ最終段階に入っているのであれば、今こそ、穏やかに、命とお別れをする道を平らにする時だと考えても良いのではないでしょうか。

正にこのような場合の関心事が「緩和ケア」という選択肢です。リヒャルト・Sさんのような、最も重症な患者さんの世話を引き受ける第二の選択肢が「緩和ケア」なのです。この道は、患者さんがかかりつけ医と話し合いをして希望したことを、一義的に優先するやり方であり、かかりつけ医もそれを認めています。前述のシナリオで見たような延命治療が目的ではなくて、苦痛を緩和して肉体と精神を安らかにすることがその目的です。

肺炎は、とりわけ、慢性の病気で寝たきりとなった老齢の患者さんが、しばしばかかりやすい病気です。免疫力の低下、浅い呼吸、せき反射の減少が相俟って、通常、細菌が原因で発症しますが、最重症の患者さんでは、経過が早く苦痛がなく死に至ります。それ故に、アメリカの著名な内科医であるウィリアム・オスラーは、一八九二年に、「肺炎は、老人の友である」と命名しました。このようにして、老齢患者さんが、自分自身とその近親者を耐えがたい衰弱から免れる道を備えているのです。(1)

それでは、リヒャルト・Sさんの場合、緩和医療は、どのような姿になるべきなのでしょうか。抗生物質や人工栄養に代わって、一体何が登場するのでしょうか。少量の飲み物や食べ物を、自然な経路である口から飲んだり食べたりして、飢えや渇きを鎮めると同時に、肉体的な側面からは、息苦しさが起きないように気を付けなければなりません。このためには、上体を半分だけ上に挙げる姿勢をとること、上気道から注意深く痰を吸引すること、あるいは、少量のモルヒネやフェンタニル貼付薬などのオピオイドを投与して不安感を取ってあげることなどの方法があります。最も重要なことは、リヒャルト・Sさんに、愛情の籠もった心遣いをしてあげること、自分が保護されているという感情を伝えてあげることとす。彼のように、言葉によって周りの人たちとコンタクトを取ることが困難な場合には、手を握るとか、額を撫でるなどのスキンシップが大きな役割を果たします。そのような重症患者さんから、人生の終末が差し迫っている状況の中で、どんなことが特別気にかかっているのかについて聞いたり、何らかの方法でそれを見出したりすることが、緩和ケアに従事する者にとって特別なハードルとなっています。リヒャルト・Sさんは、精神的な、あるいは、スピリチュアルな援助を望んでいるのでしょうか。彼は、自分の息詰まるような体験について何か話したいのでしょうか。ひょっとしたら、自分が死ぬ前に、近しい誰かにお詫びをしなければならないとの想いに押し潰されそうになっているのでしょうか。どんな患者さんにとっても、とりわけ、死がすぐ傍らまで迫ってきている患者さんでは、思想、感情、願望、絶望、不安などの固有の世界があります。もちろん、健康な人々の場合でも、同様の世界があります。緩和医療は、このような世界にも門戸を開いており、患者さんが、不満や不和を抱えたままではない形で、その人生を平穏に終えることができるような援助を試みます。

緩和医療の核心部分には、すでに少し触れましたが、実は、死にゆく人々の要求に沿うために特別な切り口で用意された「終末期医療」の概念をはるかに超えたものがあります。緩和医療には、現在の医学に文化的変容をもたらすだけでなく、革命的な変化をもたらす潜在能力があります。すなわち、その中心部分には、病気だけがあって病気を持った人間を無視している現代医学を克服し、何が何でも命を延ばそうとする医学から訣別し、感情移入という言葉が、まるで外来語のように空疎に響く医学から脱却して、人間性を取り戻す考え方があります！　別な表現をすれば、死にゆく患者さんを救えないのは、医師の能力の屈辱的な敗北と捉えるような間違った考え方に陥っている医学と、死について議論をしようとしない医師からの訣別です！　よりにもよって、こんな分かり切ったことを言わなければならないのは誠に恥ずかしいことですが、主役は患者さんであって、主役が患者さんの臓器ではない医学（！）へ、意義深い延命医療と、死期を延ばすだけで拷問に等しいような医療を、しっかりと区別できるもう一つの医学（！）への変貌です。緩和ケアの使命こそが、最大の関心事であり、最大の関心事でなければなりません。その一方で、延命医療の使命は、緩和医療の使命よりもその序列が下位に属する医療であり、このことを、単に知っているだけではなくて、真面目に受け入れなければなりません。そして、親しみやすい医師へと変容を遂げなければなりません！

賢明なる同僚、ミュンヘンの緩和ケア医師、ギアン・ドメニコ・ボラズィオの考え方が、さほど遠くない将来に実現することをわたしは望んで止みません。それは、緩和医療が、医学全体の中から「トロイヤの馬」(2)〔「トロイヤの馬」は、古代ギリシャ伝説。一〇年間続いたトロイヤ戦争は、人間を隠し入れた木馬作戦が効を奏して、ついにトロイヤは落城した。トロイヤは小アジア北西部の古代都市〕のように、臨床医学の中心部に現れ、それが起爆剤となって、医師が、病気の重症度によらず、病気の時期によらず、医師が患者さんと本来の意味で人間的な関わりができるようになり、これが医師にとって当たり前なことになる時代が来ることです。

一〇・三　お別れがなかったのは最悪！

患者さんの心のひだが理解できて感情移入ができる医師がいて、人間的で平和な死に方ができること、わたしは、モニカ・R医師に、この二つのことをどれほど望んだでしょうか。彼女は、わたしの同僚の内科医で、長い間、同じ病棟で一緒に働いてきた先生です。彼女は、六三歳で、転移を伴った末期の子宮がんで亡くなりました。その一七年前には、乳がんを乗り切りましたが、それ以来、彼女の忍耐力と生きる意志が試されていました。

モニカ・R医師の運命は、わたしにとって特別近しいものでした。わたしが、彼女のことを良く知っていたからというよりも、彼女が、今述べた医師像を、ある意味で理解して実行していたからです。昨今では、このような医師は例外的です。彼女は、患者さんに対して、判断能力と愛情を備えた女医であり、言葉の真の意味で、親切で想いやりがありました。当時、すでに良く知られているように、病院運営の冷淡さが当たり前のようになり始めている中で、彼女は、多くの患者さんにとって友だちであり、本当のことを分かってくれる先生、励ましてくれる先生、暖かい心を持って患者さんと接してくれる先生でした。患者さんと医師の関係を、いきいきとした関係にすることができる先生でした。

彼女を知っていた多くの人々が、後になって、彼女のことを物悲しげに想い出していました。人間としてのモニカ・Ｒばかりではなく、今では見られなくなりましたが、独特の行動と同情心を備えた医師として彼女を偲んでいました。

それは、一九九二年の秋のことでした。ある婦人科の診察を受けたところ、モニカさんが、子宮頸部がんであることが分かったのです。このがんは、肉眼的にも良く見えて、早期に正確な診断ができるので、患部組織をじょうご状に完全に切り取る方法（円錐切除）で、いわゆる、根治手術が可能でした。モニカ・Ｒ医師の場合も、他の何千人もの婦人方と同様に、この方法でこの不気味な病気から救われたように見えたのです。

ところが、実際はそうではありませんでした。一九九三年に行われた手術では、どうも、すべての腫瘍組織が切除されていたのではなくて、残存腫瘍細胞が子宮へ侵潤していました。一九九六年、モニカ・Ｒ医師は、ある大学病院の婦人科に入院して、いわゆる根治手術を受けました。子宮と両側の卵巣を切除して、今度こそは完全に腫瘍を取り除くことが目的でした。術後、しばらくは希望が持てました。モニカ夫妻とその娘は、安堵しました。そして、数年が経過した頃、再び失望が襲いました。二〇〇一年になって、骨盤の辺りに痛みが走りました。痛みは次第に強くなっていきました。腫瘍は完全には除去されていませんでした。二〇〇二年の春になって、同じ大学病院で再び手術が行われました。骨盤壁に腫瘍組織がありました。がんはとっくに臓器をはみ出して骨盤の中に広がっていました。モニカ医師の人生の終末期は、さほど遠くはありませんでした。

モニカ・Ｒ医師にとって苦難の道のりが始まりました。何人かの患者さんを診ながら、同時に、自分の治る見込みのない病気を心に受け入れて、今後は、「緩和医療」に身を委ねていかなければならないことを思えば、事態はさらに悲劇的でした。彼女は、自身治る見込みのない病気を抱えていながら、その事実を認めようとしませんでした。このような態度は、まだ元気で仕事ができている状況の人々に良く見られる当然とも言える態度でした。医療関係者という職業人、特に医師に、しばしば特徴的なことですが、自分の症状や苦痛や病気と真面目に向き合おうとしないで、何とかして先送りするか、もしくは完全に無視する傾向があります。医学的な事柄を知っているにもかかわらず、実際は、むしろその正反対なのです。その一方で、その病気の内容、経過や予後について知っているが故に、より不安で気がかりです。不安や苦悩は、病気について知識のない人々よりも早い時期から、抗いがたく激烈に襲ってきます。その結果、当事者の心には、病気を抑圧して、その病気は治せる病気であると確信したくなるのです。

このようにして、モニカ・R医師も、自分の病気がもはや治らない病気であることを、何か月にもわたって認めようとしませんでした。彼女は、最後まで治癒への希望を諦めませんでした。二〇〇二年の暮れになって、局所細胞静止療法を受ける決心をしました。この新しい治療法で、彼女の病状の進行を食い止めることができるのでしょうか。ひょっとして、死期が少しでも延びるのでしょうか。この治療に携わる医師らは、この方法について、肝心かなめの彼女に説明をしたのでしょうか。この治療法は、かなり複雑な小手術で、骨盤動脈にカテーテルを挿入した後に、骨盤内の腫瘍をめがけて、直接に四回にわたって細胞機能静止剤を注入する方法です。この小手術の際、担当医師は、誤って動脈を穿刺してしまったので、モニカ・R医師の左脚は麻痺してしまいました。彼女の夫の話によると、これには、さすがにモニカさんも初めて狼狽したそうです。モニカさんは夫に尋ねました。「これでわたしの人生は、介護人生になるの？」と現実のモニカさんは、すでに、助けや介護を必要としていました。

しかしながら、モニカ・R医師は、最初に自分で選んだ進路を頑強に変えようとはしませんでした。治療に関わっている医師らは、病気を治すことだけに固執している彼女の態度は、本当は見込み薄であることを一度ならず彼女の夫に疑念を呈していました。二〇〇三年の一月と三月の間に、彼女は、もう一度、局所細胞静止療法を受けました。しかし、この治療を行っている部門の医長は、再度行ったコンピューター・トモグラフィー（CT）の検査結果を見ながら、モニカ医師の夫に告げました。「腫瘍を逃がすはずはないのですが……」。しかし、CTを見ると、骨盤内の腫瘍は、この治療に全く反応を示していませんでした。

六月の半ばになって、彼女は、再び、差し込むような痛みを骨盤のあたりに覚えて入院しました。脊椎管に挿入されたカテーテルから、モルヒネが追加投与されました。痛みは軽くなりましたが、消えることはありませんでした。むしろ逆に、意識が朦朧としてきたので、会話がほとんど成り立たなくなってしまいました。彼女の夫は、今や、お互いに意識がしっかりしている間にお別れをすることができなくなったことを知って、いたたまれない思いでした。治療に関わった医師らは、もう一度MRI（磁気共鳴映像）検査を行って、腫瘍が骨盤の中でさらに大きくなっていることを確かめようとしました。もう死にそうになっているにもかかわらず！

毎日のように、一言の挨拶もなくモニカ・R医師の部屋に踏み込んでくる白衣の一団がいました。

気分が滅入ります。何か訳の分からないことをつぶやいて、カルテをのぞき込んでは、まるで古代エジプトの象形文字の謎解きをやっているが如き態度です。何秒もの間、モルヒネを持続的に注入する注射装置を凝視することもあります。病棟医は、細心に静脈カテーテルの走行をチェックしました。医師団は、黙ったまま頭を下げて部屋を去っていきました。彼女の全身状態は、急速に悪化していきました。彼女に死が訪れるやっと一〇日前になって初めて「緩和ケア病棟」の話が出ました。しかしながら、空きベッドはありません。残念ですが、仕方がありません。「それでも、一九八六年から二〇〇三年までの間、あなたの奥さんは、良い時を過ごされましたね。そうですよね。Rさん?」。病棟の廊下でたまたま夫と通りすがった医師は、彼女の破滅的な死への旅を粉飾するかのように、途方に暮れている彼女の夫に、何気なくそう話しました。

その数日後、腸閉塞の症状がモニカ・R医師を襲いました。これは、がん細胞が腸と横隔膜まで浸潤している徴候であって、病気は最終段階に到達していました。何回も繰り返し嘔吐しました。ほとんど無意識に吐いていました。夫と娘は、妻であり母親が、こんな酷い死に方で人生を終えねばならないなんて、といたたまれない気持ちで自問自答していました。これだけ高度な医療機器が揃っている病院なのに、モニカさんのことを不憫に思って、もっとまともなことができる人は、どこにも一人もいないのでしょうか。これが、ドイツの大学病院婦人科処置のレベルなのでしょうか。

「このままでは、もうどうしようもない!」。彼女が早朝になって息を引き取る数時間前に、二人の医師が、彼女を何とかしようとしてバタバタと動き回っていました。彼女は、吐物で窒息しかけていました。すでに、ほとんど何の反応もありませんでした。それでも、二人の医師は、何回も試みた後にやっと気道を確保しました。出血している鼻腔から、チューブを喉頭まで入れて、口の中の吐物が気道を塞ぐのを防ぎました。二分の一リットルにも及ぶ腸内容物を吸引して肺から取り出した医師の表情は、自分がやった処置に対して何か誇らしげでした。部屋から出て行こうとした医師は、彼女の夫の方を振り返って言いました。「Rさん！　あなたの奥さんが咳をしたら、ときどき吸引をしてあげてください。あなただってできるでしょう？　一度やってみせましょう。こんな風にね。今度はご自分でやってください！　奥さんには申し訳ないけれど、わたしは急いで次の患者さんのところに行かなければなりません！」。

その一時間後に、モニカ・R医師は、息を引き取りました。モニカ医師の夫と娘は、この恐ろしさに体が震えながらも、一方ではほっとしていました。死の拷問は終わりました。夫のRさんとその娘は、夜勤の看護師からできるだけ早く帰ってほしいと促されました。「次の患者さんが廊下で待っています。この部屋もこのベッドも空けておくことはできません。ご理解ください」。病院の運営は変わることなく淡々と続いていました。

モニカ・R医師の死後数年を経て、夫のRさんはわたしに話しました。「お別れができなかったのは最悪でした。このことは、決して忘れられません」。

一〇・四　病気を治す？　それとも病人を治す？——医学の堕落（Sündenfall）

病気を治すことを主眼としているドイツの普通の病棟や、特に大学病院の病棟（！）に代表される総合病院が提供するさまざまな医療と、死への旅路を歩む人々や、最重症な患者さんにとって必要不可欠なものを提供する緩和医療との間には、深いクレバスが横たわっています。このことは、モニカ・R医師の病気と、彼女がたどった死への過程を見れば極めて明白です。したがって、前者に属する総合病院は、大学病院であれ、都市や地方の総合病院であれ、死への旅路を歩む患者さんにはふさわしくない場所です。

死の床にある患者さんではなくても、大きな総合病院の内装や雰囲気はしばしば耐え難いものがあります。二〇〇七年にベルリンで出版された研究論文は、(3)患者さんが病院に入院した時に、自然と抱いた連想を纏めて出版した初めての研究です。多くの患者さんの第一印象は、消毒薬による刺すような臭いであり、この臭いを嗅いで、吐き気とともに激しい拒否反応を引き起こした場合もありました。さらに快適とは言い難いのは、その殺風景な設備と内装です。病室は、飾り気がなく陰鬱で、便利さだけを追求していて冷ややかです。迷路のような建物の廊下はエンドレスに続いており、リノリウムの床をゴム底の靴で歩く時のようにきしむ音は、聞き覚えのない妙な音です。患者さんと病院スタッフとの間のコミュニケーションは、大概、短くて思いやりがなく「話し合い」というよりは単なる「情報交換」に過ぎません。ほとんどの患者さんが、このような病院の環境を冷たくて無愛想で威嚇的と感じており、ここで自分の病気と向き合うに当たって、治療の失敗への恐怖や、医師の判断能力への疑問や、必要な治療が行われなかったり、不必要な検査が行われたりすることへの疑念（医療器具原価償却促進のため！）を抱いており、病院の中に留まっていることに極端な負担を感じています。

ここで、人生の最期の数日か数週間を過ごさねばならないのかと思うと、どんなにか不安な気持ちに襲われることでしょう！

わずかの例外を除けば、わたしたちの総合病院は、コンクリートのように硬くて冷たい場所であり、人間が人生の終末に必要としている居場所としては全く似つかわしくありません。その建築や内装や調度ばかりでなく、医師や看護師らに過剰な負担がかかっているような受け入れ態勢も、終末期を迎えようとしている人間に安心感を与えるとか心遣いをするとかにはとてもふさわしいとは言えません。多かれ少なかれ完璧な医療機械装備は、入院患者さんにとっては、特に死にゆく人々にとっては、自分が部外者のような気持ちにさせられてしまうものです。何だかぎくしゃくした感覚にさせられてしまいます。それらは、無力感、従属感に加えて、結局は多くの治療努力さえも危うくするでしょう。これこそ、実存的苦悩です〔「実存的苦悩」は、ヴィクトール・フランクルの言葉とされている。彼は、フロイトやアドラーに師事したユダヤ系オーストリア人の精神科医・哲学博士で、『夜と霧』（一九四七年）などの著書を著し、独自の精神分析を提唱した。ナチによって南ドイツのダッハウ強制収容所に収容され、家族や親戚は殺されたが、彼は医師として働いて生き残った〕。

医学が、そのような方向に向かって進歩を遂げたのは一体どうしてなのでしょうか。医師の自己理解と病院のしきたりが、患者さんの要望と利益から遥かに乖離してしまったのはなぜでしょうか。

人間は、その存在当初から、苦悩と疼痛をさまざまなやり方で和らげようと試みてきました。そのために取られてきた諸々の手段がいかに限られていたとしても、また、今日の尺度に照らして専門的に見ればいかに未熟であったとしても、これらの行為の中には今日の専門的治療学の萌芽がありました。ほんのわずかの例外を除けば、それらの手段は、すでに古代から疼痛との戦いに用いられていたアヘンのように、愛情のこもった心づかいと介護であり、中世初期からの建物の中で、すなわち元々は巡礼の宿泊所として組織化されていたホスピスの中で用いられていました。ここでは、患者さんの病気に関心を持って、その人にふさわしい治療薬を用いて、安心感、慰め、元気を与えていました。病んでは癒え、いずれは死んでいく存在としての人間を全人的な視点で捉える医療は、二〇世紀初頭の数十年間までの医療の核心部分を形成していました。すべてを包含する形の実践医療としての緩和医療は、実は、昔から存在していましたが、医学の規範が緩和医療から分かれて発展して以来、緩和医療とは一体何なのかを理解する上で初めてその概念の重要性が浮かび上がってきました。

二〇世紀後半の医療、すなわち病気を効果的に治療して早期死亡を防ぐ医療は、誇るべき進歩を遂げており、それには正当な根拠があります。しかしながら、医師としての職業は、その進歩に対して「医学の堕落」という高価な代償を払うことになりました。このような医師の考え方、医師の自己理解は、大学で教えられたわけでもなければ、ひときわすぐれた人物らがレールを敷いたわけでもないのですが、初めは気が付かないほどでしたが、次第に、深刻な変容をもたらすに至りました。医師らは、まるで自分が科学者であるかのように考えるようになり、彼らの努力は、診断と治療に向けられるようになっていきました。初めは気が付かない程度でしたが、時の経過と共に治療の標的は客体としての病気であると考えるようになりました。主体である人間の属性である疼痛や苦悩といった主体的な問題は、つかみどころがなく客観化が困難な病態なので、ますます障害要因となっていったのです。

この変化は、この本の始めに記述したように、医学と工学と薬学の分野に未曾有の革新が起こったことにその端を発したのですが、現在まで続いている医学の「細分化過程」と相俟って、今日では、事態の経過とその影響が次第に明らかとなってきました。全体としてまとまりのある医学が次第に色褪せていくのに伴って、患者さんを全人的に診る医療は次第に消え去っていきました。医学は、専門分野と、さらにその下位の専門分野に、まるで扇子のそれぞれの格子のように細分化されていきました。例えば、内科学の場合、重要な分野だけでも、心臓病学、呼吸器病学、消化器病学、腎臓病学、リウマチ学、内分泌学、糖尿病学に分かれています。心臓病学は、さらに、肉体を外部から刺激する侵襲的心臓病学（心臓カテーテルやステント留置など）、不整脈学、超音波心臓病学、核心臓病学（アイソトープを用いて心筋状態を研究する医学領域）に細分化されています。その他の専門分野においても、同様に細分化が行われています。このプロセスで決定的なことは、方法論の習得が目的となり、患者さんの一部分、例えば冠動脈のみを理解して評価することはできるけれども「全人的な患者さんの幸せ」を理解する姿勢がどんどん失われていきました。大切なことは、人間としての患者さんが、全人的な健康状態を取り戻してそれを維持することであり、そのことが医師の任務の中心的な課題であって、今も昔も、この視点には変わりはありません。これを実現するためには、「細分化」された患者さんを「再構築」する医師が必要です。わたしは、それらの医師を「綜合医」と名付けています。「複数病変」を抱えている患者さんが目に見えて増加している現状を想えば、ある患者さんの検査所見をたくさん診て、そこから患者さんの自分史や心理的、社会的なコンテクストから、その患者さんに対して可能な範囲で最良の医療へと統合することができる医師が求められていますが、そのような医師は、専門性に忠誠を誓っている医師の中には稀です。

昔の病院は、現在ではクリニックと呼ばれていますが、これらの病院は、次第に費用のかかる施設へと変化しており、現在では、その最大の課題は、「病気にかかっている」人々に、研究や診断の目的で複雑な検査を行い、目的に叶った臓器への手術を行い、その後は入院期間を短縮するために、できるだけ早く退院させせようと容赦のない圧力をかけており、もはやその傾向を阻止できなくなっています。その病気に治る見込みがない患者さんや、少なくとも著しい改善を期待できないような患者さんは、治療による成果が期待できて、医師の評価が高くなって、病院の収入が増えるような患者さんと比べると、あまり歓迎されておらず、しばしば、早く退院するよう促されます。最重症患者さんや、死にゆく患者さんは、ほとんど関心を集めないばかりか、他の患者さんと比べると、ほとんど注目されていません。死は、科学的医学の登場以前では生命の一部と考えられていましたが、今や、医学の敗北と看做されるようになったばかりか、もっとひどいことに、死は治療成果の統計にとって障害要因となっているのです。

昨今では、膨大な資料と事実の集積は、概観することもできないほど増加しています。これらは科学的医学の進歩がもたらしたものです。その一方で、学生の医学教育と卒後教育において、倫理とか患者さんとのコミュニケーション技術や、病気がもたらす患者さんの心理的側面や、それをいかにして克服するかなどの、いわゆる、ソフト面の教育内容が犠牲にされています。医学生や医師の養成のためには、さまざまな改革が必要なことは話題に上っていますが、この点に関しては、今日までに何の成果も見られておりません。大学病院では、二一世紀の医学の担い手である医師や医学部学生に対して、この書物の大きなテーマであり、医師にとって中心課題である医療倫理教育は、依然として導入されていません。医師のコミュニケーション能力は、大概の場合、教育に取り入れられていないし、本当に人間的な医療の実践にとって必要な知識、技能、精神的な姿勢、とりわけ、それらに対する尊敬の念と好奇心についての教育は、今なお、なおざりにされたままです。

わたしたちの医療システムの中では、現在でも、不治かつ末期の患者さんは、多くの場合、冷遇されています。医学専門書は、数多い最新の検査法に言及していますが、疼痛コントロールや、終末期にしばしば見られるその他の症状については、不十分な記載に留まっています。苦悩は、真面目に取り上げられておらず、スピリチュアルな苦痛は認識されておらず、在宅で死にゆく人々への医療は、散発的に医師が訪問するだけに留まっています。

死にゆく人々のお世話をするホスピスは、緩和ケア病棟の先駆けです。最初のホスピスは、すでに一八四二年にフランスで設立されていますが、緩和ケアのコンセプトと緩和ケアの施設が世界に広がっていったのはイギリスからでした。そのイギリスでは、すでに二〇世紀の半ば頃から、ホスピス運動が力強く進められており、一九六七年にはロンドンにおいて、看護師であると同時に女性医師でもあったシシリー・ソーンダースによって、世界で初めての緩和ケア施設であるセント・クリストファー・ホスピスが設立されました。そして、「緩和医療」が医学の一専門分野となったのは、やっと一九八七年になってからです。今日の緩和医療は、死にゆく人々の手当てやお世話にととまらず、多くの緩和医療医は、もっぱら、その生命の質を維持して改善することを目的として、進行性で余命が限られている病気を持っている患者さんについて、緩和を目的とした科学的研究や治療法の開発に携わっています。それに呼応するように、緩和医療は、治癒の見込みのない患者さんに対して、急性の症状への対応にとどまらず、計画的に組み立てられた治療戦略を行うようになりました。

ドイツでは、二〇〇七年以来、緩和ケア専門外来に対して報酬を請求する権利が法律的に認められてはいますが、健康保険組合から被保険者の手元に入る報酬は心細い限りです。この権利がしっかりと実現されれば、終末期に入った人々とその家族に対するケアは間違いなく充実されるでしょう。ドイツのように、毎年健康のために二五〇〇億ユーロを投じている国では、死にゆく人々や、すでに治すことができない重症な病を背負っている人々の法的権利を手に入れるために、市民が、連邦議会に対して公聴会を開く請願書を提出しなければならないような状況は受け入れ難いことです(4)。人生の終末期を過ごす人々の治療や援助への要求や提案を拡大するために、躊躇しながらとはいえ緩和医療を医学の一分野として認めさせたのは、黎明期の市民運動に携わった個々の医師や小さな緩和ケアネットワークのお蔭です。この際、「重症患者さんや、死にゆく人々により良いケアをすること」は、科学としての医学成果を拒絶して古い隣人愛に基づく慈善(カリタス)の時代に戻ることでは決してありません。実際は、全くその逆です。患者さんの方を向いて、可能な限り最新の信頼できる医学的な知見を取り入れて、最善の治療と看護や介護を行うことは、良い緩和医療の原則であるばかりでなく、その枠組みを超えて、医学の将来が再び健全な姿になり、医学がかつての堕落から立ち直ることは、将来の医学にとってとりわけ大切な挑戦です。この挑戦は、将来的にその数が著しく増加する老人や慢性病患者さん、さらに要介護人口の増加への対応に重点を置いてなされなければなりません。

ここ数年の間、ドイツにおいて、重症患者さんや死にゆく人々に対する緩和ケアに、明らかな進歩が見られているのは喜ばしいことです。しかしながら、まだまだ需要に応じた供給がなされているとは言い難い状況です。全国で、ホスピスと緩和医療病棟を合わせると一八〇（二〇〇九年度）の施設ができており、幾つかの在宅ケアネットワークもできましたが、そのようなケアが必要な人々の五人の内の四人は、その恩恵に浴していません。このような状況から、ドイツ緩和医療学会（DPV）とドイツ・ホスピス緩和ケア連合（DHPV）およびドイツ医師会は、二〇〇八年の九月に、国民運動としての「重症患者さんと終末期患者さんのケアに関する憲章」の制定に取り組みました。その目的は、さまざまな緩和医療の提供体制（ホスピス、緩和医療病棟、在宅緩和ケア）に量的ならびに質的な効率性をより高めることによって、わが国の医療システムを中期的な視点で造り上げることです。

最重症患者さんの苦悩を緩和するためには、場合によっては、緩和医療が、従来の科学的医学から抜け出すこと、リスクを回避しないことがとりわけ必要です。ヘルベルト・Kさんと知り合って、わたしの病棟で治療を行ってから、すでに数十年が経過しました。現在、彼は六四歳ですが、若い時から肺気腫を患っていました。ヘルベルト・Kさんは、絶え間ない呼吸困難に悩まされながら生きており、比喩的に説明すれば、胸腔の中に膨らんだゴム風船があって、空気を吸い込むことはできても、空気を吐き出す時の抵抗が段々と強くなるので呼吸困難に陥っているのです。ヘルベルト・Kさんの人生は、空気との独特の戦いでした。すでに、四年前から、酸素ボンベに支えられた生活になっており、昼も夜も、一メートルもの長さの、へその緒のように鼻からぶら下がったチューブに束縛されており、動く時にはその紐を背中に廻していました。数年前から、夜間の睡眠が困難になってきました。夜になると、椅子に座ったまま、数時間うつらうつらすることもありました。体重は、急激に減っていきました。その原因の一つは、食欲を減らす薬であり、もう一つの原因は、食事時間が受け入れがたくつらい時間であったからです。ヘルベルト・Kさんは、数メートルしか移動できなくなりました。彼が動いた時には、十分な量の空気を得るために体中の筋肉を動因して格闘しなければなりませんでした。彼が話をする時は、ささやくような小さな声なのでほとんど聞こえないくらいでした。絶対安静にしている時でさえ、彼は自分の周りにある空気から、ほんのわずかな量の酸素をやっとの想いで吸いこまねばならなかったようでした。両腕を延ばして、両手をテーブルの表面に置いて、自分を支えて真っすぐにじっと立っている時や、何かにしっかりとつかまっている時でさえ、両眼を大きく開いてまるで最後の呼吸をしているかのようでした。

ヘルベルト・Kさんの肺は、専門分野の隠語で「焼け野が原になった肺」と言われています。考えられるすべての治療が為されていました。過去において、繰り返し肺移植の話がありましたが、彼はそれを断りました。今や、ヘルベルト・Kさんの皮膚は、紙のように薄くなっており、数えきれぬほどの小さな出血斑がありました。これは、彼が何年もの間、大量のステロイドホルモンを服用したり、注射したり、吸入したりしたための副作用でした。しかし、ヘルベルト・Kさんは決して諦めませんでした。回診の際に、彼はわたしに、何としても生きていたいと一度ならずそっとささやきました。何回も何回も、病院に入院していたので、ヘルベルト・Kさんを知っているすべての看護師や医師らは、彼から感動を受けていました。

ヘルベルト・Kさんの哀れな状態に、言葉もなく、為すすべもなく、回診の後で、わたしたちは再度、彼の部屋の扉の前の廊下に立ちすくんでいました。最後に、内科部長であるD教授が沈黙を破って言いました。「彼に、モルヒネを処方しよう。少量で良い。二・五ミリグラムを一日二回、経口投与。とにかく、やってみよう。きっと効くと思う」。

「モルヒネ？ それもヘルベルト・Kさんに？」。わたしは言葉を失いました。もしも医学に、早い時期から若い医師の心に決して忘れることがないように刻み込まれるべき原理原則があるとすれば、肺の病気に強力な作用を持つアヘン剤を処方することは原理原則に反する行為です。アヘン剤は、呼吸中枢の機能を弱めるだけでなく、大量に使用すれば呼吸中枢の機能を麻痺させ、その結果、あるいは患者さんの死を招く危険性をさえ意味しているのです。

一方で、わたしたちは、ヘルベルト・Kさんが、空気が足りないために絶え間なく苦しんでいるのを、何とかして和らげたいし、何かをしなければなりませんでした。たとえ、薬理学の教科書に書いてある論理に反するとしても、彼の場合、モルヒネを処方することに必然性があるのでしょうか。モルヒネは、D教授がいうように、とりわけ心臓病の場合では、呼吸困難を取り去るばかりでなく、不安、苦悩、疼痛をも緩和することができます。しかしながら、ヘルベルト・Kさんの場合、たとえ少量のモルヒネであっても、それで苦悩や不安を除去することができたとしても、同時に呼吸抑制作用のために患者さんを危険に曝すことになりはしないでしょうか。本当に大丈夫なのでしょうか。

厳密に考えるならば、この決断は、生身の人間に臨床薬理試験を行うべきか否かの問題です。医療者が「奥の手」とか「最後の手段」という名目で、どのようなリスクを伴うのか未だ分かっていない薬を使う場合には、すでに、その効果が実証されているすべての方法が通用しないことが明らかである場合にのみ許されます。

実際、ヘルベルト・Kさんは、わたしたちの実験対象ではありましたが、彼は、少量のモルヒネ投与という命知らずの治療を乗り越えて生き延びたばかりでなく、この薬は、彼にとって大きな福音となりました！　数日後には、ヘルベルト・Kさんは、もっと深く、もっと楽に、呼吸ができるようになっていました。空気に飢えることは少なくなり、顔立ちや表情にも、緊張が薄らいでいました。彼自身、このように良くなったことが信じられないようでしたし、わたしだけでなく、病棟の看護師も医師も全員が、この治療がこれほど有効であったことを喜びました。

ヘルベルト・Kさんが退院してから六週間後に、わたしは娘さんの家を訪問しました。その時、彼は、娘さんの所で世話になっていました。彼は、わたしのために、自分で食事を用意してくれて、コーヒーも一緒に飲みました。少量のモルヒネが、これほどの空気を手に入れさせたのです。ヘルベルト・Kさんは、言葉は少なかったけれど、理路整然と話をすることができた。このようなちょっとしたことで、彼が、これほど幸福になれたことが分かりました。ヘルベルト・Kさんは、その後八か月の間、娘さんの献身的な世話を受けて病院を訪れることはありませんでした。そして、ある時、就寝中に突然亡くなりました。

第一一章　医師の任務はいつ終わる？――緩和医療の限界

一一・一　カタリーナ・Sさん――人工呼吸下の命

「あら、よく来てくれたわね」。かすかに囁くような声でカタリーナ・Sさんはわたしに挨拶をしました。頭の方向は変えることなく、まつ毛を動かしてわたしを見つめました。その眼差しは、すこぶる清潔で冴えていました。彼女は、わたしを、やや批判的に見ているようでもありましたが、決して小ばかにしたところはなく、むしろ愛想良く「まあ、お座りください」と言いました。

カタリーナ・Sさんの部屋は、脳神経外科のリハビリテーション病棟にあって、病室というよりは、むしろマルチメディアの電子工学研究室のようでした。ベッドの頭側には、モニターがあって、彼女の血圧と体温、心拍数と呼吸回数が示されていました。壁にはラップトップが設置されて電話器が取り付けられており、回転腕はビーマー（光・ポインター）に繋がっており、コンピューターのスクリーンを天井に映し出していました。回転机の上には人工呼吸器が設置されており、カタリーナ・Sさんは、昼夜を問わずその人工呼吸器と一緒に生活していました。四か月半前から、彼女の命はこの生命維持装置に依存していました。ベッドの枠には、マイクロフォンの付いた三脚が取り付けられており、そのマイクロフォンは口元まで届いており、先端には細いチューブがあって、もしカタリーナさんが自分の舌でそれに触れれば、スタッフ・ステーションに連絡がとれて、彼女がしてほしいことや援助の手が必要ならば、そのチューブを触れれば良いのです。窓の敷居にはガラスの皿があって、小さく切った果物が用意されており、テーブルの上には、お花と動物の縫い包みがあって、その間から小さな仏像がこちらを覗いていました。

わたしは、今しがた、カタリーナ・Sさんのベッドの傍らにあった椅子に腰かけたばかりでした。彼女の部屋には、軽やかで優美な音が充満していました。「会話ができるようにしてくれる?」と、カタリーナさんは、マイクロフォンに向かって注意深く囁いてから、わたしの方に顔を向けました。「御免なさいね。電話が入ったの。多分、サン・ディエゴからだと思う。あなたは、気兼ねなく部屋にいてください」。

話の内容は、スピーカーを通して、すべてわたしにも聞こえてきました。

「電話に切り替えてね」と彼女は続けました。

「おはよう、カタリーナ! こちらジャック、今朝の調子はどう?」と、遠くから声が聞こえました。

「おはよう、ジャック! あなた、忘れたの? 今朝は、早い時間には電話をしないでと言ったでしょう。実は、今、来客中なの。また後でね。いいわね?」。

カタリーナ・Sさんは、いつか、わたしに会う機会があれば、きっと二人だけで話したいと考えていたに違いありません。実は、数日前のことですが、わたしは、以前に彼女と一緒に住んでいた友人のトーマス・L氏から、ある自由思想家らの組織を介して個人的な接触を求められていました。そのトーマス・L氏は、二か月前から、カタリーナ・Sさんの後見人になっていました。

カタリーナ・Sさんとトーマス・L氏は、学生時代からの知り合いで、ここ数年間、生活を共にしており大変幸せでした。後になって別れましたが、二人が、お互いに友人でありパートナーであることには、何ら変わりありませんでした。二人で力を合わせながら熱心に研究を続けて、並はずれた才能を持った自然科学者になっていきました。数々の素晴らしい論文が一流の自然科学雑誌に採択されており、奨学金や賞が授与されていました。この二人は、二人で一緒に、ある分子細胞学研究グループの指導者となっていました。ところが、例の、二〇〇八年一〇月一五日がやってきたのです。その日、四一歳になっていたカタリーナ・Sさんは、車の助手席に座っていて、凄まじい自動車事故に遭ってしまいました。その時に負った障害の後遺症として、高位脊髄横断麻痺（頸髄横断麻痺）が残りました。それ以来、彼女は、気管切開の下で持続的人工呼吸によって生き延びなければならなくなったのです。「あの日に、わたしの人生は、転がり落ちるように狂ってしまいました」と、カタリーナ・Sさんは述懐しています。

これ以上に凄惨な事故があり得るでしょうか。カタリーナ・Sさんは、学術交換プログラムで、あるアジアの大学で開催された一連のセミナーを主催した後で、友人や同僚と一緒に、一週間の間、ジャングルの調査旅行を行って、すべての予定を終えることになっていました。旅行が終わる日の前日、おおよそすべての文明から遠く離れたような山地を走っていた車が、急カーブでハンドル操作を誤って道を飛び出してしまったのです。同乗者らは軽傷で済んだのですが、カタリーナ・Sさんだけが、追突した加減が悪くて、重症の鞭打ち症候群を患ってしまいました。彼女は、その状況をはっきりと覚えています。道路からはじき飛ばされて、朦朧として横たわっていた彼女は、頸筋に強い痛みを感じていました。彼女は、身動きしませんでした。なぜなら、頸椎が折れていたら、頸を動かすと脊髄がやられてしまうに違いないと直感したからです。彼女は注意深く試してみました。まだ手足の感覚は残っており、動かすこともできましたが、その後は、意識が遠のいてしまって何も覚えていませんでした。意識が戻ったのは、車の後方のベンチに横たわっていて、友人らに世話をしてもらいながら、でこぼこ道を近くの病院に向かって猛烈な勢いで運ばれていた時でした。

「それは、本当にショックでした。心は、がんじがらめになっていました。そして、突然、顎から下は、もうわたしの物ではないと気がついたのです」。

一体何が起こったのでしょうか。友人たちの心のこもった援助がありましたが、彼らは、脊柱損傷の患者さんを、どのような姿勢で寝かせてどのように運ぶべきかについての正しい知識を持ち合わせていませんでした。それが、彼女の不幸の始まりでした。不適切な形で運ばれた結果、脊髄が損傷されたのです。彼女を適切に治療できる病院は、残念ながら現地にはありませんでした。事態は、一層難しくなっていきました。貴重な時間が失われていきました。結局、事故後三六時間を経て、緊急的にドイツに飛ぶ飛行機の手配ができて、ある大学病院の脳神経外科で治療を受けることになりました。カタリーナ・Sさんの脊髄は、第四頸椎の高さでひどく押し潰され、内出血も認められていました。今後、回復する可能性はまず考えられませんでした。手術が行われて、脊椎は固定されました。数日後に、彼女は集中治療室で目覚めました。首から下は、以前と同様に、麻痺していました。眼の前には、優しく微笑んでいる看護師がいました。「ここにある機械が、あなたの肺に空気を送り込んでいます。段々と機械に慣れてくると思いますよ」。

実際、数週間も経たないうちに、彼女の体は機械を受け入れ、呼気の時間を利用して話をする術をマスターしていました。しかしながら、心の底では、何かが変だという想いが強くてこの機械への抵抗感を拭いきれないでいました。「わたしの頭脳は、この代替器官を認めていません。……この絶え間ない物音には耐えられません。わたしは、この音を憎んでいます。いつの日か、電気が切れてこの機械の動きが止まってほしいのです。機械があるだけで、誰もこのことに気付かないでほしいのです」。興奮した彼女の顔は真っ赤になり、大きく見開いた眼でわたしをじっと見つめていました。

彼女の心の興奮の嵐が収まっていれば、スタッフは全員とても親切で、彼女のために特別、心を砕いてくれており、その他の点では、この病院では可能なすべての治療がなされていることも分かっていました。すでに五か月半にわたって、彼女は、病院のこの部屋で生活しており、ここがまるで自分の家のように感じていました。しかし、小指を動かすこともできず、顎から下は、まったく知覚がなく、人工呼吸器から離れて暮らす希望も消え失せていました。この状態のままではなく、何か決定的な変化が起こってほしいという希望も消え去っていました。

カタリーナ・Sさんは、話をしている時に、急に話を中止して眼を閉じました。そんな時には、体中に精神的衝撃が波打っており、微かに咳をしていました。額には、汗がにじんでおり、顔は青ざめていました。わたしは、びっくりして腰を屈めて、そっと彼女の頭を持ち挙げようとしました。その瞬間、彼女の眼は再び開きました。「大丈夫です。こんなことは、しょっちゅう起きるのです。この、いまいましい管の中に、何か異物があるせいでしょう」。カタリーナ・Sさんは、苦しげな笑みを浮かべながらそう言いました。

しばらくの間沈黙が続きました。彼女の顔色が、元に戻ってくるのを見ながら、わたしは、彼女がどのような葛藤と戦わなければならないのか、こんな風にしてしか生きられない拷問に、どのように耐えているのだろうか、このようなことを、ぼんやりと考えていました。

「分かるでしょう？」。彼女はそう言ってわたしの顔をこれ以上悲しいことはないと言いたげにしげしげと見つめました。「わたしは、もう二度と、自然科学の分野で働き続けることはできないのです。うまく行けば、自分の研究を、時間をかけてやり遂げようと思っていました。だけど、もう身動きもできません。こんな残酷なことってありますか？　いつまでも、こんな状態で動くことができないでいることには我慢できないし、我慢しようとも思っていません。わたしは、もう自分の顔を、あなたの方に向けることさえできないのです。もう踊れないし、好きなスキーもできないし、山歩きもできないし……」。憧れを語る彼女の声はなぜか感動的でした。「誰かの体を触ったり……、小石を拾い上げたり……、そんなことまで、全部諦めねばならないなんて想像できますか？　人工呼吸器に繋がれたままで、頭だけが冴えていて、この状態で二〇年も三〇年も、ひょっとしたら四〇年も生き続けるってどんなことか想像できますか？」。

一瞬、わたしは、彼女の視線に耐えられませんでした。「何かお飲みになりますか」。わたしは、当惑のあまり彼女に尋ねました。本当に喉が渇いていると思ったからではありませんでした。

「ええ、お願いします。テーブルの上にお茶があるわ……。吸い飲みに入っています。すみませんが、その吸い飲みの出口に、折れ曲がったストローを入れていただけますか？」「吸い飲みに入っています」と言った彼女の口ぶりは、いかにもそれを軽蔑しているようでした。彼女が、お茶をむさぼるように飲んでいるのを見て、わたしは、一瞬、今までに経験したことがない強烈な印象を受けました。わたしは、茶わんを手にとって陶磁器のひんやりとした感触を味わっていました。

約三時間にわたって、わたしたちはお互いに徹底的に話し合いました。彼女は、物静かではありましたが、自分の出口のない状況について、強烈かつ切実に語りました。彼女は、自分を、終身刑を宣告されて独房に監禁されている囚人にたとえました。彼女は、自分を、実現不可能となったあこがれを諦めて我慢しなければならないという刑罰を科せられた囚人にたとえました。彼女は、苦労しても勝ち取ることができなくなった自分の人生について語りました。これを裏返せば、彼女は、「死」について語っていたのです。絶望の淵に立っているにもかかわらず、彼女の洞察力や判断能力は曇っていませんでした。彼女は、自分の身に起こった事柄を明晰に客観的に捉えていました。

わたしには、人生から見放された彼女の孤独感と、将来への希望を奪われた絶望感は、一人の患者さんの非情な運命としては、かつてない厳しいものと思われました。心を深くゆすぶられながらも、わたしは、彼女に別れの挨拶を述べました。病院のガラス張りの正面玄関から外に出た時、わたしは、彼女を決して見捨てないと決心したのです。そして、遠くない時期にもう一度彼女を訪問しなければならないと思いました。

その後の数週間のうちに、わたしたちは、何回か話し合いましたが、数時間にも及ぶ話し合いのテーマとなったのは、他でもなく「人工呼吸器下の命」を前提とした生と死を考えることでした。

カタリーナ・Sさんは、脊髄損傷患者さんのための病棟では、彼女のような最重症の身体障害者も含めて、入院の目的はただ一つであることを素早く察知していました。すなわち、耐え抜くこと、希望を捨てないこと、生き続けること、短くなった命でもねばり抜くことに最大の意味があるということでした。良く整えられた彼女の部屋の調度品を見ても分かるように、人的資源も設備も眼を見張るほど立派でした。彼女の世話をしているチームの者は、この専門領域の部長のN医師から、病棟のすべての医師、心理学者、リハビリテーション担当者、言語療法士、看護学生に至るまで、全員揃って、彼女が本気で死にたいと願っており、延命措置を中止してほしいという要求を一秒たりとも受け入れませんでした。彼女も他の患者さんも、生きる意思を持つように絶えずきつく申し渡されていました。ここでは、どの患者さんにとっても、生きる意思を持つことがかけがえのない義務であり、たとえ、人生の将来展望が極めて限られていても、気分が滅入っていても、他の選択肢を選ぶことは許されませんでした。彼女が、延命治療の継続を拒否しているにもかかわらず、病院の責任者も、病棟の責任者も、誰もがカタリーナ・Sさんの権利を無視していました。

カタリーナ・Sさんは、このようなあまりにも独断的なやり方に怒りを感じていました。リハビリテーションの目標設定と生命の維持のみを行動規範としており、患者さんの苦悩や患者さんの意思に配慮をしない医療者側の専横な倫理観に怒りを感じていました。わたしは、彼女の考えに賛成でした。とりわけ、わたしを怒らせたのは、科長が、鎮静をかけた状態で人工呼吸を中止してほしいというカタリーナ・Sさんの想いについて、お互いに何の先入観にもとらわれないで話し合いたいとの申し出を、取りつく島もなくつっけんどんに断ったことでした。彼は、自分の病棟で働いているすべてのスタッフに対して、同様の指示を出していました。

わたしは、病院を相手にして、彼女が考えていることや関心を持っている事柄を強調するために、弁護士と相談することを提案しました。カタリーナ・Sさんとトーマス・L氏は、この助言を即座に受け入れました。その数週間後に、カタリーナ・Sさんのベッドの傍らで、約二時間に及ぶ意見交換が行われました。この協議に参加したのは、彼女自身、トーマス・L氏、彼女の妹、科長のN医師、病院長であるS教授、協議の議長で書記も兼ねている弁護士とわたしでした。

カタリーナ・Sさんは、病院長と科長に対して、彼女が望む時が来れば人工呼吸を中止する可能性を認めるよう主張しました。さらに、今後において、気道感染や尿路感染などの合併症が起こった場合には、彼女の同意書面がなければ治療をしてはならないと主張しました。弁護士は、この点について無条件で支持を表明しました。同時に、二人の医師に対して、カタリーナ・Sさんがこれほど明確に意思表明をしていることに従わないとすれば、法律違反に相当すると歯に衣を着せずに言い渡しました。

二人の医師は、隘路に閉じ込められたようで、見るからに不愉快そうでした。病院長のS博士は、ちょっと失礼と言って部屋を出ていきました。科長のN医師は、納得できないとばかりに攻撃的となり、窮余の一策を講じて、カタリーナ・Sさんに直接話しかけました。「Sさん。わたしたちは、ここでお世話をしている患者さんにとっては、あなたもご存知のように、最新で最高の知識で献身的にお世話をしているのです。だから、皆さん、生き続けようと努力しています。死にたいなどと言っているのは、あなただけです！　とても理解できません。一体、どうしてあなたは死にたいのですか？」。
居合わせた者は、息を呑みました。信じられない問いかけでした。不作法で不愉快でした。カタリーナ・Sさんにとっては耐えられないばかりでなく、後で打ち明けてくれたのですが、破廉恥な強要、脅迫と感じたそうです。この一方的な認識しかできない厚顔無恥な問いかけを、N医師は、その後のある時期にわたしにも向けたのでした。「S夫人を、この病棟で死なせることはできません。それなら退院して戴きます。そんなことをすれば、この病棟が台無しになってしまいます！　もしも、わたしが、彼女の死への願望を受け入れて実行すれば、病棟のチーム全体から非難されるでしょう。お分かりになりますか？」。わたしに分かったことは、断定はできないにしても、病棟の基本方針が患者さんの意思より大切であり、この病棟には倫理的な側面への知識や配慮がほとんどないということでした。わたしは、N医師に、この病棟でもカタリーナ・Sさんのように考える人の話も聞いてあげるのが病棟にとっても良いことではないかと話してみましたが、わたしの試みは、N医師の心には届きませんでした。

カタリーナ・Sさんは、彼女の傍らに、友人であり後見人でもある人がいたので、自分一人でいることは稀でした。以前に一緒に暮らしていた友人、何度も遠くから来てくれる妹、しばしばベッドの傍らに座っていてくれるたくさんの知人、友人、学生らがいました。これらの人々は、おしなべて彼女が死にたいと願っていることを、多かれ少なかれ、真面目に理解して共感を示しており追体験もできる人たちでした。しかし、彼女は、その人たちに、何か実際的な援助を期待したり要求したりすることはありませんでした。

時が経つうちに、カタリーナ・Sさんは、自分がそう遠くない中に穏やかに死んでいくのだと考えていることや、それを想像していることについて、彼女の後見人に加えて、わたしが、その委託に応えてくれるただ一人の人間であることを分からせようとしていました。彼女は、その目的を果たすためのすべての手段や方法について、わたしからの情報を欲しがりました。特に、深い麻酔状態で自分が死に至る経過について、細部にわたって尋ねました。その方法、薬物の種類と量、それで死ねる確率、死ぬまでに必要な時間、為すべき予防措置、リスク、死ぬ希望が挫折に終わらないように、できるだけ望ましくない作用を少なくするための予防法、彼女のもくろみに関わる疑問質問のすべてを逃さず聞いてきました。わたしは、すべての質問にできる限り答えました。

わたしは、カタリーナ・Sさんに挑発されているように感じましたが、決して無理強いされているとは感じませんでした。彼女は、わたしが彼女の願いを叶えられると確信している様子でもなかったし、わたしを説得しようとしている様子でもありませんでした。わたしも、彼女の希望を叶えるためのいかなる条件も出しませんでした。そうではなくて、二人の人間が、お互いに同等にその責任を取るために、同等の立場で対話をしたいと考えていました。わたしだけが、彼女のために責任を取るのではありません。彼女も、立場は弱く逃げ道のない絶望的な状況にあるにしても、わたしに対して責任を示さなければならないのです。

わたしは、自分こそが彼女を死なせてあげられる人間であり、だからこそ、彼女の純粋で変わらない意思を具体的にイメージすることがわたしにとって不可欠なことを彼女に説明しました。わたしの行動は間違いなく合法的であり、特に倫理的に正しく、彼女の死への願望を拒むことができないという確信に基づいていなければなりません。

このプロセスは、この文章を書いていた時点では、さまざまな理由からまだ最終的な判断には至っていませんでした。まだ、時間もかかるし、更なる努力も必要でした。彼女の死への意思と、わたしの考えている死への支援が、共に成熟していて分別があって、最終的に変わらない意思であることを明確にする前に、まずは、脊髄損傷による麻痺症状、とりわけ、呼吸中枢の麻痺がゆっくりと退縮していく可能性が残されており、そのためのリハビリテーションが終わるまで待つことについて、彼女との意思疎通を図る必要がありました。

さらに、もしも人工呼吸を行わなければ、その後、時を経ずして死に至るか否かについても未だ疑問が残ることが分かった段階で、今は、わたしたちの考えを実行に移すべき時期ではないと考えました。五か月間の機能回復期間と呼吸トレーニングを経て、今や、彼女は、すでに数時間もの間、呼吸器なしで自発的に呼吸ができるようになっていました。これは、彼女の呼吸中枢の機能が、部分的に改善したことを示しており、あるいは更なる改善も可能かもしれません。状況によっては、彼女は、人工呼吸の助けを借りずに呼吸ができて、もはや人工呼吸器は不用となるかもしれないし、もしもそのような状況になれば、死ぬ理由がなくなって、彼女の死への願望は弱まってくるかもしれません。

しかし、残念ながら、事態はこのような良い方向へ発展することはありませんでした。カタリーナ・Sさんの麻痺には依然として変化は見られず、顎から下は相変わらず全く動くこともなければ、感覚も麻痺したままでした。

カタリーナ・Sさんにとって、生き長らえるべきか、あるいは死すべきかの決断は、わたしの考えでは、監房同様の我が家となっている彼女の部屋の外や、病院の外の「本当の」世界を実際にはもう体験できないことを見極めてからでないとできないし、またやるべきではありません。病院は、居心地の良い繭の中にいるような機能を果たしていると同時に、彼女にとっては、彼女の人生の多様性を奪い、認識と体験の視野を狭め、その結果、彼女の判断能力を大幅に制限してしまいました。その上、カタリーナ・Sさんにとって、病院での治療とケアは、いつの日にか終わりが来ます。最重度の障害者として、彼女は、少なからぬ人的、物的資源を与えられ、再び、繰り返し単調な日常生活に戻って障害を克服していかねばなりません。彼女は、このような日常と冷静に向き合いながら、なおも生き続けたいと思うのか、生き延びなければならないのか、あるいは、全くその反対に、自分の命の質がその極限に達しており、跳ね除けることもできず、もう二度と新たな人生の構想を整えることもできなければ代替えすることもできない現実を直視するか否かの二者択一を迫られていました。

わたしの眼には、彼女がその選択をしてこそ、死を願うという二度と取り戻すことができない重大な結果をもたらす決定を下すことが初めて可能になると映ります。彼女が、このような未解決の問題について、自分自身を十分点検して、明確に納得できたならば、わたしも、彼女の死が平穏であるように医師としての助力を惜しまない決心を熟成することができます。彼女が、このように決心できたなら、わたしは自分の良心に恥じることなく、必要とあれば、いかなる法廷にも倫理委員会にも出廷して、いつでも弁護をする用意があります。

一一・二　人生肯定と死亡願望の狭間で

カタリーナ・Sさんの場合のような見込みのない悲惨な運命が、人間に、それも若い人に降りかかることはめったにありません。それにもかかわらず、そのような運命を自分自身で受け入れただけではなく、そのような条件下で、ほとんど考えられないような業績を残した人がいます。例えば、フランス人ジャーナリスト、ジャン・ドミニク・ボービー氏は、一九九五年に起きた脳卒中後遺症で「閉じ込め症候群」(Locked-in-Syndrome)を患いました。「閉じ込め症候群」は、脳の働きは全く正常であるにもかかわらず、完全な四肢麻痺が生じる状態です。彼にとって、周囲とコンタクトを取るために唯一可能なことは、自分の左眼の上まぶたを閉じることだけでした。彼は、このコミュニケーション・ツールを使って、傍らにいる人に一五か月にわたって、「生きているとも言えないが、まだ死んでもいない」状態を感動的に綴っており、この本は、彼が自然な死を遂げたすぐ後で出版されました。(1)

また、教育学部の学生であった二六歳のオラフ・K君は、自殺未遂の後で、四肢麻痺(高位脊髄横断麻痺)となりました。失恋を苦にして、窓から飛び降り自殺を企てたのです。すでに四年前から全介護状態でしたが、彼は、それでも生きる意味と生きる喜びを取り戻しました。人生を肯定する彼の性格に加えて、これを可能にした大きな要因は、彼と共に人生の共同体を作った四人が関わったことでした。このような住宅共同体は、ある保険と、オラフ君の両親によって経済的に支えられていました。若者たちは、四六時中、オラフ君の面倒をみました。食事を与え、本を読んで聞かせ、髭を剃ってやり、導尿カテーテルの交換を行い、劇場に同伴しました。折に触れて、オラフ君は、喜んで赤ワインを飲みましたが、仲間たちは、それを制止しませんでした。しかしながら、間もなく、そのことが原因で起きたことで、仲間たちは、彼を病院のわたしたちのところに連れてきました。彼は、不安げで、後ろめたそうで、興奮した様子でした。彼の嚥下機能を司っている筋肉は、アルコールのせいでうまく働かなくなっていました。彼が飲んだグラス半分のワインは、胃の中に流れ込まずに、気管に流れ込んでいました。オラフ君は、とめどなく咳をしており、顔は青ざめていて、そうこうするうちに、突然激しい呼吸困難に陥りました。病院のスタッフは、すぐに気管洗浄（気管支から液体を吸引して外部に取り出す作業）を行ったので、彼の呼吸は、普通の呼吸に戻りました。オラフ・K君は、ときどきワインが欲しくなって飲んでいたことを白状しました。興奮したり、気落ちしたりしながら、救急処置室の看護師や介護士にお詫びを言いました。看護師や介護士は、苦笑いをしながら、大丈夫ですよと慰めて、この患者さんと付添いの二人を見送りました。そして、今後このような突発事故を起こさないようにするにはどうすれば良いかについて、助言をすることを忘れませんでした。

ジャン・ドミニク・ボービー氏やオラフ・K君のように、実存的な苦悩に遭遇しても、そのような運命的な打撃に耐えて、その中から生きる力や生きる意味を見いだしたり、そのためにエネルギーを動員したりすることは、誰にでもできることではありません。このようなことをやり遂げるためにまず必要な条件は、愛情の籠もった想い遣りと、周りにいる人々や親しい仲間との連帯であり、同時に、カタリーナ・Sさんの場合で詳しく述べたように、彼女向きに専門的につくられた適切な人的、物的支援と費用負担の軽減が必要です。しかしながら、多くの場合で、このような条件に疑問符がついていたり、満たされていなかったりします。それは、これらの重症身体障害者や治る見込みのない人の親戚や懇意な人々が、その人から手を引いてしまったり、そのような患者さんの弁護士が、費用負担者らと、費用のことで、しかも法廷で、屈辱的な戦いをして決着を付けねばならなかったりするので、代弁者が必要な患者さんにとっては、適切な経済的援助が必要です。

しかしながら、もしすべての外的な前提条件や必要条件がもはや望めない場合や、患者さんの命を長らえさせるために人間ができることをすべて行った後には、その間の辛い体験から生じたすべての損害を埋め合わせることが補償されなければなりませんが、このような補償は、すべての患者さんに対してできることではありません。人間的な援助と緩和ケアは、多くの事柄を提供できるし、特に緩和ケアが提供できることの可能性は大きいのですが、とりわけドイツにおいては、まだ十分に利用し尽くされてはいません。しかしながら、緩和ケアにも限界があり、緩和ケアの彼方には、わずかではあっても、耐え難い苦悩を味わっている人々がいます。その人々に対して、緩和ケアは、何の準備もできていませんし、今後もできないでしょう。もしも、治る見込みがない患者さんが、緩和ケアを拒否する権利を行使するならば、もはや、緩和ケアの領域を超えています。

死亡幇助への支持がさらに進んで、古典的な緩和医療の限度を超えている場合については、これから詳細に論議しますが、個々の具体的なケースに関係なく、その効力を厳正に検討する必要があります。医師の責任という言葉を、その言葉通りに解釈すれば、「積極的」な形で患者さんの死を援助することは、もはや「急進的」なやり方以外では通用しません。患者さんは、例えば、自殺幇助の場合のように、これを断固として求めることによって初めて死が考慮可能となります。この願望は、それが純粋であって持続的であるが故に、医学的に検証されねばなりません。このような場合であれば、自殺幇助は、倫理的に正当化されるばかりではなく、状況によっては、倫理的に推奨される場合があります。

ここまで説明すれば、次の事柄が明確になるでしょう。つまり、最良の緩和医療と自殺幇助の相互関係が、お互いに無関係ではないことは、心臓病の薬物療法やカテーテル治療と心臓移植の相互関係が、お互いに相容れないわけではないことと同様の関係なのです。

一一・三　消極的死亡幇助と積極的死亡幇助——作為？　不作為？　犯罪？

「死亡幇助」の概念は、輪郭が不明瞭です。それは、しばしば、法的な誤解や医学的な誤解を招いています。ある人にとっては、もっぱら死に寄り添うことを意味しており、ある人にとっては、延命治療の中止を意味しており、また、ある人にとっては、助かる見込みのない病人を、医師の手によって死なせることを意味しています。従って「死亡幇助」は、例えば、「治療目的の変更」（生命維持措置の中止）、または「緩和的な寄り添いと死の容認」、あるいは「要請下での殺人」などの明確に定義された概念に言い換えるべきでしょう。このように、その概念が明確ではないとしても、この言葉が日常語として一般に使われているので、ここでは「死亡幇助」という言葉も用いることにします。「死亡幇助」は、「消極的死亡幇助」と「積極的死亡幇助」とに分けられます。「消極的死亡幇助」

では、死の原因は、患者さんの病気自身、あるいは患者さんの運命です。言い方を換えれば、死は、「死なせること」によって成就します。「消極的死亡幇助」には、死に寄り添うこと、人間的な援助、慰めに満ちたケア、加えて、すべての緩和医療的なケアを包んでおり、さらに、患者さんの意思に基づいて、人工呼吸、人工腎臓、人工栄養その他の延命措置を講じないことや、延命措置を中止することが含まれています。この中には、患者さんの意思に基づいた栄養と水分投与の中止も含まれますが、これは「自殺」との区別がつきにくい部分です。

一方、「積極的死亡幇助」では、肉体への外部からの刺激を伴う侵襲的な（医療上の）処置が死の主たる原因となっているか、または、原因の一助と考えられる場合があります。まずは、「間接的積極的死亡幇助」が挙げられます。これは、症状の緩和を一義的に考えて、鎮痛剤やその他の薬物を必要に迫られて投与することを意味しています。例えば、疼痛や不穏の緩和です。この場合、症状緩和が正しく行われれば命を短くするようなことはむしろ例外的です。しかしながら、最も重症な不穏状態とか、耐え難い呼吸困難のような非常に際立った症状の場合では、他の治療を選ぶ可能性がないので、止むを得ず薬物投与量を最大限まで増やさざるを得ません。その結果として、場合によっては、避けて通れないことを承知の上で、命が短くなるかもしれないことを受け入れなければなりません。

「積極的死亡幇助」のもう一つの形として「自殺幇助」があります。これは、意識的に、目的を持って、医師の手助けによって患者さんの自殺を可能とすることです。しかし、最終的に、死に至る作用を持つ薬物を服用する行為は、患者さん自身の手で実行されます。

「積極的死亡幇助」の中で、唯一、処罰の対象となる場合は、医療者が自己演出で行う死亡幇助、あるいは要請によって行う「直接的積極的死亡幇助」です。この中で、後者の場合は、患者さん自身の要請に基づいて他人が積極的に行うものであり、通常は医師の手で（例えば、注射によって）行われます。

積極的、あるいは消極的死亡幇助が何を意味するかについては、一九八六年に下されたラーベンスベルク州地方裁判所の判決から始まっており、後にドイツ連邦通常裁判所の判決によって明確にされました。この例は、ある男が嘱託に基づく殺人を犯した廉で告発された例です。彼は、不治の病に侵された自分の妻の求めに従って、医師の意思に反して、妻に装着された人工呼吸器の電源を切りました。裁判所は、自分の力で生き延びることができず、ただ人工的な装置によってその死期を延ばしているような助かる見込みのない病気に罹った患者さんは、そのような装置を付けないこと、あるいはそのような装置の使用の中止を要求することができるという主旨の判決を下しました。このような要求に従った者は、不作為であれ作為であれ、嘱託殺人を行ったのではなくて、死亡幇助を行ったのです。

一般的に、ドイツの判決は、常に「作為」（積極性）と「不作為」（消極性）を区別しています。作為（積極性）と不作為（消極性）を判断する場合には、当事者の行為の動機と結果との因果関係が考慮されるべきであり、当事者の行為自体ではありません。死亡幇助のさまざまな形において重要なことは、患者さんの病気と年齢が運命的であって、医師も家族も介入していない場合なのか、あるいは、その死が医療的な行為が原因で引き起こされたのかどうかに依拠しています。法律家は、前者を「不作為」、後者を「作為」と呼んでいます。例えば、もし、患者さんが重症な病気に罹っていて自力で呼吸できない状況下で人工呼吸器の電源を切ったならば、その行為は、外から見れば全く無謀な行為です。しかしながら、これを法律的に倫理的に見た場合には、その行為は「規範的」と看做されます。もしも、治療を続けることが本人の意思に反しているならば、人工呼吸を続けることは「傷害罪」に相当するので、この場合では治療の中止を行ったとしても、この行為がすぐさま殺人行為であるという判断には成りえません。すでに、法律家と医療倫理学者は、この行為は、犯罪の事実構成要件から考えても、殺人行為にはあたらないとの結論に達しています。したがって、人工呼吸が行われなかった場合であっても、一度行われたがその後に中止された場合であっても、その結果としての死は容認される死です。消極的になることと消極的であることとの間に評価の相異はなく、その意味するところは規範的観点に照らして考えれば、自然な死を容認することにほかなりません。

これに反して、一部の医師は、この考えを容認する考え方に従うことができない、あるいは容認したくないと考えています。スイッチを切るという事実としてのプロセスのみを、その根拠と考えているからです。

今までは、ある行為とその結果の因果関係のみが語られてきました。その行為自体が何らかの犯罪行為ではないかと考えられてきましたが、決してそうではありません。死に至ったことが、何かをしたからとか何かをしなかったからとか、その行為が、作為であったからとか不作為であったからとかには関係なく、もっぱら患者さんの意思がどこにあるのかに依拠しています。死を望んでいる患者さんにとっては、どのような行為であれ、積極的であれ消極的であれ、作為であれ不作為であれ、結果として死に至ったのであれば、それは合法的です。但し、刑法典の二一一条（殺人）、二一二条（故殺）および二一六条（嘱託殺人）で禁止されているような、直接に狙いを定めて引き起こされた死（「積極的死亡幇助」）はその例外です。

ミュンヘンの弁護士ヴォルフガング・プッツ氏のたとえは、まさに当を得た感銘深いたとえであり、犯罪に相当するか、犯罪に相当しないかを明確に説明しています。

病室Aに、人工呼吸器の付いた患者さんAが横たわっていました。誰かが、その部屋に入って人工呼吸装置の電源を切りました。患者さんは死にました。

病室Bに、同様に、人工呼吸器の付いた患者さんBが横たわっていました。誰かが、その部屋に入って人工呼吸装置の電源を切りました。患者さんは死にました。

この両者の場合、眼に見える行為の過程とその結果には何らの違いもありません。しかしながら、最初のケースの登場人物は、遺産横領者であり、殺人罪で告訴されれば有罪を覚悟せねばなりません。二番目のケースの登場人物は、医師であり、この医師は患者さんの意思に沿った行為をしました。人工呼吸器の電源を切ったのは容認されるばかりでなくむしろ行うべき行為なのです(2)。

一一・四　死なせること——延命治療の中止、不採用

ある患者さんをその人の意思に反して治療をすることは、その病気の種類や病状のステージに関係なく、倫理的にも法的にも許容することはできません。この決定は、一八九四年のドイツ帝国裁判所〔ドイツ帝国裁判所（Reichsgericht）は、一八七九年から一九一八年までのドイツ帝国において民事および刑

事の最上級審を管轄した裁判所。帝国司法法（Reichsjustizgesetze）によって創設された〕の判決文(3)に明文化されており、一九五六年のドイツ連邦通常裁判所の判決文にも再生版が残されています。それによれば、医師には、患者さんに対しても「身体の完全性」を尊重する権利が基本法で保障されています。したがって、たとえそれが救命目的であれ、体に侵襲を加えることに患者さんが同意することを拒否した場合には、患者さんの意思を尊重しなければなりません。患者さんの意思が、理性に叶っているか否か、あるいは、その意思が医師にとって追体験可能か否かは決定的なことではありません。
このことは、前もって示された患者さんの意思についても該当するばかりでなく、その時になって直接的に死を招くと知っていながら治療の中止ないし不採用の意思を持っている人々にも該当します。意識がありしっかり考え抜いて治療の中止と不採用を行うのは、直接的に死を招くと知っていながら実行した場合にも該当します。明確な意思に基づいて行われた延命措置の中止は、（消極的）自殺という印象を与えます。

八八歳のカロリーネ・Fさんの場合もそうでした。彼女は、夜遅く急に大量の下血が起きたので、娘さんに伴われてある病院の一次救急外来を訪れました。この母と娘の関係は、お互いに深い愛情と信頼で結ばれていました。Fさんは、すでに数年前からリビング・ウイルを認めており、万が一、健康上の問題が起きた場合には、すべての権限を娘さんに委任していました。彼女は、娘に対して、たとえ命がかかっていても、大手術には同意しないよう繰り返し強調していました。そして、今、この問題が現実となったのです。やっと本人の承諾を得て行われた大腸内視鏡検査の結果、出血源は大きなポリープで、このポリープは、悪性の可能性がありました。失血の影響は、まずは輸血で改善できます。しかし、手術をしてポリープを切除する以外に根本的な解決法はありません。もう時間的な余裕はありません。カロリーネ・Fさんは、考え抜いた結果、娘さんの合意の下で、はっきりと手術を拒否しました。カロリーネ・Fさんは、自分の人生はもう十分に満たされた人生であったので、これで死んでも本望であると明言しました。時間をかけて十分に話し合った後で、担当医師は不承不承この申し出を受け入れました。カロリーネ・Fさんは、その日の夜のうちに、娘さんのいる前で、痛みもなく平穏にこの世と別れを告げました。

一一・五　自由意思に基づく栄養と水分補給の放棄

栄養と水分の補給を自由意思で放棄することは、患者さんの自己決定に反対する側からは、しばしば「栄養摂取拒否」ではないかと蔑視されますが、このような選択も一つの死に方であって、実際には一般に考えられているよりも多く見られます。そのような人々のほとんどが、言葉の真の意味で「生そのものに倦んだ」老衰状態の高齢者で、さらに、生き続けることを負担としか感じていない人々であり、このようなやり方で人生に別れを告げたい想いを分からせようとしています。例えば、何十年もの長い間連れ添った連れ合いが死んだ後で一人残された人生のパートナーが、生きる勇気も生きる意思も失ってしまうことは稀ではなく、ただただ、愛した人とまた一緒になりたいと願う場合がそうです。一方で、病状が進行して残された日々が短くなった人々も、このようにして、苦しみ続ける時間を短くしたいとの願いを口にします。しかし、この想いが周りの人々に受け入れられるとは限りません。実際はその正反対であり、この想いは、胃瘻から人工栄養を行うきっかけと受け取られてしまい、このようにして老人や病人の自己決定は無視されています。

この際、病状が重症で死が近い人々は、自然なやり方で口から栄養や水分を取ることができないばかりか、栄養や水分を取る意思もありません。このような場合と、まだ十分口から食べられる人が、自分の人生を短くする目的で食べない決心をする場合とは、明確に区別しなければなりません。

ある患者さんが、水分も栄養も拒絶する決心をした場合、その決断について徹底的に熟慮しなければなりません。このような形で死にたいという願いは、当の本人から出たものでなければならないことは、強調しても強調し過ぎることはありません！　さらに、この決定は、すべての関係者、家族のみならず、医師や看護・介護関係者によって共有されなければなりません。

起こる可能性がある合併症については、前もって話し合って準備をしておくべきです。とりわけ、未だ死の過程に入っていないにもかかわらず死にたいと望む人々では、断食の過程で口腔粘膜や咽頭粘膜の乾燥に始まってついには不穏状態に至る症状が起こってくる可能性があります。ただし、このような症状は、ほとんどの場合で長く続くことはなく、頻繁に注意深く口腔ケアを行って少量の鎮静剤を用いるだけで克服できます。このような状況では、患者さんは、数日後には水分不足のために意識朦朧状態になります。新陳代謝の低下によって体全体が酸性に傾き、内因性モルヒネ様物質であるエンドルフィンの生成が始まり、その結果、ほとんどの場合で平穏に死を迎えることができます。その死は、患者さんの基礎疾患と体力次第ですが、数日あるいは数週間の間に訪れます。

このような死に方に対しては、死へのプロセスがいつまでも続いて、稀な合併症である死戦期〔死と闘っている時期、または死の間際〕の不穏とか死戦期の譫妄が生じてくると、時として家族や医師の側から疑念が湧いてきます。このような状況では、患者さんはいつでも死ぬ計画を破棄して食べ物や飲み物を要求することができます。患者さんに食べ物や飲み物を提供して死ぬ企てを止めるように申し出ることは、理に叶っており推奨できるやり方です。個々の状況から考えて、かつ患者さんにその意思があるならば、緩和鎮静に踏み切ることも適切なやり方ですが、このことについては、次の章で詳細に論じます。

とりわけ最重症の患者さんや終末期の患者さんでは、患者さんが、自己決定権で栄養物や水分の摂取を断念するのは、特に、自己決定権のみが患者さんの意思を表明する手段であって、自分で実行できない場合では当然のことです。このようなやり方は、例えば、筋萎縮性側索硬化症（ＡＬＳ）とか、カタリーナ・Ｓさんの場合のように、四肢が完全に麻痺しているために、自分で生命維持装置を外すこともできなければ、自殺することもできないので、他人を頼る他に方法がない場合に当て嵌まります。

十分に確認しておかなければならないことは、責任能力があって自由意思で死にたいと思っている人の想いに手を差し伸べることは、その人を殺すわけではないので、法的に問題はないということです。このことは、自殺幇助にも当て嵌まるし、栄養物や水分の摂取を断念することの手助けをする場合にも当て嵌まります。これに反して、患者さんの意思形成過程に病的な異常があると判断された場合には、医師には、その患者さんを精神科の治療に回す義務があります。

一一・六　間接的積極的死亡幇助と終末期の鎮静(4)

患者さんがリビング・ウイルを文書に認めているか、疼痛その他の苦痛症状に苦しめられながら生き延びるよりも、場合によっては——稀ではあるが——死期が多少早まったとしても、できる限り疼痛がなく苦痛症状から解放されて死ぬことを選択するならば、医師には、「間接的死亡幇助」の権限が与えられています。ドイツ連邦通常裁判所は、一九九六年に、いわゆる「ドランティン事例」（ドランティンは鎮痛剤の名前）で、患者さんの生命の質は患者さんの生命の量に勝ることを論議の余地のない患者さんの権利として初めて文書化しました。

すなわち、「患者さんの意思決定が明らかにされているか、それが十分に推測可能であれば、死にゆく過程にある人にとって、たとえ医師が推奨する疼痛緩和薬剤が、不本意かつ避け得ない副作用として死期を早める可能性があったとしても、法律違反にはならない」と記載されています。

特別に進行が速くて、すでに脊椎に転移をしている前立腺がんが見つかった時、ルドルフ・Tさんは四九歳でした。それまでは、何か月にもわたって「坐骨神経痛」と誤診されていました。彼は、放射線治療と抗がん剤による化学療法で病気が治るわけではなく、ただ病気の進行を遅らせるだけであることを知りながらも、冷静に判断して、忍耐強くそれに耐えました。彼の望みは自宅で死ぬことでした。奥さんは、優しく夫の世話をしました。在宅ホスピス・サービスで、医療と看護が供給されました。モルヒネの貼付剤やその他のいろいろな抗精神薬に助けられて、長い間、痛みから解放されて気分良く過ごしていました。ところが、死の数日前から、突然、不穏・錯乱状態となり、急速に進行する呼吸困難に見舞われました。結局、主治医と奥さんは、ルドルフ・Tさんを、病院のがん緩和医療病棟に入院させる他はありませんでした。彼の病状は、一五分毎に悪化していきました。直ちに、胸部のレントゲン写真を撮りました。――この間、彼は、短時間ながら固定されねばなりませんでした！――その結果、肺への転移が肺野全体に広がっており病状はすでに末期でした。これほどまでに予期せぬ速さで、劇的に病状が進行することは稀でした。ルドルフ・Tさんを襲ったのは窒息の恐怖でした。彼は、すでに、周囲とコンタクトを取ることができませんでした。その直後に、大量の麻酔薬と痛み止めの薬が点滴から注入され、彼の意識は遠のいていきました。彼は、二度と目覚めることなくその三時間後には帰らぬ人となりました。

「終末期の鎮静」は、その言葉の最も深い意味で、その耐え難い状況と見込みのない病気の死戦期の苦悩を軽減するために、医師が大量の鎮痛剤や鎮静薬を処方投与することを意味しています。幸いなことに、この様な死戦期の苦悩は珍しくなっています。麻酔と同様に、深い鎮静は終末期に限った治療法ではなくて、重症な多発複合外傷（ポリトラウマ）、熱傷、集中治療室で人工呼吸を必要とする患者さんの場合でも限定的に行われています。ある終末期の患者さんを、深い鎮静状態に保つためには、特別な正当事由が必要です。ルドルフ・Tさんの死の場合のような特定の病状において、終末期の鎮静を行わないのは、むしろ非人間的で非倫理的です。

死に至る「終末期鎮静」は、その本質において、深い意識不明状態を引き起こします。その前に、あるいはその間に、人工呼吸、栄養補給、点滴、抗生物質などのすべての延命措置は中止されます。つまり、死に赴く過程と死そのものは、予知可能であり不可避な出来事であり、その限りでは意図的でもあります。しかしながら、死の原因は基礎疾患にあるのであり、殺人行為ではありません。「終末期鎮静」という言葉の「終末」の意味は、死にゆく命のある時点を意味しており、死を招くための「終末化鎮静」ではありません。

すべての医師は、法的倫理的な面のみならず、その医師が意図したことのみならず、理性に照らして予知できることについても責任を持たなければなりません。終末期の鎮静では、患者さんの死は、予見できるばかりでなく、その死は、事実上、例外なく出来事の推移の最終到達点なのです。その目論見は、いずれにせよ、予見した結果を招くのですが、患者さんを深い無意識状態のままで死に至らせる点で、症状緩和の領域を超えています。逆に言えば、死に至る病を持った患者さんを、深い鎮静状態から再び目覚めさせることは医療ミスに相当します！　したがって、患者さんの死は、すべての場合に当てはまりますが、その現象のプロセスの一部であり、その限りでは意図的な医療目的の一つです。

一一・七　医師の自殺幇助

コンラッド・Wさんが、口腔内と咽頭部に悪性腫瘍があると診断されたのは六二歳の時でした。その時から二年の歳月が流れていました。腫瘍は、すでにかなり広がっており、手術には危険が伴うとのことでした。コンラッド・Wさんは、自分の病状について十分に説明されていたので、まずは放射線治療を、引き続いて化学療法を受けました。腫瘍は、その後一年以上にわたって成長は抑えられており、彼の全身状態も良く保たれていたので、書籍商の仕事に復帰して社会生活に参画することもできました。コンラッド・Wさんは、病気とその症状がコントロールできている間は生きているけれども、その後は、痛みが出ないうちにできるだけ早く人生の幕を閉じたいと考えていました。実は、彼の友人が食道がんにかかって、最後は、気管に浸潤した食道がんからの出血で、彼の眼の前で窒息死したのを見ていたので、自分もそれに似たような残酷な死に方をするのではないかといつも恐れていました。

しばらく経ってから、腫瘍は再び増大し始めて、もはやほとんど固形食を摂ることができなくなりました。コンラッド・Wさんは、病院では死にたくない、どんなことがあっても家族と一緒に家で過ごしたいと考えていたので、病院に入院して改めて治療を受けることを拒否しました。そこで、開業している腫瘍専門医と在宅介護施設が協力をして彼の世話をすることになりました。苦悩と疼痛を耐えうる状態に保つために、モルヒネの量は次第に増えて抗精神薬の併用も必要となりました。そして、ついに腫瘍からの出血が始まり、コントロールができなくなりました。死の恐怖と窒息のパニックを阻止することは、薬も、その他の医学的な処置も、家族の思いやりもかないませんでした。彼は、今すぐ、それもできるだけ早く死なせてほしいと率直に、強固に、嘆願しました。彼は、担当医から勧められた「終末期鎮静」を拒否しました。その理由は、鎮静では時間がかかり過ぎて、自分が恐れに恐れていた窒息死から自分を守ることができないだろうと思ったからでした。同時に、彼は、自分の家族に、このおぞましい出血死の光景を見せたくなかったのです。結局、担当医は、信用できる二人の同僚と相談し、この行為に違法性がないことを確認した上で、不承不承ながら幾つかの致死的な薬物を用意しました。一方、家族には、万一の場合には、鎮静を導入できるから、いつでも連絡するようにと言い残して、家族と別れを告げました。コンラッド・Wさんは、その日のうちに、意識がないまま家族に見守られて穏やかな最期を迎えました。

ドイツの法律では、自殺は処罰の対象ではありません。今日、一般に広く認知されている自殺権は、基本法で保障された自己決定権と個性を発揮する権利に基づいています。ドイツの法律では、（医師の）自殺幇助も処罰の対象ではありません。なぜならば、刑法二六条（教唆、扇動）および二七条（幇助）によれば、犯罪行為に関与する場合のみが処罰の対象であって、立法府は、その気になればいつでも新しい刑事罰規定を定めることができます。幇助という言葉は、意識的に故意に援助することであると理解されています。この際、最終的に自殺行為を行うのは自殺者自身です。その他の点では、その行為は、陰険さやその他の低劣な動機から実行される訳ではないので、「自殺者」と呼ぶべきではありません。したがって、このような言葉で言い表せない概念は、わたしたちの語彙からは抹消されなければなりません。

ミュンヘンの弁護士であるヴォルフガング・プッツ氏とベアーテ・シュテルディンガー女史は、医師が自殺に寄り添うことを刑法の観点から分析評価して、種々の専門的な意見を述べたり専門書に投稿したりする数少ない専門家です。この二人は、ある一定の前提条件と判断基準を満たしていれば、自殺を支援して寄り添うことは、一貫して刑罰の対象とはならないとの結論に達しています[5]。

医師に自殺の助けを求める患者さんは、その意思形成と、その決定に至ったことが、医学的、精神医学的観点から見て誰の眼にも問題がないものでなければならず、場合によっては、専門医の診断書を手に入れて、このことをタイムリーに確認しなければなりません。自殺行為の最初から意識消失に至るまで、意思決定の自由が保障されていなければなりません。患者さんが、自由にその責任を取ることは、法的な観点に照らせば無条件の前提です。つまり、洞察力があって、自己決定能力を備えた患者さんは、自分のすべての権利だけでなく、その他の方法についても十分に説明を受けていなければなりません。特に、緩和医療的な可能性のすべてについての説明を受けていなければなりません。医師が患者さんの自殺を幇助することについても、患者さんが自殺を思い留まることについても、事前に、詳細にわたって患者さんの理解を得ていなければなりません。

最終的には、患者さんは、自殺を援助する医師に、医師の「保障義務」を免除しておかなければなりません。これは、何を意味しているのでしょうか。

ドイツの判決では、自殺は、基本的には事故ないし災難と見做されており、市民ならば、誰でもが援助の手を差し伸べる義務があり、とりわけ医師には、自殺者の救命と延命に対して「保障義務」が課せられています。自殺者が、意識を失ったその瞬間に、その行為の支配権は医師に移行します（したがって、自殺者が、その後生き延びるか否かは、原則的に医師の行動に左右されることがあります）。今日の判決に照らして考えれば、自由意思で行われた自殺は、別扱いにするべきです。今日の判決は、患者さんが生き延びることを保障するだけではなくて、患者さんの意思の実現を保障しています。医師は、すでに、患者さん自身に決定能力がない場合であっても、リビング・ウイルを認めていたならば、延命の可能性の有無にかかわらず、患者さんのリビング・ウイルを実現させるべきです。これが結論として意味することは、延命医療を拒否し、自由な責任ある意思で自殺を決定している患者さんであれば、通常の患者さんの場合と同様に、医師は患者さんの意思を尊重しなければなりません。自殺の場合に、医師が刑罰を受けないように行動したいと考えるならば、その医師は、前もって患者さんから、医師の責任義務が免除されることについての書面をもらっておく方が良いと思います。これは、いわゆる「保障義務の変更」と言われており、これがあれば、医師には救命の義務はありません。医師は、患者さんが考えている死への過程を、死に至るまで緩和的に寄り添わなければなりません。

自殺幇助に関わる医師の立場の倫理観は、法律とは違った視点を持っています。この倫理観は、通常の医師の倫理観とは矛盾する倫理観です。なぜならば、医師の義務は、患者さんの生命を守り維持することであり、患者さんの自殺幇助とは両立しません。このような医師の職業規範に基づく倫理的信条は、それがドイツ連邦共和国基本法に則っているか否かについて至急その合憲性を確認しなければなりません。この信条は、他のいくつかの医師としての原理原則と同様にヒポクラテスの誓いに由来していますが、今日では、このヒポクラテスの誓いの内容と文言は、時代に追い越されており、歴史的な興味の対象にすぎません。この倫理観に代わって、二〇〇二年に、名だたる国際的な医師組織によって、今日の多くの医師のために「ヒポクラテスの誓い」に代わって「医師の職業倫理憲章」が起草されました。この憲章では、医師の利益よりも患者さんの利益が優先されることを明確にしており、少なくとも医師による患者さんの自殺幇助を除外するものではありません。

ごく最近の調査によれば、ドイツの医師の考え方は、他の国々でも同様ですが、医師の自殺幇助を倫理的に正当化するか否かの問いに対して、大きく分裂しています。ドイツ人医師の四〇%は、自殺幇助を行っている自分の姿を想い描くことができます。ドイツ人医師の三三%は、この件についての一定の取り決めを希望しています。すべてのドイツ人医師の一六%は、医師の自殺幇助を全面的に肯定しており、最重症で治療不可能な患者さんで、鬱病がなく、自由に責任を持って意思形成ができる患者さんが、明瞭に繰り返してそれを要求するならば、自由意思に基づく積極的自殺幇助を医師の手で行うことに賛成しています。

オランダにおいては、二〇〇二年から、「医師の自殺幇助」および「嘱託殺人」が法的に整備されています。ベルギーにおいても、二〇〇三年から、「嘱託殺人」のみが法的に整備されています。オランダにおけるこの両者の死亡幇助についての調査によれば、医師の自殺幇助と嘱託に基づく殺人の頻度は、二〇〇三年以降、死への過程を歩む患者さんに対して医師が頻回にオピオイドを処方するようになり、さらに死戦期鎮静が行われるようになって以来両者共に低下しています。これが意味していることは、オランダの医師らが、数年前に比べて、今では緩和医療のやり方をより受け入れて、これを最重症の患者さんに提供しているということです。懸念されることは、医師による「積極的死亡幇助」を希望した患者さんの中で、一層、不治の病状が進行して、実際には嘱託殺人を要請できなかった患者さんが一〇%もあったことです。このようなケースでは、医師が患者さんに対してパターナリズムのやり方で決定を下していました。わたしの見解では、このような決定は、一九九五年のオランダ最高裁判所の判決で注目されましたが、この判決と同様に受け入れることができません。当時、この法廷では、鬱病を病んでいた女性患者さんに、自殺幇助を行ったオランダの精神科医は、刑が免除されていたのです。

一一・八　オレゴン州は模範？

一九九七年、アメリカのオレゴン州で、市民の自発的な声を受けてある法律が制定されました。この法律は「尊厳死法（Death with Dignity Act）」と名付けられています。これによって、オレゴン州では、「医師の自殺幇助」が可能となりました。この法律は、オランダの状況とは対照的に、ドイツにおける尊厳死議論の役に立つ手本ないし手引きとなりました。この法律は、乱用、悪用を避けるために細かい手続きが規定されています。

すなわち、患者さんは、成人であること、オレゴン州に定住していること、不治の病を患っていること、すでに有効な治療法がなく、あらゆる見地から考えて余命六か月以内であること、二人の医師によって診断されていること、さらに、患者さんが、認識力と判断力を具備していると二人の医師から明らかにされていることです。患者さんは医師に、死に至る薬剤の処方を二週間の間隔（考慮期間）を置いて二回、口頭で申し込まねばなりません。さらに加えて、死に至る薬剤の処方申請を、証人一人の立会いの下で、もう一度書面で申請しなければなりません。医師には、処方を発行する前に緩和医療その他の手段があることなど、すべての可能性について詳細に説明をする義務が課せられています。

オレゴン州で、尊厳死法が制定されてから一〇年以上が経過している今日、この法律は、わたしたちに何を教えているのでしょうか。(6) この法律が導入された後の一九九七年から二〇〇五年までの八年間に、オレゴン州では、この法律で人生と決別した人々は、その間の同様な状況にあった一〇〇〇人の内の二四六人に過ぎませんでした。さらに示唆に富んでいる点は、死に至る薬剤の処方を申請した人々の内で、実際には三分の一以上の人々が、その処方箋で薬をもらわなかったという事実です。その人々にとっては、屈辱的な死と向き合わねばならなくなった時に、この手続を行っていることが担保になっていたことで、十分にその役割を果たしていました。

この法律の反対者や批判者の懸念や危惧は、すべて払拭されました。この法律を利用したのは、前もって想像していたような教養のない人々、保険に入っていない人々、低収入の人々ではなくて、主として、教養があって(四一%が学位取得者)、資産家で、十分な保険に加入していた患者さんたちでした。

治る見込みのない患者さんは、自分のことを「周りに迷惑をかける人」だとか「社会的な足かせ・粗大ごみ」と感じており、申請者の大部分がそのような人々ではないかとの懸念には、根拠がないことが分かりました。八五%の患者さんの決定的な申請動機は、自己決定能力が失われ、生活の質が失われたので、後は自分の思い通りに死にたいと思っていたからでした。三七%の患者さんは、家族や友人のお荷物になるとの思いが動機でしたが、これは、その他の動機と同様に、ほとんどの場合で主要な動機ではありませんでした。

ほとんどすべての患者さんで、自殺は基本的に合併症なく経過しました。わずかながら薬を嘔吐した患者さんがいました。死は、ほとんどのケースで三〇分以内に起こりました。ある患者さんは四八時間生き延びましたが、深い意識消失のままでした。ただ一人だけ、大量の睡眠剤を飲んだ後で意識を取り戻しましたが、その原因は、おそらくは、睡眠剤の中にその作用を弱める薬が混ざっていたためでした。彼は、その一四日後に、がんの自然経過で亡くなりました。

一部の批評家は、それでもなお悪用される恐れが残ると主張しましたが、それは例外的でした。その一例は、ある八〇歳の女性が、鬱病を患っているにもかかわらず彼女に致死量の薬物が処方されていた場合で、他の一例は、自分で自分の行為の意味を十分理解できていなかった例でした。この両者については、最終的には、その真相を解明することはできませんでした。

オレゴン州の場合、最重症の患者さんと死に赴く患者さんへの緩和ケアは、全く意外なことに、その法律によって弱まったのではなく、むしろ強まりました。このことは、一般大衆と医師らに大きな反響をもたらしました！　優れた緩和治療と介護がさらに必要であることが、特に医師らにとってより明らかに認識されました。二〇〇一年に、医師らを対象として行われたアンケートによれば、この法律が有効となって以来、アンケートを受けた医師らの三分の二は、以前にもまして緩和ケアの可能性についての情報を求めるようになりました。

オレゴン州で明らかになったことは、自殺幇助と緩和ケアが、お互いに排除しないということでした。自殺を行った二四六人のうち、二一三人は、同時に近隣のホスピスで緩和ケアを受けていました。

一一・九　直接的積極的死亡幇助

「直接的積極的死亡幇助」は、他人を意図的に積極的に死なせることにほかなりません。これは、「自己演出」で行われることがあります。例えば、「ゾントフェナーの介護人」とか「ヴッパータールの死の女神」のように、看護・介護側の同情心からの殺人がこれに相当します。「直接的積極的死亡幇助」は、患者さんの願いによっても行われます。刑法二一六条の「嘱託殺人」がこれに相当します。これらは、いわゆる、安楽死であって、話し言葉で言えば、要するに直接的に死の手伝いをすることです。

このような殺人行為は、すべからく生命という法益の損傷を意味しています。今日のドイツの法律では、例えば、オランダやベルギーと違って、この行為は、刑法によって禁止されているので、患者さんの同意があったとしてもこれを正当化することはできません。しかしながら、ドイツの立法府に、生命擁護について更なる法整備を行う資格があるとすれば、当事者の間で合意がなされている「積極的死亡幇助」は、当事者が責任を自覚しており、外部からの圧力がなく、明晰な意識状態で嘱託されていて、状況が明確な特定のケースであれば、この刑法上の処罰を変更することも十分可能でしょう。

医師が、患者さんの嘱託に基づいて延命措置を中止することは、国家社会主義者（ナチズム）が、安楽死の名の下に、身体障害者や慢性疾患患者さんを婉曲的に殺害したことと同じではないかという考えがあります。このことは、日常的な医療現場で問題にされるだけではなくて、専門誌や一般紙でも繰り返し報じられています。しかしながら、医師が、患者さんの嘱託に基づいて延命措置を中止することは、倫理的にも正当化されるばかりでなく、むしろ推奨されるべきであり、これをナチズムの安楽死と同一視することは正しくありません。さらに、自由意思に基づく積極的死亡幇助と、ナチズムの安楽死を同一視することは筋違いです。

ドイツの大学病院での一例を紹介しましょう。八四歳になったゲアリンデ・Gさんは、食欲不振と体重減少の原因を精査するために大学病院の婦人科を受診して、両側卵巣がんと診断されました。がんは、すでに腹膜と肝臓に転移しており、手術適応もなければ回復の余地もありませんでした。医師らはこの夫人に化学療法を始めようとしましたが、この治療法を正当化することはほとんどできません。患者さんは、以前、腸閉塞に罹っており、消化管の通過障害を取り除くために手術が必要でした。原因は不明ですが、この夫人は手術後に麻酔から意識が回復せず、意識不明状態が続いたので、人工呼吸管理を余儀なくされました。このGさんは、このような事態に備えてリビング・ウイルを用意しており、死んでもよいから更なる治療は行わないでほしいとあらかじめ決めていました。Gさんの娘は、母親の意思を受けて、集中治療医を相手取って治療の中止を申し立てました。後で、娘さんから聞いた話ですが、このことでこの夫人の娘と医師が話し合いを始めた時に、最初に医師が発した言葉は、誤解の余地のない発言でした。医師は「この病院では、ナチの医療はやっていません。ここで働いている医師は、患者さんに安楽死はさせません」と言いました（患者さんのその後の経過についてはあまり重要ではありません）。その後、弁護士を立てて、何週間にもわたって集中治療室の医師らとの話し合いを経て、この夫人は、他の病院に移って人工呼吸を中止することができたのです。

この際、ある誤解を解いておかねばなりません。ドイツでは、この数十年来、「死亡幇助」に関わる議論が続いていますが、実は、この議論は間違った次元で行われています。問題は、国家社会主義者（ナチズム）が人間の尊厳を蔑視して実行した安楽死政策が、今日の終末期自己決定についての議論に、どの程度まで影響を与えているかという問題です。

ナチ体制での医療の本質は、一体どこにあったのでしょうか。どのような目的で行われたのでしょうか。第三帝国時代の医療と医師は、多くの場合、あるイデオロギーに奉仕しており、その目的は、ゲルマン民族の純潔と遺伝的最適化を遵守することでした。この目的のために何百万人もの人間が殺害され、この目的を妨害する者は、最終的には殲滅させなければなりませんでした。さらに、足かせとなる存在や薬莢のような器だけの人間、または、先天的な障害を持って生まれてきた人々（例えば、聴覚障害者や視覚障害者、または、その他の身体障害者）、とりわけ、知的障害者、あるいは精神障害者は、ナチ政権が考えた人間の質的特性にそぐわないばかりか経済的な重荷であり、健全な民族共同体にとって危険な存在と看做され殺害されていきました［ナチズムはこのような人々には「生きる価値」（Lebenswert）がないと考えていた］。したがって、ナチズム医療の本質的な特性は、上位目標設定［上位目標設定は、国の目標設定（Übergeordnete Programmatik）が医療目的よりも上位にあることの意］を優先させること、非人間的で異質なモチベーション、個々人の自律権を失効させることでした。

ドイツ連邦の医療の中に、原理主義的生命擁護論者や、数多い障害者団体やその代弁者が主張するように、非人間的で恥ずべき国家社会主義の医療のやり方との類似性を暴露することなどができるでしょうか。

どのような倫理的な非難も、誰かがナチのやり方をすると言って非難するほど、酷いやり方はありません。なぜならば、ナチのやり方は、その特質とその規模において、歴史的に類例を見ないからです。まさに、それ故に、そのような判断を下す前に、特別な注意を払って控えめな態度を取ることが要求されます。そのような判断を正当化するためには、確実で説得力のある論拠がなければなりません。さもなければ、国家社会主義者が行った安楽死計画の犠牲者に再度の犠牲を強いることになります。なぜならば、犠牲者は、再度、嘲られ、このことに言及した医師らは、非人間的な医療の共犯者としてとがめられ嘲られることになるからです。

わたしが言いたいことは、このような問題は明確に否定されねばならないということです。医療が、いかに倫理的に怪しげであっても、いかにそれを是認できない場合であっても、医師らに「ナチ医療」とのレッテルを張って誹謗するなどという態度はきっぱりと退けられねばなりません。なぜならば、国家社会主義者の安楽死行為は殺人計画であり、「治療行為の中止」とも「医師による死亡幇助」とも「自由意思による積極的死亡幇助」とも全く何の関係もありません。

事情は全くその正反対です。死にゆく人や重症身体障害者から、何回も続けてはっきりと申し出があった場合に、その要請を拒否することは、たとえ万が一ナチズムの安楽死との関連を認めるにしても、「医師による自殺幇助」や「自由意思に基づく積極的死亡幇助」を容認するよりも、一層ナチズムの安楽死の考え方に近いのではないのでしょうか。G夫人の医師らは、彼女の自己決定権を土足で踏みにじったのであり、このような人権に違反する行為こそ、むしろ、ナチの医療やその安楽死計画の特徴をはっきりと示しているのです！　そもそも、娘の医師への要求（母親が自己決定した意思を代弁した要求）が安楽死に近いのではなくて、医師らが母親に対して取った態度の方が、よりナチの安楽死の考え方に近いのです！　コンラート・Wさんの自殺幇助に関与した匿名の医師の行動の方が、たとえ、それが「ドイツの医師倫理綱要」に沿っていなかったとしても、人間的であり倫理的に正しいのです。

ドイツの医師らには、国家社会主義的な安楽死計画に加担した過去があり、人間としての存在を値踏みし、禁治産者と評価して根絶することに協力したが故に、ドイツの医師は、過去数十年にわたって患者さんの自己決定と尊厳を尊重し遵守して患者さんが穏やかに死ねるように配慮する特別な責任を負っています。この責任を自覚するためには、医師仲間や医師同士の間で、広く一般に開かれた対話から始めなければなりません。これは、医師が所属する組織の義務であり、特に、「ドイツ医師会」は、この議論を奨励する立場にありますが、現在に至るまでその気配はありません。「このような議論は、必要ではない」とか「自殺幇助？　「ドイツ医師会」は、これを厳重に拒否する立場である」と言った「ドイツ医師会」会長の公式発言は、全く議論の発展に寄与しないばかりか、これを頭ごなしに妨害して封鎖しようとしています[7]。

一方で、自由で責任のある直接的積極的死亡幇助を禁止することに異議を唱える声や議論も少なくはありません。

最近のある法学研究論文によれば、もしそれが正しければ、わたしたちのドイツ連邦共和国基本法第二条「人格の自由、人身の自由」第二項に「何人も、生命に対する権利および身体を害されない権利を有する。人身の自由は不可侵である。これらの権利は、ただ法律の根拠に基づいてのみ侵すことができる」と記載されています〔ドイツ連邦共和国基本法第二条［人格の自由、人身の自由］、第二項は、ドイツ語では：Artikel 2 Handlungsfreiheit, Freiheit der Person (2) Jeder hat das Recht auf Leben und körperliche Unversehrtheit. Die Freiheit der Person ist unverletzlich. In diese Rechte darf nur auf Grund eines Gesetzes eingegriffen werden.　英語では：Everybody has the right to life and physical integrity. Personal freedom is inviolable. These rights may not be encroached upon save pursuant to a law. と記載されている〕。これが意味するところは、自分の人生を放棄することは、それをどのように実行するにしても、基本的権利によって庇護されているということであり、終末期の患者さんが、誰の助けもなしで自殺するのか、幇助によって自殺するのか、あるいは、自殺のすべてを他人に任せるのか、もはや、病気のために動けなくなったことが理由で他人に任せなければならないのか、このような事柄が根本的に重要な問題なのでしょうか。これらの問題は、陰口を叩かれるような問題なのでしょうか。死ぬ意思を固めている人が、自分で死ぬか、他人の手を借りて死ぬかが、果たして重要な問題なのでしょうか[8]。

一一・一〇　終末期の態度――意図と結末

「直接的死亡幇助」の禁止が無制限ではないことは、すでに行われている「間接的死亡幇助」は合法的であることを示しています。これらの許された形の死亡幇助は、「未必の故意」という法的条件さえあれば、「間接的死亡幇助」として不法殺人の適用から「逃れる」ことができます。この場合、命を短縮することが、緩和医療の回避できない副作用として、あるいは、終末期緩和医療の起こりうる副作用として受け入れることができます。刑法でしばしば見られるように、この行為が合法であるか否かは、それが故意であったか否かによって決定されます。

ここで、カタリーナ・Sさんの場合に戻って、彼女の運命に関わる先鋭的な条件に、もう一度光を当ててみたいと思います。ある行為が果たして許されるのか否か、その行為が間違っているのか否かという深刻な状況に光を当ててみたいと思います。

何よりもまず、カタリーナ・Sさんは、生きることを望んでいるのでしょうか。彼女は、死を優先させるのでしょうか。ある時が来れば、おそらく、彼女は、冷静に覚悟をして熟成された決心に至るでしょう。この決定で重要なことは、彼女が、生き続けることを選ぶか、死ぬことを選ぶかではなくて、彼女が、自分自身のために決定するだけではなく、家族や友人、あるいは専門知識を備え判断能力のある人々を当てにして、その人々とどのように関わるかということです。生き続けたいならば、結局のところ、生命維持措置や、隣人の励ましや、仲間の思いやりだけではなくて、これ以上は望めないような医療機器に、他の人には比べられないほど頼らなければなりません。看護や介護をする人々や費用を負担してくれる人々を準備せねばなりません。彼女が、わたしに言ったように、「もう、どうしても耐えられなくなった」時に、彼女の傍らにいて自分の命を終わらせてくれる誰かに全幅の信頼を寄せているならば、それは彼女の生きる意思を強めることへの逆説的な効果となるのではないでしょうか。

彼女が死を決意することは、彼女の隣人と友人の輪の中で、人間としての連帯感の最終章への止揚です。その場合、彼女の命を、肉体的な意味で平穏に、確実に、合併症なく終わらせることができると保障してくれる職業的な専門知識がどうしても必要です。

さらに重要な点は、彼女の決心は、時間的制限でもなければ、周りの環境が彼女に二者択一を決断させるようなことがあってはなりません。生きる義務があるわけでもなければ、それを強制されているわけでもありません。彼女独自の自由な決心を、何物にも従属しない極めて強い決心にすると共に、それがどのような結果になっても、彼女と一緒に彼女の運命を重視することが、関わっているすべての人々の課題なのです。カタリーナ・Sさんは、自分を試して本当に成熟した決心に至るために考える時間を与えてほしいと言っているのです。


カタリーナ・Sさんが、自分の死をはっきりと決断したと仮定してみましょう。

生命維持に必要な人工呼吸を中止したいとカタリーナ・Sさんが要求した場合、治療に当たる医師がこれに応じることには法律的には全く問題はありません。考慮すべきは、彼女の意思が、明晰な理性と自由意思に基づいて責任ある判断で実現したものであって、その意思が繰り返し続けて表明されているものでなければならないという点のみです。カタリーナ・Sさんには、無条件で、洞察力と自由で責任ある意思形成力があるので、医学的にも、精神的にも、後見人法的にも、何ら疑いを挟む余地はありませんでした。この章の初めに述べたように、以前に治療に当たった医師らは、このような形の治療の中止を拒否しています。なぜならば、このような形での治療の中止は、その合法性については異論を唱える余地はないのですが、彼らは、これを「受け身の自殺」と理解したからです。受け身の自殺は、患者さんの自由で責任ある行動として説明することができます。受け身の自殺は、病気が原因で回避できない死が差し迫っていることを、人工呼吸を続けることで死を阻止することが可能であっても、カタリーナ・Sさんの場合のように、死への道を阻止しない行動として説明できます。人工呼吸を中止して受け身の自殺を叶えさせることは、治療に当たっている医師らの倫理的認識と矛盾します。それにもかかわらず、彼らにはカタリーナ・Sさんの死への要求を叶える義務があるのです。個人的には否定したい気持ちであっても、（緩和鎮静の下で）人工呼吸を終わらせる義務があります。死にたいというカタリーナ・Sさんの想いを、他の医師らが支えて実現させるように配慮する義務があるのです。そのような医師は、患者さんに目を向けた倫理理解を持っており、患者さんの要求に添う準備ができています。わたしは、疑いもなくそのような医師の一人です。

これに反して、カタリーナ・Sさんが、自発呼吸ができるまで回復して、人工呼吸に頼る必要が全面的に不要となった場合は、定法通りに考えれば、彼女の死にたいという要求に添って治療を中止することも、受け身の自殺という概念も、その根拠を失ってしまいます。この場合、彼女の死は「積極的自殺」です。このような死は、自分自身で栄養や水分の摂取を放棄して自分で死ぬのですから、法的には合法です。このような自殺が、医師の幇助で行われた場合も、法的には同じく合法です。しかし、嘱託殺人は積極的死亡幇助なので、不法であり処罰の対象となります。

彼女が延命治療を拒否して自分の命を積極的に終えるのか、あるいは誰かに終わらせてもらうのかに関係なく、気がつかないうちに穏やかに眠りに入って深い意識消失状態となって二度と眼をさまさないことが、彼女の願いを叶えるやり方です。決定的なことは、彼女自身が最後まで自分の死をやり遂げる「主権」を心に刻んでいることです。

わたしが、彼女の死を支える用意があることを明らかにした場合、わたしは、一人の医師としてどのような意図を持つべきであり、あるいは、持たなければならないのでしょうか。

カタリーナ・Sさんは、最も重症な傷害をかかえて生きています。彼女の体験と自己実現の可能性は、これまでの研究者としての人生から考えても、彼女の自己評価は高度に制限されており、このことが、彼女にとって非常に大きな実存的苦悩となっています。この苦悩から彼女を解放させることは、何よりも勝って医師の目論見であるべきであり、そうでなければなりません。このような解放は、彼女にとっては、「わたしは、もはや・この世に・存在する・意思はない」と思うことと同じです。自分を、彼女の判断に従わせることは、医師としてのわたしにとって、絶対的な掟であり命令なのです。わたしを、彼女の判断に従わせるのであって、わたしが、彼女の考えを修正してはいけません。したがって、わたしは、死が、彼女にとってできるだけ良心にやましくない形で実行できるようにしてあげなければならないし、そうしてあげても良いのです。必ずしも楽にするという意味ではなくて、そうではなくて、彼女を襲った凶悪で非情な運命を緩和するという意味でそうするのです。——かつて、このようなことが医師にとって可能であったでしょうか！——そして、彼女が生き続けなければならない状況は、死よりも耐え難い状況であることを、彼女がわたしに確信させたからには、わたしは、彼女の死を望む気持ちを成就させることを心に受け入れても良いのです。

特別に「殺す」という言葉の意味について注意を払わなければなりません。医師の自殺幇助に反対する者は、この「殺す」という言葉に固執します。なぜならば、このやり方で人生を終わらせることが、「技術的に正しい」ことになるからです。「殺す」という言葉は、名指しではないけれど、非人間的であるという合図を送っています。それは「人格の破壊」を意味しています。そして、さらに、それがいかなる死であったとしても、他ならぬカタリーナ・Sさんの人格の破壊に、わたし自身が力を貸すことになってしまいます。しかし、そうではありません。自分自身を殺すことは、カタリーナ・Sさんにただ一つ残されている可能性、つまり人格の不可侵性を守ることなのです！　他の人も追体験できますが、彼女は、彼女の人生の意味と、彼女の人格の展開に終止符を打つ決心をしたのであり、他人の助けを借りて死を希求するという彼女の計画は、決して破壊的ではなく、最後の自己主張行為と看做されます。この意味においてのみ、たとえ、彼女の死へのプロセスを自分から距離を置いて思い描くことができないにしても、わたしは、彼女の死が、わたしの意図の一つであることを率直に表明します。彼女が自分で選んで、わたしの援助を得て自分で遂行した死は、それだからこそ大切に守るべきものであり、その死に最後まで寄り添うことは、わたしにとっては単なる医師としての義務ではなくて人間としての同胞への関心事なのです。

第一二章　死の受容と死の様相——展望

この本の終章で、わたしは、これまでの経験と考察を要約すると同時に、いくつかの命題を記述しておきたいと思います。わたしの考えでは、この国の「死の文化」が、治る見込みのない患者さんや終末期の患者さんが何を必要とし、どのような希望を持っているかに、真正面から正しく向き合う意思があるならば、これらを実行することを避けて通ってはならないと思います。

一二・一　死すべき運命は病気？

「死に至る過程と死そのものは、人間の生命にとって変更できない属性であり、死に至る過程と死そのものは、人間存在の一部分であり、わたしたちの人生は、死の具現化への絶え間ない挑戦から成り立っている(1)」。

これは、中世の哲学者ミシェル・ド・モンテーニュが残した格言ですが、どの時代にも当てはまり、人間が繰り返し体験する共通の問題を、的確に言い表しています。しかしながら、この格言は、二〇世紀半ばから劇的な進歩を遂げた科学的医学の台頭によって、かつてなかった衝撃を受けています。

死すべき存在であること自体が、自己を最適に保つための重要な研究対象として現代医学の射程内に入ってきました。今では、死すべき存在そのものが研究対象となっており、その謎を解明して死を克服しようとしています。あからさまには語られていないにせよ、死そのものを医学的に操作しようと目論んでいるのです。この無謀な目論見は、一方では、検討に値する前途有望な課題ですが、他方では忌まわしく恥ずべき目論見です。

今日の医学は、モンテーニュの格言のように、死が人間存在の属性であって、死が自然な形で人生の一部となっているとは考えなくなりつつあります。むしろ、死を人生から切り離していくプロセス、老化と死を人生から追放しようとする考え方が、さまざまな分野において、最近の数十年間の医学潮流の最前線なのです。このことによって、医学に課せられていた古典的な任務、つまり、病気を治したり、病苦を和らげたり、予想以上に早い死を防いだり、死そのものの負担を軽減させたりすることの価値が見る見るうちに色褪せていきました。近未来の医学は、鳥の体と女の顔を持っていて、その美しい歌声で船乗りを誘いよせて破滅させた妖婦のようです。近未来の医学は、人間は、死すべき運命にあるというわたしたちの理解に脅しをかけて、その考えを強力に遠ざけようとしています。このことが、わたしたちの存在と存在の本質をどのように変えてしまうのか想像もできないまま、わたしたちをうっとりさせ、同時に、強固な約束を与えています。

わたしが、医師として過ごした短い時間帯の中でさえ、眼がくらみそうな革新的な出来事が数えられないほどありました。体の内部を一層細かく画像で見る方法は、ますます洗練されて精度が高くなっていきました。例えば心臓カテーテル技術は、目的とする位置に的を絞って心臓の冠動脈にステントを挿入するまで進歩しており、パーキンソン病に対する脳ペースメーカーのように、脳に電気刺激を与えて、脳の機能を活性化する治療法が開発され、将来的には個々人に合わせた薬物治療が開発されるなど、ほんの幾つかの例を拾って見ても、医学は、一層効果的で、しかしながら、一部では誠に憂慮すべき手段や技術革新を重ねており、病気の攻撃を跳ね返し、肉体的精神的な衰えを跳ね返し、老衰や衰弱や死の時期を引き延ばそうとしています。

それでもまだ不十分だとして、遺伝子学者らは老化のプロセスを遺伝子レベルで研究しており、今までは自然な寿命と考えられていた人間の寿命を引き延ばして、死へのプロセスを操作する可能性に望みをかけています。アメリカの化学者エリザベート・ブラックバーン女史は、二人の共同研究者と共にテロメラーゼという酵素の研究で二〇〇九年にノーベル生理学・医学賞を受賞しました。この酵素は、老化の調節をしたり、がんの成長を抑制したりする働きがあるとされています。幹細胞の研究者は、将来、人間の細胞を任意に操作して、注文に応じて免疫の一致した代用臓器を造って臓器移植を行おうとしているのです。

このような進歩が莫大な資金を投じて行われている一方で、医師の愛情の籠もった援助や、医師の関心事への資金分配が不平等になっていることには、ほとんど誰も気づいていません。西側社会では人口の減少傾向が見られています。最新の医学では、とりわけ急性期医療に役立つ医療技術の発展と現場への応用が有利な立場に立っており、そのためには実に莫大な額の財源が充てられています。その一方で、すでに介護が必要な人々、重症慢性疾患、死に瀕している人々の数は増加の一方です。すでに誰の眼にも明らかですが、これらの無数の人々に対しては必要な人材が不足しており、とりわけ医師の愛情の籠もった心遣い、看護や介護や死に寄り添う人々が不足しています。このためには、実に莫大な財源が必要です。今や、新しい考え方を取り入れて、思考を一変させるプロセスが不可欠です。しかしながら、現実は、別な道を歩んでいます。年をとらないという信仰にも似た想いに呼応するように、老衰状態の人々や介護が必要な人々や死にゆく人々は、世間の眼から隠されています。多かれ少なかれ、社会から隠されて放置されており、文明社会にとって恥ずべき状況下で生きることを強いられています。すでに述べたように、最も弱くて誰かに依存せざるを得ない自分たちの仲間を、なすこともなく放置するというような人権侵害が行われているのです。

このように、不愉快で不適切な枠組みが決められているので、医師のみならず患者さんも、病気のみならず死へのプロセスと終末も、その枠組みの中で何とかしなければなりません。多くの事柄は、わたしたちの医学で間に合っています。いくつかの死は、それでもよいかもしれません。しかしながら、あまりにも多くの人々が、人生の終末を大変残念な状況の中で過ごしているのです！　医学的援助や医療行為に関わる多くの領域で、何の改革もなされていません。これは、特に医師に当てはまるのですが、人格的道徳的に根本的に新しいやり方が必要です。そのやり方は、良心的であること、先見の明、自主性、誠実さ、勇気と感情移入能力です。医師が、医師としての職業的自己理解を、他の職業の自己理解よりも、よりしっかりと心に刻んでいれば、医師の行動は信頼できるものになるのです。

一二・二　医師が治療する任務と医師が死を援助する任務の序列は同等

医師の任務の範囲は、生命を維持し病気を治療するだけにとどまりません。現在の医師は、病気を治し、生活の質を向上させ、それを維持することにのみ、医師の職業的な倫理感と満足感を見出そうとしており、この考え方は医師の間に広がっています。しかしながら、それは間違いです。倫理的序列に照らして見れば、「良き死」に気を遣う医師の義務は、至る所に見られる好戦的な医師の任務に決して劣っていません！　つまり、延命目的の治療が力尽きた時に、次の段階として前面に登場する治療は、他ならぬ穏やかな死を目指すための治療です。

医師の使命について、医師自身がいかに偏った解釈をしているかの証拠は、どこにあるのでしょうか。

医学を学んでいる若い人が、医学を学んで医師という職業に就き、隣人とその病気に心を配り、その健康を維持し、言い換えれば「健康を贈り返す」ことに深い満足感や充足感を感じ、社会から高く評価されることを想い描いていることには、疑いの余地はありません。しかしながら、多くの場合、それは心臓カテーテル法を用いた冠動脈ステント留置であり、人工膝関節や人工椎間板の植え込みであり、内視鏡治療であり、不妊治療などです。簡単に言えば、この医学は、技術的な手段を用いて、病気を制圧しようとする考えに基づいており、健康の維持と治療を目指しており、これに立ち向かう医師らにとって、絶えず新しい理想的なロール・モデルが提示されています。わたしたちの社会では、経験豊かで感情移入能力に優れた緩和医療医や、知識があって、死に寄り添う思いやり豊かな医師には魅力がありません。介護施設配置医は、尊敬されているというよりは、むしろ馬鹿にされています。偉大な医学的経歴を残した人々の仕事は、例えば、「治る見込みのない患者さんの生活保障に関する前提条件の研究」ではないし、「高齢者の老衰現象をより良く理解するための研究」をライフワークにした医師にノーベル賞が与えられるなどは想像することさえできません。しかし、イギリスの看護師で、その後女医になり、緩和医療とホスピス運動を創設した功績が評価されて一九八九年にはサーの称号が与えられ、二〇〇五年に亡くなったシシリー・ソーンダースは、まさにノーベル賞を受賞するに相応しい医師ではなかったのでしょうか。

ここに挙げた疑問に対して他の回答があるでしょうか。この本ですでに触れましたが、あるドイツの著名な心臓外科医は、「わたしは、死を嫌悪する」と明白に述べました。このような考えを持っている医師は、決して彼だけではありません。なぜ、医師は、死を嫌悪するのでしょうか。医師らは、死を自惚れ屋で無礼な奴とでも思っているのでしょうか。病気との闘いに敗れた敗北感からでしょうか。実際に、医師らが患者さんを文字通り「見捨てる」こともしばしばあります。このような患者さんは、治療をしても回復もしなければ死にもしません。現在のところでは、このような要看護、要介護状況で死んで逝く人々の世話は、看護業務、介護業務、ホスピス業務など、資格的にはやや弱い職業グループの人々が担当しています。なぜならば、臨床的には特殊な言葉で言い表されているように、もはや「これ以上やることがない！」からです。病棟医が、すでに転移しているがん患者さんの家族に向かって、自分を憐れんでいるような諦め顔で、「もうこれ以上やることはありません！」と、この極まり文句のようになった言葉を病院の廊下で患者さんの家族に対して言うことは、決して稀ではありません。医師の仕事は、病気を打ち倒してうまく治すことだと思い込んでいる医師があまりにも多いのは、何という悲しむべきかつ驚くべき誤解でしょうか！

「これ以上やることがない！」。この言葉は人を叩きのめすような言葉です。もう治る見込みがない病気について、これ以上の絶望的な言い草は考えられません。わたしの眼には、これ以上の「医療ミス」を意味している言い草はありません。このような言葉が広く受け入れられているのは、信じられないことです。このような言葉を、患者さんの家族、患者さん、それも死にゆく患者さんに向かって投げつけるのは、もってのほかです。この言葉は、患者さんからすべての希望を奪うだけでなく、全く的外れです。なぜならば、医学の力で病気を治して健康を回復させることができなくても、医学には、常に希望が残されており、苦悩、疼痛などの症状から逃れる希望が残されています。穏やかな死を迎える希望が残されています。

「最善の希望を持って、最悪にそなえよ[2]」（Hope for the best and prepare for the worst）。この言葉は、アメリカ人医師であるティモシー・クイルの言葉ですが、肝に銘じるべき言葉です。この言葉は、最も重症な患者さんに相応しいと同時に、当然、その病人の主治医にとっても相応しい言葉であり、ここには、終末期医療のすべてが含まれています。この言葉は、死へと赴く患者さんを、肉体的苦悩と精神的苦悩と絶望から守ってくれる医学の奥義を意味している言葉です。

治る見込みがないという真実を伝えれば、患者さんの信頼を失うリスクを冒すことになるので、それを伝える勇気を持っていない医師の「憐れみ深い嘘」には、この生きた言葉の居場所はありません。

その医師は、患者さんの死に直面した場合、そうすることが患者さんに対して誠実で正しい行動であると信じているのです。

人間の死がどのように推移していくのかについては、その人の病気の性質、その人が死を目前にして冷静でいられるか否か、その人が所属している共同体での立ち位置、その他のいくつかの状況に左右されます。さらに加えて、終末期には、感情移入能力があり、決定能力もあって、人柄の良い親切な医師がいて、良いアドバイスをしてくれるかどうかにも左右されます。以前に患者さんの不幸な体験について述べたように、人生の終末に対する医師の自己理解を決定的に変えなければならないとわたしは考えています。人間の死に様を、不吉な破滅に追い込まないためには、将来的には、医師の考え方や態度を根本的に徹底的に変えなければなりません。

一二・三　死の受容

医師の自己理解の変遷の中でまず期待されることは、医師自身が、死にゆくことと死そのものを、どのように内面的に理解しているかに関係しています。死ぬことは、生き物に自然に備わっているプロセスであると理解されなければなりません。医師にとっても、個々の人々と同様に、死は、第二の天性でなければなりません！　死そのものは、生物学的な事故でもなければ、医学的な失敗でもありません。死は、ずっとそうであったように、優れた医療にもかかわらず、避けることができない生命そのものの消滅なのです。回避できる死とは、早すぎる死、痛みが強い死、限りなく長い時間をかけて近づいてくる死であり、このような死は、医学が自由に使える手段で払い除かねばなりません。終末期における医学的失敗は、医学の庇護の下にあっても、なお苦痛に満ちた惨めな死に方をすることなのです！

このような死を避けるためには、重症患者さんや死にゆく人々の家族に対して、あるいは、身近な人の死を甘んじて受けることができない家族に対して、もし、リビング・ウイルがない場合であれば、医師はその家族に助言を与えなければなりません。医師は、見込みのない母親に特定な治療を要求する息子に対して、「指導的助言」（direktive Beratung）と言われている手段に訴えなければなりません。この息子の理不尽な要求に対して、医師は、感受性を持って、冷静かつ決然とした説得力を持って断固として向き合わなければなりません。この場合に優先されるのは、まず第一に「患者さんの幸せ」であり「家族の幸せ」はその次になります。

ここで問題となることは、治療目的の変更（治療の中止、あるいは治療の不履行）です。これは、しばしば、医師が決断を迫られる終末期で最も多く見られる課題です。この際、治る見込みのない患者さんの生命維持措置を中止する正しい時期が問題ですが、その場合、患者さんの意思のみならず、まずは、その治療に医学的な適応があったのか否か、今でもあるのか否かの疑問に答えなければなりません。例えば、意識が長い間戻らない脳卒中の患者さんの心肺機能を正常に維持することは、その患者さんの生活の質を改善して社会復帰をさせるような「患者さん全体の幸せ」に寄与する可能性があると言えるのでしょうか。例えば、病院におけるがん治療や集中治療に関してどの様に行うべきかと問われたならば、この治療を中止しても良いのかと聞くのではなくて、この治療を続けても良いのか、この治療は患者さんの意思に添っているのか、患者さんの幸せを守るために役立っているのか、このようなことを毎日新たに自分自身に問わなければなりません。医師の自己理解が、手術の前に手を消毒するのが当たり前のような自己理解となっていなければなりません！　今後は、この自己理解に添って、医療技術の在り方を心の中から導き出さなければなりません。わたしの見解では、これらは、「人間的な死の文化」にとって、どうしても必要な前提です。哲学者ハンス・ヨナスは、治療医学の任務とその限界について、驚嘆すべき考え方を述べています。「（急性期）医療の本来的使命は、命の炎を輝かせることであり、命の灰をくすぶらせることではない。とはいえ、（慢性期）医療の使命は、命の灰のくすぶりを守り続けることである」と述べているのです[3]〔ハンス・ヨナス（Hans Jonas, 1903-1993）はドイツ生まれのユダヤ系実存主義哲学者。実存主義哲学者ハイデッガーと新約聖書学者ブルトマンに学び、ホワイトヘッドのプロセス哲学の影響を受けた。彼を著名にしたのは、近代技術が人間に及ぼす影響とそれに対する倫理的努力に関する著作であった〕。

最近、治る見込みがない場合にいつ治療を中止するべきか、この危機的な病状において、その判断に科学的な根拠を与え、結論を与えてくれるような知識が増えています。二つの例を挙げましょう。その一例は、患者さんの蘇生には成功したけれども、意識が回復する兆しが全くない場合における生命維持措置の中止です。このことについては、何年も前から合理的な判定基準があります[4]。

もう一つの例は、骨髄移植の後で肺に合併症が起きた患者さんに人工呼吸をしないという判定基準です。文献によれば、生存者はいませんでした[5]。

一二・四　緩和医療――優れた選択肢

治療目的の医療から緩和目的の医療へと移行する適切な時期を判断する際には、その正当な根拠があるだけでなく、患者さんにとってベストな選択であるかどうかが緩和医療にとって大切です。医学にとって、その時期を適切に判断することは意義深いものであり、医学への新たな期待をはらんでいます。この判断は、熟慮を経て、以前とは違った次元でなされなければなりません。今までに蓄積された治療の可能性の中から、治療法の採用とか継続を決めるのではなくて、全く別の方向から決定しなければなりません。患者さんにとってベストな目標に向かって決めていくべきなのです。

患者さんをそっけなく扱うことなく、患者さんから希望を奪うことなく、緩和医療へ移行させることは、医師にとっては最大の挑戦の一つです。医師にとって、話し合いの導入能力と、話し合いの際の優れた善意が期待される状況は、他のどのような状況とも比べられないくらい大切です。

死にゆく道に王道はありませんが、緩和医療は、おそらく王道に最も近い道です。その訳は、多くの場合、患者さんが緩和医療を通して自分の死について「準備をする」ことができて、お互いに仲たがいをせずに死を受け入れられるからです。このようにして、緩和医療の恩恵を受けることができます。緩和医療を前提とすれば、大概の場合で、死を一つの経過として徐々に完遂することができます。それは、より穏やかに現れるので、死にゆく人ばかりではなく、その家族や友人にとっても、命と向き合いながら死を受け入れることができるのです。緩和医療は、避けられる不幸を適切に防いで、最も重症な人々と死にゆく人々に平和を与える点で、わたしの見解では、第二次世界大戦後の医学が提示できる治療法の中で最も大きな進歩です。現代社会では、人々は長命となり、より長く齢を重ねてから重症な病気に罹り、罹病期間もより長くなっているので、緩和医療の意義は大きくなるばかりです。

ドイツでは、緩和医療の需要は供給を何倍も上回っています。国際的に比較しても、緩和医療の遅れを取り戻す必要性には大きなものがあります。この国が提供できる緩和医療の量と質に関しては、比較可能な西側諸国と比べれば下位四分の一に属しています。一方で、ドイツの年間の医療費は二五〇〇億ユーロ以上であり、健康のために消費される一人あたりの医療費は全世界で第二位です。

医師界は、次の二つの分野で、持続的にしっかりと努力を積み重ねなければなりません。また、それができる筈です。ドイツ北端の町フレンスブルクからドイツ南端の町コンスタンツまで、すなわちドイツ全体で、苦境に喘いでいる何十万以上の患者さんがいて、さらにその数は増え続けており、不幸も増え続けています。この状況を是正する中期的、長期的努力が急務です。

その一つは、まだ広範囲に手つかずのままでいる緩和医療の教育、後進医師の育成、継続教育、そして再教育です。大学教育のカリキュラムを発展させ、特に綜合医と内科医に対する再教育の内容に、ここ数年前にやっと義務化された医師の継続教育の内容に、それに相応しい相対的価値を与えなければなりません。大多数の医学生は、最終学年になれば、ある病院で実習をしますが、二〇〇九年度の実習に際して、緩和医療の概念について説明をしなければならなかったことは不可解なことです。さらに、二〇〇九年に、ベルリンで開催されたドイツ医学会では、実地継続教育と基調講演で取り上げられた一連のテーマは、漢方医学、超音波リフレッシュコースを経てＩＧＥＬ〔Individuelle Gesundheitsleistungen の略語で、個人負担分医療費の意〕の提案であり、緩和医療はテーマの一つとしては取り上げられていませんでした。(6)

二つ目の課題は、制度の問題です。その際、中心的な役割を果たすのは医師です。医師の中心的な課題は、この新しい考え方を取り入れるように、政治、社会、費用負担者に働きかけることです。最終的には、必要な財政的手段を整えて、資格のある人的資源を導入しなければなりません。最近の数年間で、住民に対する緩和医療の供給改善に、わずかながら進歩があったことを認めるとしても、重症患者さんや死に赴く人々の医療と介護の場で、以前より質量共に程度の高い緩和ケアを実践するためには、更なる突破口を見出していかなければなりません。とりわけ、在宅緩和ケアのプロジェクトを充実させるべきです。なぜならば、関係者は、常に自分にとって慣れ親しんだ環境に留まりたいと願っており、緩和医療を受けている人々の中で、広範な治療ができる病院に入院する必要のある患者さんは稀であって、特殊な状況の患者さんだけなのです。

一二・五　患者さんの希望と意思——対話の中で死と向き合う

前もって示された患者さんの意思は、不安や苦痛のない死を迎えるために本質的な役割を果たします。患者さんの意思に添った死は、死への経過が平穏であるための重要な前提条件です。二〇〇九年七月にドイツ連邦議会で、「成年後見人法に関する第三修正法〔リビング・ウイル法〕」が最終的に制定されました。この法律によって、患者さんの自己決定の拘束力と法的保護の範囲が初めて明確となり、法律自体に内在する不確定要素が取り除かれたことの実質的な意味は大きいのですが、それにもかかわらず、わたしには、そこに記載されている法律的な諸規定自体にはあまり大きな意義はないのではないかと思われます。

この法律のために六年以上にわたって公開討論がなされました。さまざまな社会的集団が何らかの注釈を加え、無数の市民が発言を申し出たこの討論は、予期せぬ影響力を発揮しました。社会的に、悪しざまに「抑圧」され、「タブー視」されてきた、死に赴くことと死そのものに対して、やっと正面から立ち向かう状況が生まれてきました。このことが、社会的に「極秘文書」ではないことが明らかになって初めて「新たな死の文化」が成り立つのであり、これは偉大な収穫です。

新しい法律の本当の価値は、まずは、その法律に価値があることが実証されなければなりません。わたしの眼には、個々の人間と市民が、わたしたちのドイツ連邦共和国基本法の承認を得ている自己決定権を責任を持って引き受けることができるのか否かという挑戦を受けているように見えます。もしそうでなければ、自己決定は、中身のないただの器に過ぎません。個人個人の人生の終末を、最終的に自分自身で自由に決められることは、まさに一つの課題です。つまり、人間として、個人個人が「自分の死」についていろいろと考えて、自分自身と、自分に近しい人々と、そして、医師と対話しながら、自分の死と向き合うのです。個人個人が死との対話を試みながら死を成就する場合にのみ、その人が自分の死を前にして逃げ出さない勇気を身に付けている場合にのみ、その人が死の形について考えをまとめてそれを用いることができる場合にのみ、さらに、すでにある病気、あるいはその兆しのある病気に対して前もって自己決定を話題にするだけでなくその病気についてリビング・ウイルに盛り込めるような先見の明がある場合にのみ、この法律はこの国の人々に利益をもたらしてくれるでしょう。

この新しい法律を表面的にのみ観察するならば、この法律は医師にとっては、医師のパターナリズムに最終的に止めを刺すことを予告しているように見えます。しかし、それは全く当たっていません。なぜならば、二〇〇九年六月に議会で承認されたこの法律の主要な特質は、すでに五〇年以上も前にエッセン地方裁判所のある判決で確定されているからです。この判決は、その後のドイツ連邦通常裁判所の関連判決でも更新されており、その限りでは新しい法律ではありません。わたしたちのドイツ連邦共和国基本法によれば、書面ないし推測による患者さんの同意がなければ治療を行ってはなりません。人生の終末であっても、医学的理性に反して早い死を引き起こす場合であっても同様です。現在適用されている法律に反対している少なからぬ人々は、患者さんには判断能力も先見の明もないので、患者さんが間違った決定をしないように守ってあげなければならないと言います。確かに、日常臨床の中では、患者さんが間違った考えをしていることがあります。しかしながら、わたしたちのドイツ連邦共和国基本法は、人間的な態度と行動が道理に合わないと言って、それらを除外するような憲法ではありません。このような患者さんの無分別な考えは、医師としては誠に憂慮に耐えませんが、このような不条理な考えを阻止するのは、法律ではなくて医師自身なのです。医師自身が、患者さんの不条理に対して、自由な意思に基づいて助言をすることによってのみ、これを避けることができるのです。例えば、薬物中毒患者さんの夫婦が子供を産みたいと言った場合に、わたしたちの国のように世俗化されたリベラルな国では、この夫婦が子供をつくる前に医師と相談するように強制することはできません。それがいかに合理的であったとしても、それを強制することはできません。

このように、医師が患者さんから手を離すことは、医師にとって、この変化への準備が余りにも少ないので、虚栄心を傷つけられる想いがするでしょう。他の社会的な行動分野においてもそうですが、人々は、個人的自由を発揮する余地が多くなっている現代社会では、たくさん新しい経験をします。その際、一人ひとりに「分別のある市民」としての決意が期待されており、しばしば困難な要求が待ち受けており、自分自身の幸福にとっていつも役に立つわけではありません。したがって、今後の医師の課題は、専門知識のある父親のような助言者として、患者さんのパートナーとして、その医師が関わっている少なからぬ数の患者さんが自己決定の寒風にさらされているのを見て、その猛威を取り除いて、この寒風の方向を良い方向に変えてあげることが、医師に課せられている任務なのです。

一二・六　緩和医療の彼方——医師の自殺幇助と直接的積極的死亡幇助

現代医学は、多くの輝かしい研究成果の一方で、今までには見られなかったまことに憂慮すべき残酷な生き様を生み出しています。以前は自然な死に方をしていたので、残酷な生き様をすることはありませんでした。例えば、「高度横断麻痺」を患ったカタリーナ・Sさんや、「ロックト・イン症候群」（ロックト・イン症候群には、橋腹側症候群（ventral pontine syndrome）、モンテ・クリスト症候群（Monte Cristo syndrome）という呼称もある。意識はあるものの、眼球以外、体を動かすことができない状態。植物状態とは全く異なる病態である点が特に重要である〕の患者さん、ジャン・ドミニク・ボービー氏がその例です。

ヤヌスの双面神のように、つまり、前向きと後ろ向きの二つの顔を持った神のように発達を遂げた医学を目前にして、医師に「人生の弁護士」の役割を負わせるのは簡単かもしれません。しかしながら、わたしの考えでは、これはあまりにも安易な考え方です。なぜならば、現代の医師らの責任感は、十分に考慮されていない大雑把な責任感に過ぎないからです。このようなやり方は、患者さんの苦悩と絶望に正面から向き合っているとは言えません。この点において、ドイツの医師には、もうひとつの決定的な覚悟が求められています。その重圧の中にあっても確たる根拠を持って、医師の自殺幇助や直接的積極的死亡幇助を願っている患者さんから逃げてはならないのです。

ドイツでは、多くの医師が、自己決定権の法制化を支持しているか否かにかかわらず、最高の緩和医療や愛情の籠もった心遣いをしたとしても、すべての治る見込みのない人々や身体障害者らが、かつては幸福な時期があって人生を謳歌したことを埋め合わせることができないということを知っています。これからの医師は、「ドイツ医師会」や、その会長が示している考え方や、職業倫理や職業規律が、人生の終末期において何を肯定していて何を否定していたとしても、もうそれらについていくことはできません。わたしもその一人ですが、医師の不愉快さ、居心地の悪さは相当に大きなものであり、これには正当な理由があります。患者さんは、医師の職業倫理を正当化するために存在するのではありません。実際はその逆です。職業倫理とは、（変化してきた）患者さんのニーズに従うことです。誤解を前もって防ぐために言うならば、医療に確固とした不動の規範があるとすれば、その規範は「患者さんの幸せ」です。患者さんの意思の信憑性を確信することが医師の義務です。医師には、患者さんの意思を最終的に評価する権限はありません！

これまでの「医師会規則」は、医師の倫理の基本方針の全体像を明らかにすることを怠ってきました。これまでの医師は、身勝手な倫理感覚に固執するあまり、事実上少なからぬ数の患者さんが苦境に陥っているのを、そのまま放置してきました。医師らは、この苦境に対して心を閉ざしてはなりません。それどころか、最も重症な病気を抱えて死を早めてほしいと願い、できれば自分の手で死にたいと考えている患者さんの願望に、その手を差し伸べなければなりません。これを実現させるには、医師の間で開かれた議論をすると同時に、一般公開討論を経てやっと可能となるのです。緩和医療の彼方にある医学の専門分野を、金もうけに励む商人や素人の好事家に委ねたくないならば、医師はこのような議論から逃げてはなりません。

それでは、医師の自殺幇助が倫理的に容認できるのであれば、患者さんの自由意思に基づく積極的死亡幇助は、犯罪行為ではないばかりか合法的とされるべきでしょうか。

すでに、その反対者もその支持者も、「医師会」が著しく消極的な状況下で、死亡幇助の流儀について、お互いの間でしばしば対立し衝突してきました。そのつど、本気で真面目にそれぞれの立場を主張してきました。

死亡幇助法制化反対者の基本的な議論を要約すれば、死を願う者の本当の自由意思は、原則的には確認することができないものであり、高齢者や最重症患者さんの場合には、他人からの微妙な操作も加わっており、特に、意識障害者、重症身体障害者などの社会から置き去りにされた人々の場合では、自由意思に基づかない死の幇助へのバリアーを打ち破ることができません。法律は廉潔な意図を持って制定されていても、人間の愚かさを想えば、その乱用や悪用という泥沼にはまりこむことがあります。公共保健衛生制度には「経費負担」の増大が重くストレスとしてのしかかっており、トリアージ（医師が決める災害負傷者ランク付け）の後押しを受けて、最重症患者さんには費用のかかる治療を行わない状況が生まれてくるかもしれません。今日では、疼痛や苦悩に対する症状コントロールは十分できるので、疼痛や苦悩に対して十分な治療がなされていない状況が法制化の理由にはなりません。もし多くの医師がこの症状コントロールができないならば、即座に職業教育や再教育をしてこの状況を改善するべきです。耐え難い実存的苦悩に対して、医師の自殺幇助や積極的死亡幇助を選択肢として選ぶのではなく、人間的な愛情の籠もった心遣いで暖かく支えて安心感を与えるべきです。

　死亡幇助法制化支持者の議論は、自己決定は、すでにこの国のドイツ連邦共和国基本法にしっかりと根をおろしており、この権利は、自己の人生の終末をいつにするか、どのような形にするかを決める権利も保証しなければならないことを挙げています。さらに言えば、患者さんに緩和医療を受けるよう強制することは誰にもできないばかりか、緩和医療にも限界があります。法制化支持者は、患者さんには自殺幇助を受ける権利があることを指摘しています。なぜならば、彼らの見解によれば、「自殺をする権利」が「自由権」であるかもしくは「要求権」であるかの疑問の彼方に、国家は、この権利を発揮できるような条件を用意しなければなりません。患者さんの自由意思に基づく積極的死亡幇助は、事実上他人の手によって行われても、例えば、筋委縮性側索硬化症の患者さんのように、自分で自分の筋肉を動かすことができなくなるような重症な病気の場合では、他人（医師）は、単に道具として利用されるのであって、実際の行動主は患者さん自身です。

さらに、死亡幇助法制化支持者は、人間の行為は、いかなる行為であれ悪用されやすくリスクを伴うので、それ故に、医師による自殺幇助や、患者さんの自由意思に基づく積極的死亡幇助は、この議論からは、自殺幇助の禁止を法制化することはできないと考えています。しかし、実際はそうではなくて、禁止令があってもなくても、自殺幇助や直接的積極的死亡幇助は存在するのであって、両者を比較して考えれば、最終的には法制化を選ぶべきです。そうすれば、状況は明瞭となりコントロールが可能となります。さもなければ、すでにその兆しがありますが、医師による自殺幇助と積極的死亡幇助は野放しになってしまいます。

わたしの眼には、法制化支持者の強力な論拠は、法制化反対者の危惧が実際に起こるまではただの危惧に過ぎないということです。これについては、アメリカのオレゴン州で長年にわたって行われてきた医師による自殺幇助の経験を見れば、現在のところ、その危惧には心配する理由がありません。実際は、全くその逆です。オレゴン州では、この経験は、緩和医療の強化に繋がっており、数多くの患者さんがこの約束を実行に移しませんでした。つまり、多くの患者さんにとって、「引き出しの中の処方箋」が十分役割を果たしており、それが安心感となって自殺を実行するまでには至りませんでした。

それでは、いかにすればこの両者の見解に見られるジレンマに打開策を見出すことができるのでしょうか。一方では、根拠を示して死を願望している個々の患者さんへ近づいていき、他方では、今後に可能性が考えられる負の社会的影響を阻止するために、どのような法律の枠組みを考えて解決策を見出せば良いのでしょうか。この問題の解決には、大至急で公開討論を行って解決策を見出していく必要性があります。立法府は、現在、禁止されている積極的死亡幇助を撤廃することができるのです。

これを法的に評価するに当たっては、基本的に医師による自殺幇助の倫理的評価と、患者さんの自由意思に基づく積極的自殺幇助の倫理的評価を分けて考えなければなりません。わたしは、この両者の自殺幇助の様式は、根拠がしっかりしているケースであれば、倫理的に是認できるのみならず、状況によっては、むしろ推奨さえできると考えています。わたしの見解では、これを医師の倫理観（エトス）に照らして見ても、今まで説明を試みてきたように、原則的には相反するものではありません。したがって、医師たる者は、患者さんが次のような強固な判定基準——すなわち、最重症であること、治る見込みがないこと、自由意思で死への願望を持ち続けていること、洞察力があること、その他の選択肢についても十分に説明を受けていること——を満たしていれば、医師が患者さんの側につく決心をしても医道に反する旨の制裁や刑事訴追を受ける怖れがないようにするべきです。同様のことが、治療不可能な運動神経麻痺がある終末期の患者さんに対して、同じ判定基準で積極的死亡幇助を行った医師に対しても当てはまるべきではないでしょうか。それでは、そのような場合、実際の「行動主権者」は、現行法の枠内で考えるのではなく、「意図した者」ではなく「教唆した者」は誰なのかと考えれば、それは明確に患者さんであり、決して医師ではないのではないでしょうか。

わたしたちの社会が解決しなければならない決定的な問題は、十分に思いやりのある公共的な存在としてのわたしたちには、可能な限り最善の医療を提供し、かつ愛情のこもった心遣いをしても、それでもなお、分別もあり洞察力も備えている人間が、なおも続けて苦しんでいる場合に、その人の死を早めることを許す同情心が十分あるか否かという問いなのです。

イギリスの指導的緩和医療医のステートメントは、さらに、実りのある議論の素地を提供し得る最小限のコンセンサスではないでしょうか。次のように述べられています。

「個々人の行動、ここでは、患者さんの自由意思に基づく直接的積極的死亡幇助を意味するのであるが、この行為を倫理的に正当化できるか否かは、必ずしも、社会と政治がこれを基本的に正当であると認めることではない。逆に言えば、そのような行為を例外的に容認したとしても、社会が信用を失墜することがないか否かにかかっている(7)」。

一二・七　明確な適応と誠実な意図――良い医療の前提条件

医師の行為の前提として、終末期医療においても重要な意味を持っている幾つかの考え方を述べて、この本を締めくくりたいと思います。

とりわけ終末期医療においては、医師の行為にはその行為の医学的問題だけでなく、法律的倫理的問題への評価が関わっているという独特な側面があります。それは、刑法において、善と悪の区別が犯人の頭の中でのみなされていることと似ているとも言えます。したがって、正確な適応決定に加えて、医師は誠実で真実でなければならず、これは、どのような状況においても放棄してはなりません。このことは、医師の行為規範としてずっと以前から基本中の基本ですが、その行為が、終末期医療や介護行為に関わる場合においてはとりわけ大切な規範です。医師が、自分の意図の意味について自分自身の問題として明確な認識を持って釈明できるかと言えば、その釈明義務を十分に果たしているとは言えません。その勇気もなく誤ったまま躊躇しているのです。医師は、終末期患者さんの緩和医療が、容認できないほどにまで生命を短縮するのではないかと恐れています。死ぬことと死なせることの間の境界を見誤るのではないかと恐れています。それ故に、患者さんを前にして有効な緩和医療に対してしばしば尻込みをしているのです。

ここでもう一度、法的に間違っていなくて倫理的にも非難されることがない緩和医療の根本原則を要約しておきます。


—適応のない医療行為は始めない。すでに適応のない医療行為がなされていたならば、それを中止しても決して法律違反ではない。

—責任ある判断能力に基づく患者さんの意思が明確であれば、延命治療を中止することと延命治療を開始しないことは、法的に正当であるばかりでなくむしろ推奨される。

—医師は、患者さんの意思を容認しなければならないが、積極的に死を招いてはならない。

—必要な疼痛緩和は、もし死期が間近であることが確実であっても、あるいは死を早める可能性があっても、法的にも倫理的にも決して問題とはならない。


これらの指導原理が広範囲に包括的に守られており、この原則に添って終末期患者さんの治療がなされるならば、どうすれば最重症患者さんを適切に治療できるのかと逡巡している多くの医師たちは、その迷いから解放されるでしょう。そして、終末期に見られる怪しげで隠蔽された医療行為が入り込む余地はもはやありません。言葉に表せない悩みからも解放されるでしょう。

それだけではなく、医療における技術偏重主義の克服、最も知識と経験を積んだ医師による重症患者さんへの助言、患者さんの希望と意思の全面的な尊重、医師と患者さんの間の最高の信頼関係に基づいたコミュニケーション、最高レベルの緩和ケアの提供、医師としての終末期における最も誠実な想い、助かる見込みのない病気で死期を早めることに関する社会的なコンセンサスです。生と死がお互いに和解することは、未だ夢物語ですが、今日では、もし治癒が望めないとしても、できるだけその夢物語に近づくことがかつてない医師の使命なのです。このために可能な方法が今ほど多く、そのための手段が今ほど効果的な時代はないでしょう。

謝辞

まずは、この本に登場するすでに亡き患者さんのご家族に、匿名とはいえここに登場する患者さんの病気や心の苦悩について書き記すことに同意してくださったことに、心からの感謝と敬意の念を捧げます。アレキサンダー・N君の母親は、息子の死に対して正に英雄的に立ち向かわれました。がん患者さんであったS氏の奥様は、しっかりとした信念と献身的な態度で夫が病院で最後を迎えるまで寄り添われました。今は亡き同僚、モニカ・R医師の夫は、ドイツの緩和医療の強化のために、彼女の死をこの本で取り上げるよう励ましてくれました。特にカタリーナ・Sさんに感謝の意を捧げます。彼女は、その図り知ることのできない困難を極めた運命と、矛盾する感情の推移に耐え抜く意思を持っていたことについて、ここに書き記すことを許してくださいました。

わたしたちが今あるのは、すべて偉大な先達によるところが大であります。すでに冥界に入っておられますが、わたしの先生であり、助言者であり、かつ友人であったヴォルフガング・ディースマン教授は、感情移入能力と同情心に満ちた臨床家であり、集中治療にその情熱を注いだ医師であり、わたしにとって、とりわけ人生の最期である死についての倫理的な問題提起に目覚めさせ導いてくださった先生です。また、アメリカのカリフォルニア大学、サン・ディエゴ校で医の倫理と予防医学を教えておられる名誉教授、ローレンス・シュナイダーマン先生とは、たびたび倫理的な諸問題について議論をする機会を与えられ、また、先生の終末期医学に関する数多くの著書からは、印象深い多くの事柄を学び、多くの示唆をいただきました。

このお二人の先生は、わたしと共に現場で働いた多くの同僚や後輩の先生方に、医師としての感情移入がどのようなことなのかを教えてくださり、さらに加えて、そのお手本を示してくださいました。

医療の分野における法律上の問題を専門とする弁護士、ヴォルフガング・プッツ氏とベアーテ・シュテルディンガー女史に深甚の謝意を表します。このお二人は、わたしの原稿を法律専門家の鋭い眼で精査して、いくつかの間違いや不正確な点を正してくださいました。すでにずっと以前から、このお二人は終末期における患者さんの権利と自己決定に関わるすべての問題で高い判断能力を持っている助言者であり相談相手です。

原稿を校正して戴いた出版社の原稿審査担当のハイケ・シュペヒト博士に心から感謝します。彼女は、広範な専門知識と洞察力を持って、この本に書かれている事実を鮮明にし、言語表現をより完全なものにしてくださいました。

とりわけ、わたしの代理人として、いつも、わたしの話を聞いて相談に乗ってくれた賢明で直感能力に富んだバーバラ・ヴェンナー女史に感謝致します。女史は、この国の出版社のジャングルの中からさまざまな情報を探した結果、ついにわたしの本の出版に最も相応しい「ドイツ出版社」(DeutscheVerlags-Anstalt: DVA)を見出してくれました。また、この本を出版するまでに、さまざまな形で関わってくださった出版社の皆さまに深くお礼を申し上げます。

用語解説

アルカロイド（Alkaloide）
主として植物から分離された窒素化合有機物の総称である。これらの物質は、動物やヒトに独特で、時には有毒な作用を及ぼす。その中で、最も重要なグループは、鎮痛作用、抗癲癇作用、鎮咳作用を持つモルヒネ、パパヴェリン、コデインなどのアヘンアルカロイドである。その他のアルカロイドとしては、例えば、ストリキニン、キニン、エルゴタミン、カフェイン、アトロフィンなど数多い。

筋萎縮性側索硬化症（Amyotrophe Lateralsklerose, ALS）
現在のところ原因療法が見出されていない運動ニューロン変性疾患で、筋肉組織の麻痺は進行性であり、呼吸筋の麻痺も例外ではない。余命は数か月から数年に及ぶ。死因は、呼吸筋麻痺である。

狭心症（Angina pectoris）
多くの場合、主症状は、痛みを伴う胸苦しさである。原因は、動脈硬化による冠動脈狭窄である。治療をしなければ、心筋梗塞に至る。

ベーターブロッカー（Betablocker）
血圧降下作用と心拍数低下作用のある医薬品。狭心症と高血圧の治療に用いられる。

ボディ・マス・インデックス（Body-Mass-Index, BMI）
肥満か痩せかの指標。体重（m、キログラム）と身長（h、メートル）から公式 BMI=m/h^2 で算出。
ケース・ミックス・インデックス（Case-Mix-Index, CMI）**=患者さん重症度指数**
個々の患者さんの重症度指数に従ってスケール化して、総収入に反映させる仕組み。ＣＭＩの価値は、重症度に従って若干額を差し引いた枠組みで医療経済学的な患者さん分類システムを構成しているところにある。
コンピュータートモグラフィー（computertomographie, CT）
レントゲン画像診断。人体の断面を層状に画像で表示する方法。
角膜反射（Cornealreflex）
眼球の角膜を刺激することで惹起される「瞬目反射」。
除細動（Defibrillation）
心停止ないし心室細動を正常な心拍動へ蘇生する電気刺激ショック療法。
脱水症（Dehydration）
体の水分が不足している状態。

褥瘡（Dekubitus）
圧迫潰瘍。ベッドで寝たきり状態の患者さんでしばしば見られる。適切な介護で避けることができる合併症。
透析（Dialyse）
人工血液洗浄。腎臓の機能が廃絶したために血液中に貯留した有害な代謝産物を血液洗浄で洗い出す方法。
譫妄（Delir(ium)）
重症の不穏、不安、精神錯乱を伴う急性精神混乱状態。多彩な器質性障害が原因（例えば、麻薬、アルコール禁断症状、低血糖、酸素欠乏、発熱など）。
エルゴテラピー（Ergotherapie）
ギリシャ語のエルゴン＝仕事、作業。作業療法、つまり、人間の行動能力をとり戻すための手助けをする治療法。
「エクストラ・ムロス」（„Extra muros"）
逐語的には「壁の外」の意であるが、ここでは、病室の外、つまり、患者さんのいないところでという意味。

激症病変経過（Foudroyanter Verlauf）
晴天の霹靂のような激しい病状経過。

消化器病学（Gastroenterologie）
内科学の一分野。消化器系の疾患を研究する専門分野。

老人病学（Geriatrie）
医学の一分野。老年病を研究する専門分野。

エア・ウェイ（Güdel-Tubus）
短く湾曲したゴム製のチューブ。意識が消失した患者さんの口から咽頭に挿入して上部気道を確保する目的で使用される。

心臓カテーテル検査（Herzkatheteruntersuchung）
末梢血管から挿入した細いカテーテルを、レントゲン透視下に心室や冠動脈に導入し、造影剤を使って心室や冠動脈を可視化する。これによって、冠動脈の狭窄部を同定し、その部分に網状ステントを挿入留置して冠動脈狭窄部を持続的に拡張するなどの方法。

低酸素血症（Hypoxie）

酸素不足。
個人負担分医療費（IGEL-Leistungen）
法的健康保険医療の支払い対象とならない、患者さん自身が個人的に支払う医療費。部分的には医学的に疑わしい不明瞭な混合診療が含まれる。
予後不良（Infauste Prognose）
病状経過が思わしくなく助かる見込みがないと予測すること。
気管内挿管（Intubation）
麻酔をかけられたか、その他の原因で意識がなくなった患者さんを呼吸させるために、口腔または鼻腔より気管に管を入れること。
心原性ショック（Kardiogener Schock）
例えば、広範な心筋梗塞などで急速に高度心機能障害を来して血液循環不全に陥り、生命が危機にさらされた状態。
根治療法－治癒治療（Kurative Therapie）
ラテン語の cura は保護、治療の意。文字通り、病気を続発症なく完治させること。

言語治療（Logopädie）
病気に由来する言語、音声、聴覚および嚥下機能を改善させる医学的な治療法。

磁気共鳴断層撮影（Magnetresonanztomografie（MRI）－Kernspintomografie）
非侵襲的画像診断装置。高磁場と電波放射によって体内断層画像を撮影。

ミニマル・コンシャス・ステイト（Minimal Concious State）
植物状態との違いを厳密に区別するための最小意識状態。

緩和医療（Palliative Therapie）
Palliumというラテン語は、ドイツ語では外套（マント）の意。もはや、治癒または延命が望めない最重症患者さんや死が差し迫った患者さんの包括的な息災を目的とした治療法。

経皮的内視鏡胃瘻造設術（Perkutane Endoskopische Gastrotomie－PEG）
嚥下機能低下または経口的栄養摂取ができない場合に用いられる人工栄養法。その際に用いられるPEGチューブは、弾性に富んだプラスチック製の管で、胃内視鏡下に経皮的に腹壁から胃の中に挿入される。

永続性植物状態（Permanenter Vegetativer Status－PVS）
脳の損傷後では一年以上経過、酸素不足による脳障害後では六か月以上を経過していなければこのような呼称を使ってはならない。以前は、遷延性植物状態（persistierender vegetativer Status）と言われていた。

対光反射（Lichtreflex, Pupillenreflex）
瞳孔に光を投入して瞳孔の大きさと形の変化を見る検査。その結果、ある一定の脳神経の機能を帰納的に推理する。

蘇生術（Reanimation）
生き返らせること。ラテン語の原義は魂の活性化。

鎮静（Sedierung）
薬物か麻薬によって意識を沈静あるいは弱めること。

敗血症（Sepsis）
血液中毒。血液循環中にある病原体病巣が、持続的ないし周期的に侵襲することによって引き起こされ重篤となった病状。

ステント（Stent）
中空組織や血管狭小部分を拡張する細い管の形をした金属ないし合成物質でできた格子骨格、例えば、心臓の冠動脈を長期にわたって開存させるために用いられる。

シンチグラフィー（Szintigrafie）
放射性アイソトープを用いて骨やその他の臓器に局在する感染や腫瘍を明らかにする画像処理法。

終末期（Terminalstadium）
ある病気の最終段階。

視床皮質領域（Thalamo-corticales System）
脳皮質および視床に局在して人間の意識を発生させる三次元神経細胞ネットワーク。

注

序言

（1）Dissmann,W., de Ridder, M., The Soft Science of German Cardiology, Lancet 359（2002）, S. 2027-2029
（2）Just how tainted has Medicine become?（Ed.）, Lancet 359（2002）, S. 1167

第Ⅰ章

（1）Schuster, H.-P., Geschichtliche Entwicklung der Intensivmedizin in Deutschland. Intensivmedizin 36（1999）, S. 337-348
（2）Konecny, E., Roelcke, V., Weiss, B., Medizintechnik im 20. Jahrhundert. VDE-Verlag（2003）
（3）Schwartz, W. B., Life without Disease. Univ. of California Press（1998）, S. 10-13
（4）Thömke, F., Weilemann, S. L., Prognose kadiopulmonal reanimierter Patienten – ein Diskussionsbeitrag. Dtsch. Ärztebl. 2007; 104（42）: A 2879-85
（5）Eine vertiefte Darstellung der Problematik aussichtsloser Medizin（»Futile Medicine«）ist nachzulesen bei: Schneiderman, L. J., Jecker, N. S., Wrong Medicine. Doctors, Patients and Futile Treatment. John Hopkins Univ. Press; Baltimore and London（1995）Eine der wenigen wissenschaftlichen Arbeiten, die der Aussichtslosigkeit medizinischer Behandlung in Deutschland nachgehen, verfassten

die Autoren Albisser-Schleger H., Pargger, H., Reiter-Theil, S., »Futility« – Übertherapie am Lebensende? Gründe für ausbleibende Therapiebegrenzung in Geriatrie und Intensivmedizin. Zeitschr. f. Palliativmedizin 9 (2008), S. 67-75
（6）Zitiert nach: Schneiderman L. J., Embracing our Mortality. Oxford 2008, S. 118
（7）Zucker, M. B., Zucker, H. D., Medical Futility. Cambridge Univ. Press 1997, S. 5-6

第二章

（1）Birnbacher, D., Angstwurm, H., Eigler, F.-W., Wuermeling, H.-B., Der vollständige und endgültige Ausfall der Hirntätigkeit als Todeszeichen des Menschen – Anthropologischer Hintergrund. Deutsches Ärzteblatt vom 5. November 1993, S. 2170-2173
（2）Laureys, S., Death, Unconsciousness and the Brain. Nature Reviews 6 (2005), S. 899-909

第三章

（1）McCann, R. M., Hall W. J., Groth-Juncker, A., Comfort Care for Terminally Ill Patients. JAMA 1994 (272), S. 1263-1266
（2）Bozetti, F., Nutritional Support in Patients with Cancer of the Esophagus. Tumori 1998 (85), S. 681-686 Ferrini, M. T., Effects of Nutritional Support on Survival in AIDS-IV-C Patients. Revista do Hospital das Clinicas 1993 (48), S. 161-166
（3）Mitchell, S. L., Kiely, D. K., Lipsitz, L. A., The Risk Factors and Impact on Survival of Feeding Tube Placement in Nursing Home Residents with Severe Cognitive Impairment. Arch. Int. Med. 1997

(157), S. 327-332
(4) Ciocon, J. O., Silverstone, F. A., Graver, L. M., The Feeding in Elderly Patients. Arch. Int. Med. 1988 (148), S. 429-433
(5) Kaw, M., Sekas, G., Long Term Follow-up of Consequences of Percutaneous Endoscopic Gastrostomy (PEG) Tubes in Nursing Home Patients. Dig. Dis. Sci. 1994 (39), S. 738-743
(6) Finucane, T. E., Christmas, C., Travis, K., Tube Feeding in Patients with Advanced Dementia. JAMA 1999 (282), S. 1365-1369
(7) O'Brien, L. A., Grisso, J. A., Maislin, G., Nursing Home Residents' Preferences for Life Sustaining Treatments. JAMA 1995 (274), S. 1775-1779
(8) Eibach, U., Zwirner, K., Künstliche Ernährung: Um welchen Preis? Medizinische Klinik 2002 (97), S. 558-563
(9) z. B. die sog. Kemptener Entscheidung des Bundesgerichtshofes. Nachzulesen bei: Putz, W. u. Steldinger, B.: Patientenrechte am Ende des Lebens. München 2007, S. 195

第四章

(1) Unveröffentlichte Ergebnisse der Prüfung stationärer Pflegeeinrichtungen in Berlin durch den MDK zwischen 1998 und 2001
(2) Tagesspiegel Berlin vom 5.1.2006
(3) Prüfbericht des Medizinischen Dienstes der Spitzenverbände der Krankenkassen (MDS) 2007 (zitiert nach: Spiegel Online vom 31.8.2007)

(4) Aichele, V., Schneider, J. (Deutsches Institut für Menschenrechte), Soziale Menschenrechte älterer Personen in Pflege (2006), S. 38
(5) »Ein gelingendes Leben bedarf auch der Last«. Die Zeit vom 6.3.2003
(6) Bedarfsgerechtigkeit und Wirtschaftlichkeit. Sachverständigenrat für die konzertierte Aktion im Gesundheitswesen. Gutachten 2000/2001
(7) Umfrage der Gesellschaft für Konsumforschung (GFK) Nürnberg im Auftrag der »Apotheken Umschau« im Januar 2007

第五章

(1) Jungck, D., Die Lage der Schmerztherapie in Deutschland (2005). Internet: www.schmerztherapeuten.de
(2) DocCheck Newsletter (Ausgabe Newsletter Schweiz 07.09). Das Leid mit dem Schmerz. Internet: www.newsletter.doccheck.com/generator/626/3163/xhtml
(3) de Ridder, M., Heroin – Vom Arzneimittel zur Droge. Campus 2000, S. 78ff.
(4) Porter, J., Jick, H., Addiction Rare in Patients Treated with Narcotics. New England Journal of Medicine 1980, S. 302, 123
(5) Zitiert nach : Schmerztherapie kennt keine Altersgrenze. Zeitschrift für angewandte Schmerztherapie, Heft 2 (2001)
(6) de Ridder, M., Heroin – Vom Arzneimittel zur Droge. S. 119ff., 148ff.
(7) Sykes, N., Thorns, A., The Use of Opioids and Sedatives at the End of Life. The Lancet Oncology

2003, 4, S. 312-318
(8) Ethik-Charta der Deutschen Gesellschaft zum Studium des Schmerzes e. V.（DGSS）Internet: www.dgss.org

第六章

(1) »17000 Todesfälle durch vermeidbare Fehler im Krankenhaus«. Aktionsbündnis Patientensicherheit e. V. veröffentlicht die Agenda Patientensicherheit 2007. www.worldinaction.de/gesundheit/allgemeines

第七章

(1) Exakte Angaben zur Anzahl der Wachkomapatienten in Deutschland existieren nicht. Schätzungen sprechen von 8-10000 Patienten（z. B. Bienstein, Chr., Die Versorgung von Menschen im Wachkoma. In: Höfling, W., Das sog. Wachkoma. Münster 2005）
(2) Borasio, G. D. u. a., Einstellungen zur Patientenbetreuung in der letzten Lebensphase: Eine Umfrage bei neurologischen Chefärzten. Nervenarzt 2004（75）, S. 1187-93. Höfling, W., Schäfer, A., Leben und Sterben in Richterhand? Ergebnisse einer bundesweiten Befragung zu Patientenverfügung und Sterbehilfe. Zitiert nach: Medizinrecht（2007）, 25, S. 166
(3) Schneiderman, L. J., Exile and PVS. Hastings Center Report. May/June 1990, S. 5

第八章

(1) »Die Tür zum Bewußtsein öffnen«. Neue Zürcher Zeitung vom 27./28.8.2005, S. 9
(2) Jennett, B., Thirty Years of Vegetative State: Clinical, Ethical and Legal Problems. Progress in Brain Research 150 (2005), S. 537-543
(3) The Vegetative State. Report of a Working Party of The Royal College of Physicians. London 2003
(4) Laureys, S., Death, Unconsciousness and the Brain. Nature Reviews 6 (2005), S. 899-909
(5) Laureys, S., Adrian, O., Schiff, N. D., Brain Function in Coma, Vegetative State, and Related Disorders. The Lancet Neurology 3 (2004), S. 537-546
(6) Childs, N. L., Walt, N. M., Childs, H. W. Accuracy of Persistent Vegetative State. Neurology 43 (1993), S. 1465-67
Misdiagnosing the Persistent Vegetative State. British Medical Journal 313 (1996) July 6th, S. 5
(7) Fins, J. J., Neurological Diagnosis is More Than a State of Mind: Diagnostic Clarity and Impaired Consciousness. Archives of Neurology 61 (2004), S. 1354-55
(8) Hufen, F., In dubio pro dignitate. Neue Juristische Wochenschrift 12 (2001), S. 851
(9) Dörner, K., Hält der BGH die »Freigabe der Vernichtung lebensunwerten Lebens« wieder für diskutabel? Zeitschrift für Rechtspolitik 3)1996), S. 93, 94
(10) Zieger, A., Beziehungsmedizinisches Wissen im Umgang mit sog. Wachkomapatienten. In: Höfling, W., Das sog. Wachkoma. Münster, 2005, S. 54
(11) Cassell, E. J., Clinical Incoherence about Persons: The Problem of the Persistent Vegetative State. Annales of Internal Medicine 15 (1996), S. 146-147

第九章

(1) Drittes Gesetz zur Änderung des Betreuungsrechts (»Patientenverfügungsgesetz«), Bundesrat Drucksache 593/09
(2) Die Zeit Nr. 24 vom 7.6.2007. »Ich hasse den Tod.«
(3) Zitiert nach: Dreier, H., Die Freiheit des Andershandelnden. Frankfurter Allgemeine Zeitung vom 30.8.2008, S. 8
(4) Ansprache von Johannes Paul II. an die Teilnehmer des Internationalen Fachkongresses zum Thema »Lebenserhaltende Behandlung und vegetativer Zustand« am 20.3.2004 (Augustinianum, Rom). Zitiert nach: Frankfurter Allgemeine Zeitung vom 18.9.2007, S. 6
(5) Zitiert nach: Nordmann, Y., Leben als Leihgabe. Deutsches Ärzteblatt vom 19.1.2001
(6) Hufen, F., Schriftliche Stellungnahme zur Expertenanhörung des Rechtsausschusses des Deutschen Bundestages am 4.3.2009: Patientenverfügung und mutmaßlicher Wille aus verfassungsrechtlicher Sicht
(7) Feyerabend, E., Patientenverfügungen zwingen das medizinische Personal zur tödlichen Unterlassungshandlung. Der Freitag vom 25.6.2004

第一〇章

(1) Osler, W., Principles and Practice of Medicine. New York 1892
(2) Zitiert nach: Zeit zu leben, Zeit zu sterben. Brand eins Heft 8, 2008, S. 107

(3) Jaeger, H., Bovelet, J., Krankenhaus ohne Angst. Medizinisch Wissenschaftliche Verlagsgesellschaft. Berlin 2007
(4) Zitiert nach: Tolmein, O., E-Petition braucht noch ca. 48.000 Unterschriften. Akademie für Ethik in der Medizin（AEM）, AEM-Aktuell: 284

第一一章

(1) Bauby, J. -D., Schmetterling und Taucherglocke. München 1998
(2) Persönliche Mitteilung von RA Wolfgang Putz（München）
(3) Persönliche Mitteilung von Klaus Kutzer（ehemaliger Vorsitzender Richter des 3. Strafsenats des BGH; Vorsitzender der von der damaligen Justizministerin Frau Zypries eingesetzten Kommission »Patientenautonomie am Lebensende«.）
(4) Oxford Textbook of Palliative Medicine. 4th edition. Oxford 2010, S. 312; Putz, W., Rechtliche Grundlagen der palliativen Sedierung. München 2006（unveröffentlicht）
(5) Putz, W., Strafrechtliche Aspekte der Suizid-Begleitung im Lichte der Entwicklung von Rechtsprechung und Lehre zur Patientenverfügung（Festschrift für Gunter Widmaier）. Köln 2008
(6) Dahl, E., Dem Tod zur Hand gehen. Spektrum der Wissenschaft, Juli 2006, S. 116-120
(7) Ärzte-Zeitung vom 25.11.2008, S. 2
(8) Antoine, J., Aktive Sterbehilfe in der Grundrechtsordnung. Berlin 2004

第一二章

(1) Montaigne, M., Die Essais. Philosophieren heißt sterben lernen. Leipzig 1953
(2) Back, A. L., Arnold, R. M., Quill, T. E., »Hope for the Best, and Prepare for the Worst«, Annals of Internal Medicine 18 (2003), S. 439-443
(3) Jonas, H., Technik, Medizin und Ethik. Frankfurt 1987, S. 266
(4) Young, B., Prognosis after Cardiac Arrest. New England Journal of Medicine 361 (2009), S. 605-611
(5) Rubenfeld, G., Crawford, S. W., Withdrawing Life Support from Mechanically Ventilated Recipients of Bone Marrow Transplants: A Case of Evidence-Based Guidelines, Annals of Internal Medicine 125 (1996), S. 625-633
(6) 57. Ärztekongress Berlin / Charité-Fortbildungsprogramm, Berlin 2009
(7) Oxford Textbook of Palliative Medicine, 2nd edition. Oxford 1999, S. 132

訳者解説――終末期医療訴訟の日独比較を含めて

本書の特色

本書の特色をあえて一言で言い表せば、人間の終末期の「生の尊厳」を論じていることです。著者は、二〇〇九年になって初めて成立したドイツの「リビング・ウイル法」（患者自己決定法）を論拠に人間の終末期における望ましい文化を「新たな死の文化」と名付けて情熱を込めて論じています。この文化は、言い換えれば、「新たな終末期人生の文化」とも言えるでしょう。著者は、各国の「リビング・ウイル法」について精通しており、ドイツにおける「リビング・ウイル法」の成立は遅きに失した感があると述べています。

この本は、ドイツ人医師がドイツ語でドイツ人に向けて書いたジャーナリスティックな内容の啓蒙書です。諸所に、哲学的・倫理的考察がなされており、突然に難しい議論が出てきますが、患者さんについての具体的な記載は見事な文章力で綴られており、読者の心をつかんでいくことでしょう。この本は、ドイツ人以外の外国人読者を意識して書かれた本ではありません。やや攻撃的とも思える筆の運びも著者の想いを伝えるために意識的な動機があることは明らかです。非常に人間的な魅力が伝わってきます。このことについては、後ほど、触れたいと思います。読者としては、まずは、医師、看護師、介護士などの医療関係者と高齢者福祉の関係者が対象になると思います。しかしながら、この方面の人々だけではなく、法律、政治、宗教、倫理、哲学に携わっている人々や、高齢者自身とそのご家族を含めて多くの人々も本書の重要な対象ではないでしょうか。現在のところ英語への翻訳はなく、唯一の翻訳は二〇一一年の韓国語への翻訳です。原著出版は二〇一〇年で、わたしたちが翻訳を始めたのが二〇一三年ですから、この日本語への翻訳はいささか遅きに失した感があると思いますが、内容的には決して古いものではなく、わたしたち日本人の文化にはないさまざまな考え方が含まれています。

この書物の内容は決してやさしいものではなく、むしろ複雑で難解で厄介な問題を取り扱っています。生と死の狭間に否応なく存在する緊張関係に関わる微妙な問題に、正面から具体的に取り組んでおり、反対者の主張も踏まえて周到な論理が展開されています。処々に著者独特のアイロニカルな表現を散りばめつつ、著者の主張が一般の読者にも理解できるように、ドイツ人が感心するような質の高い独特の言い回しで綴られていきます。とりわけ、医療現場における生命倫理の実証的な考察がなされています。ここに書かれた考察は、体系的であると同時に優れて倫理的かつ哲学的です。ゲルマン系のメンタリティーには観念的で哲学的な傾向があり、アングロ・サクソン系のそれには実利的な傾向が強いと言われていますが、著者はこの両者をうまく統合しています。更に、著者は豊富な法律知識を備えており、著者の友人に法学者がいるとはいえ、ほとんど一人の医師の力でここまで本質的な議論を深めることは並大抵のことではありません。著者はまさに「新たな死の文化」を論じるにふさわしい論客だと思います。

著者、ミヒャエル・デ・リッダー医学博士は、救命救急医療の現場で長らく働いてきた経験から、生々しくも赤裸々な二五名の患者さんの実例を通して、現代の医療行為の裏にひそむおぞましい負の側面、特に高齢者医療の負の側面を抉り出して考察を加え、そこから新しい医療の姿「新たな死の文化」(新しい終末期人生の文化)を描き出しています。現場での長い臨床経験から導き出された考察には説得力があります。机上の空論でもなければ、功なり名を遂げた学者のお説教でもありません。その結果、著者がたどりついた世界が「緩和医療」の世界です。独特の文体で書き下ろされた非常に質の高い書物なので、知的なドイツ人読者をどんどん引き込んで行ったに違いありません。二〇一〇年に初版が発刊されて以来たちまち版を重ねて、一年後の二〇一一年にはすでに五版が出版されてベストセラーになっています。その後、著者の言葉は、インターネットにも頻繁に引用されて、世界を駆けめぐっており、いかに社会的な影響が大きいかを物語っています。

ドイツは、世界的に見ても極めて医療レベルの高い国の一つであり、医師の人格も高く評価されています。しかしながら、著者は、自分の国の医療事情の好ましくない側面について、ドイツにもそのような劣悪な施設があるのかと誤解を招くかもしれないような事柄まで、あからさまに容赦なく述べています。特に状態が悪くなった高齢の患者さんが、日本で言えば、「特別養護老人ホーム」のような常勤医師が配置されていない施設から、よりにもよって深夜に、大病院の救命救急室や集中治療室に、不十分な情報のままで搬送されてくることを嘆いています。この状況は、患者さんにとっても救命救急医にとっても大変不幸なことです。しかしながら、このことは病院の経営にとってはプラス要因になるという大きな矛盾をはらんでいます。救命延命医療体制が生み出した利潤追求型病院経営にとっては失いたくない医療なのかもしれませんが、人間性への配慮、つまり「患者さんの幸せ」への配慮が欠けているのではないかとの疑念をはらんでいます。

当初、著者の叙述は、わたしが抱いていたイメージとはかなり違っていたので、驚きと同時に多少の違和感がありました。しかしながら、読み進めるに従って、そのような違和感は消え去って、次第に感動へと変化していきました。ところどころに見られる終末期を生きる人間の生々しくも赤裸々な描写には、著者の考えを強調するのにふさわしい特徴を備えた患者さんたちが選ばれています。著者にとっては事柄の本質をえぐり出すために必要不可欠な選択なのです。高齢化が進んでいる国々が共通して抱えている終末期医療がいかに人間的な配慮に欠けているかをあぶり出しながら、その不条理に真正面から鋭い論戦を挑んでいます。同時に高齢者医療の身につまされるような問題点を解決するための社会的な取り組みを促しているのです。

正直なところ、終末期を生きる人々に対する医療の状況が、日本とドイツの間でこれほど多くの共通点があるとは、この本を手にするまでは想像さえできませんでした。大変驚きました。この両国は、共に高度先進医療を行っています。更に、先進国といわれている国々では共通して高齢化の波にもまれています。現代医学が科学技術にもとづいた臓器別疾患の研究で進歩してきたことに伴って、現代医療の中心には人間の臓器がしっかりと腰をすえており、この考え方は終末期医療にまで及んでいます。人間が決して避けて通れない「生・老・病・死」から「病を克服して生を延ばす」ことのみが重要視され「老と死」は、長らくなおざりにされてきました。現代の医療人に善意が欠けているわけではないと信じたいのですが、人間を全体としてとらえる想い、命の尊厳へのまなざしが軽視されている現実があることは紛れもない事実です。若手医師の多くは、自らの医療技術能力を向上させて医学的功績を挙げることに余念がありません。このような状況は恐らく高度先進医療を追求している国々に共通の現象でしょう。

振り返って見れば、(故)村上國男(救世軍清瀬病院名誉院長)は、一九七九年、自身が呼吸器外科医の頃に『医の倫理』を著して、医学の第四の使命は「望ましい死への援助」であると喝破しました。ちなみに、第一の使命は、「救命・延命」、第二の使命は、「苦痛の除去」、第三の使命は、「社会復帰」(Rehabilitation)です。ある全国紙は、この使命は新しい視点による新鮮で衝撃的な提言であると高く評価しました。しかしながら、村上先生は、先輩や同僚からお前はついに「敗北の医学」に手を出したのかと非難されたそうです。わたしは、そのことをご本人から直接お聞きしました。当時の医学は、ひたすら救命延命医療の道を追いかけている最中でしたから、その卓見に気づいた人はほとんどいませんでした。多くの医療者は、時代の子以外の何者でもありません。当時、このような考え方を持っていた日本人医師は一〇本の指で数えることができるくらい少なかったと思います。当時の医療は、肺がんの末期で余命いくばくもない患者さんが呼吸困難に陥ったならば、できるだけ早く気管切開を行って人工呼吸器につないで呼吸機能を確保するような延命治療がまかり通っていた時代でした。これが治療の名に値するでしょうか。このようなやり方は、肉体的生命の時間をわずかに、しかも暴力的に延ばすだけで実に理不尽です。

終末期における救命延命医療と緩和医療のせめぎ合いは、今なお大きな問題点です。このドイツ語原著は、現代という科学重視時代に欠けているものを補うために、期すべくして出版されたように思えてなりません。日本にも人生の終末期に関わる書物は数多く出版されており、医療倫理に関する書物も膨大な量に達しています。しかしながら、医師によって終末期医療の内実がここまで具体的かつ詳細に語られているだけでなく「新たな死の文化」にまで言及した本は、浅学非才なわたしの眼にとまったことはありません。この本は、慢性期の患者さん、とりわけ、不治かつ末期の患者さんと日々向き合っている現場の医療者に大きな意識改革を迫っているのです。わたしは、これほど現場感覚に富んだ書物を読んだことはほとんどありません。

終末期医療にとっては、キュアの医療ではなくてケアの医療が大切です。不治かつ末期の状態になってもキュアの医療が続いている現実は、「患者さんの幸せ」に想いを馳せていない医療者のエゴイズムです。患者さん不在の医療です。キュアとケアの序列が上下関係となっている状況は、現代を生きる高齢者にとっては大変不幸なことです。救命延命一本槍の考え方で突き進んできた現代医療の現場には、高度に発達した科学的医療技術が尊大な顔をして患者さんたちを威圧しています。この状況にどっぷりと浸かっている医療者らは、自分たちは高度な医療を提供しており、何ら落ち度もなければやましいところもないと信じており、各々の専門分野での功績の先陣争いに余念がありません。日本でもドイツでも状況は意外なほど良く似ていると思います。現代を生きている者は、自分がどのような時代に生きているのか分からなくなることがしばしばあります。自らを狭く限られた領域に閉じ込めれば閉じ込めるほど、広い世界が見えなくなります。その時代の価値観しか理解できなくなるのが「時代の子」たるゆえんです。医療者は、常に自己を反省しつつ、医療の倫理的側面に十分な配慮をしながら、その天職を全うするべきでしょう。これは、ある挫折体験を味わったわたし自身の述懐でもあります。このことについては、解説の最後に少しだけ触れさせていただきたいと思います。

経済成長を遂げて先進国と呼ばれている国々は、ほとんどの場合で同時に科学技術の面でも先進国です。病院らしい病院とは、最新の画像診断装置を備えていて正確な診断ができて、先進医療機器が揃っていて、高度な延命治療が可能な病院を意味しています。このような病院が優れた病院として高く評価されています。救命延命医療は、緩和医療より序列が高いと信じられています。従って、慢性期の病気とか、不治かつ末期の患者さんのケアを中心としている病院は、しばしば病院の体をなしていないと蔑まれることがあります。しかしながら、この考え方は間違っています。現代の超高齢社会では、救命延命治療、つまり急性期医療を求めている人々よりも慢性期医療の充実を求めている高齢者の人々の方が明らかに多数を占めており、そのような患者さんの「幸せ」に配慮した医療がもっと高く評価されなければなりません。超高齢社会では、両者の序列に差があってはなりません。「患者さんや、ご家族の幸せ」につながらず、ただ医療者の利潤追求に奉仕するだけの無駄な医療費を減らすためにも、むしろその序列が逆転することが求められているのです。

日本とドイツは、第二次世界大戦後の混沌とした状態から次第に息を吹き返して、共に福祉国家への道を歩んできた過去がありますが、現代の状況を見れば、福祉国家としての歩みや考え方は、ドイツの方が日本より相当先んじている印象を拭うことができません。特に、ここ数年間は日本とドイツの落差は、更に大きくなっているように思われます。その一方で、この本の著者は、スカンディナビア諸国に比べると、ドイツは、まだかなり遅れを取っていると述べています。経済大国であることと、福祉大国であることにはあまり相関関係はないようです。

先進医療の多様性

二〇世紀半ばから、さまざまな分野の科学研究成果が急速に医学に応用されて、現代医学は高度に発達した診断機器や治療機器を自在に応用できる時代になりました。その代表格は、精度の高い各種画像診断装置、人工臓器、臓器移植、ロボット手術などです。更に、集団的予防医学、ＤＮＡやゲノム（遺伝子）分析による先制医療が登場してきました。再生医療は、未知の分野が残されたまま臨床応用の時代に突入しようとしています。何か不測の事態が起こるのではないかと心配になります。その根底に流れている考え方は、救命、延命、疾病の予防と制御です。人間の健康寿命は一体どこまで延びるのでしょうか。

救命延命医療の典型的な出来事は、昭和天皇の終末期がんに対する大量の輸血を含む圧倒的な延命治療です。昭和天皇は、その甲斐もなく一九八九年に崩御されました。その中で、がんの告知問題に関わった病理学教授が自殺に追い込まれました。当時の延命医療至上主義がもたらした象徴的な出来事でした。

その一方で、「がん緩和ケア病棟」が次第に市民権を得て「がんの緩和医療」は長足の進歩を遂げました。しかしながら、「がん」患者さん以外の慢性病終末期の患者さんたちに十分な手が差し伸べられているかと言えば、残念ながらノーと言わざるを得ません。多くの患者さんたちは、苦痛に耐えてまでも命の量だけを延ばそうとする延命措置を望んでおられません。患者さんやそのご家族は、このことを直感的に理解しておられます。できるだけ平穏で、痛みや苦しみのないようにと願っておられます。現場の医療者は、このような患者さん側の発言を耳にたこができるほど聞かされています。それにもかかわらず、医療者の側には、できることは、できるだけやってあげなければならないとの想いがあります。何もしないことに罪悪感を覚える医師は多く見受けられます。そこで、多くの人々が時代の華であると信じている「救命延命医療」が続けられているのです。更に追い討ちをかけるように、明治四〇年に制定された現行刑法（第三〇章、二一九条（遺棄等致死傷））では、延命治療の中止は殺人罪の対象となっています。超高齢社会となっている現代では、この法律は、実は患者さんの人間的な想いを踏みにじっているのではないでしょうか。

数十年前までの医療は、延命措置ができなくなると「もう何もすることがない！」と言って患者さんを絶望の底に突き落としてきました。患者さんたちが悲嘆絶望の淵にあっても、患者さんが痛くてもつらくても、医師はその痛みを感じ取ることはできませんでした。現代の医師は、昔の医師と比べると、自己中心的で感情移入能力に欠けているように思われてなりません。医師のなかには、本心では、機械やチューブで囲まれて死んでいく自分の姿に違和感を覚える一方で、患者さんたちには最高の医療技術を駆使した治療を提供しなければならないと考えているのです。このような甚だしい自家撞着がまかり通っていた時代が、約半世紀ばかり続きました。しかしながら、「緩和医療」の考え方が徐々に世間に浸透していくにつれて、特に終末期医療の分野では、救命延命医療に反省をうながす動きが活発になっています。

現在の日本の医療は、延命治療の中止が正式に認められていないにもかかわらず、延命治療の不開始は容認されており、いかにもちぐはぐな状況があります。その一方で、人工臓器や臓器移植は特段の進歩を遂げており、更に再生医療が臨床に応用される時代が目前にせまっており、他方では長らく続いている集団的な予防医学から、最近では遺伝子のゲノム解析を基礎とする個人単位の先制医学が注目を浴びるようになっています。医療の世界は、ますます多様な発展過程のまっただ中を突っ走っています。医学の進歩が、「患者さんの幸せ」に奉仕できなければ本来的な医学の使命とは相容れません。このような疑問を抱くのは、すでに高齢者の一人であるわたしの独断的な偏見でしょうか。

「一体、わたしは誰なの?」「わたしは何なの?」「わたしの体の中で、本当のわたしはどことどこなの?」「わたしの心臓を休むことなく動かしてくれている働き蜂の固有心筋細胞はもうくたびれ果てているのに、なぜ、人工除細動器はわたしを何回も何回も鞭打つの?」「独居老人のわたしは、救急車を呼ぶこともできません。実際にはもうとっくに死んでいるのに、人工臓器が動いていればまだ生きていることになるの?」。このような不毛な問いを繰り返すような時代が来るのではないかと心配になります。わたしには、数十年後の人々の人生の終末期の姿を想像することはできませんが、もし医学の発展が、救命と延命に飛躍的な進歩を遂げたとすれば、その頃の人々がどのような人生の終末期を迎えることになるのか、果たして幸福な終末期を迎えられるのか、あるいは不幸な終末期を迎える以外に逃れる道はないのかと想像を絶する思いがします。

日本のホスピス運動

日本のホスピス運動は、キリスト教医療関係者の草の根社会運動として地道に行われてきました。現代的なホスピスのお手本は、一九六七年にロンドンに世界で初めてできた「セント・クリストファー・ホスピス」です。日本で初めてのホスピスは、一九八一年に聖隷三方原病院に、二番目のホスピスは、一九八四年に淀川キリスト教病院に、三番目のホスピスは一九八九年に救世軍清瀬病院に開設されました。当時、ホスピスの運営はすべて営利を度外視して行われており、対象となる疾患は「がん」だけではなくすべての疾患の終末期ケアでした。救世軍清瀬病院ホスピスの黎明期の記録を見ると、開設当時の患者さんの約二五％は非がん患者さんでした。

「ホスピス」という言葉は、場所を超えた概念です。日本語で言えば「お・も・て・な・し」に相当する概念です。しかしながら、この言葉の意味は、時の経過と共に変化していきました。現在では、ホスピスという言葉は死にゆくがん患者さんに対して緩和ケアを提供する場所、つまり「緩和ケア病棟」という意味で使われるようになっています。現場では、「ホスピスに入院する」というような言い回しが平然と使われている現実があります。

一九九〇年になって、当時の厚生省は、「ホスピスケア」を「緩和ケア」と言い換えて、緩和ケア病棟に入院加算を導入しました。対象疾患は「がん」と「エイズ」に限られました。その後、緩和ケアの仕事はもうかる分野となり急速にその数を増やしていきました。この間、「エイズ」は、治癒が進歩して、緩和ケアの対象から次第に姿を消していきました。現在では「がん」だけを対象とした緩和ケア病棟の数は全国で二四〇近くまで増えています。このようにして、「がん」の緩和医療は一人勝ちとなって長足の進歩を遂げています。

その一方で、非がん慢性病患者さんに対する緩和医療は、一部の良心的な医療者の努力にもかかわらず、不治かつ末期の人々の終の棲家のかなりの部分が、収容所化しているふしが見受けられます。経営者にとって効率の良い管理が行われており、「患者さんの幸せ」はなおざりにされる傾向があります。がん患者さんと非がん患者さんの間に横たわっているこの大きな落差はいかにも理不尽ではないでしょうか。

ホスピス運動の原点は、死に伴う痛みや苦しみを緩和するだけではありません。ホスピス運動の根底には、医学の中心に人間性を取り戻す考え方が、色濃く反映されています。科学至上主義の罠に陥って病人が研究材料（マテリアル）に過ぎなくなってしまった現代医学から、医学の中心に人間性を取り戻そうとするルネッサンス運動なのです。ホスピス運動は、「緩和医療」と名前を代えて世界に広がっています。緩和医療の考え方は医学の原点を指し示しているのです。

ドイツのホスピスと緩和ケア病棟

わたしは、過去に、ドイツのホスピスを三か所で見学しました。訪れたホスピスは、すべて民家や小さなホテルを改造したもので、対象は「がん」だけではありません。ドイツのホスピスには病院という印象は全くありません。定員は最大でも一六名です。これ以上の数になると十分に手が届かなくなりホスピスの意味がなくなると考えています。そこは、まさに家庭の延長という雰囲気でした。日本で「ホスピス緩和ケア病棟」と呼ばれている場所は、ドイツでは、大病院の一角にある「緩和ケア病棟」です。ドイツでは「緩和ケア」と「ホスピス」をはっきり分けて考えています。患者さんが多彩な症状を呈することが多い時期には症状の緩和が必要と考えて緩和ケア病棟に入院します。余命が約二か月と考えられるようになったなら、むしろスピリチュアルなケアを中心にしている家庭的な雰囲気のホスピスで過ごしていただく方が良いと考えているのです。このような考え方はいかにもドイツ的だと思います。

非がん高齢慢性病患者さん

このように、非がん高齢慢性病患者さんに対する緩和医療は、がん患者さんに対する緩和医療に比べれば大きく遅れを取っています。約六〇年前に有名になった姨捨山伝説を題材とした深沢七郎作の短編小説「楢山節考《ならやまぶしこう》」は、息子が年老いた母を背中に背負って山を一つ越えた谷に捨てに行く話です。現代では、都会のど真ん中で、独居老人の「孤独死」が、繰り返しテレビやラジオで報道されます。警察が関わって監察医が死亡確認をします。その数は決して少なくないのです。このような在宅悲劇は都会に多く、楢山節考よりも更に非道で残酷です。市場経済至上主義（新自由主義）が横暴にまかり通る時代の影に隠されて、公害、災害、福祉問題などの社会問題をなおざりにしてきた国家や行政のつけが、時とところを変えて、いろいろな形で噴出しているのではないでしょうか。超高齢社会を生きる「不治慢性病」の患者さんに、胴体を抑制して体位の変換も行わないで寝かせきりにすれば、褥瘡ができるのは当然です。「寝たきり老人」に問題があるのではありません。「寝かせきり医療」に問題があるのです。このような倫理的許容範囲を越えた人権問題が数多く起こっているのが現代社会の実情です。ほとんどの患者さんは物を言いません。日本の特別養護老人ホーム（特養）の数は、OECD各国の中で最下位に近く、介護士の収入は低いままです。

二〇一〇年二月に、石飛幸三著『平穏死のすすめ――口から食べられなくなったらどうしますか?』が講談社から世に出ました。現在では文庫本になって、なお大きな反響を呼んでいます。また、二〇一二年七月には、長尾和弘著『「平穏死」一〇の条件――胃瘻、抗ガン剤、延命治療いつやめますか?』（ブックマン社）が出版されて、医療従事者のみならず多くの人々に読まれています。同様の考え方の書物が、数多くの店頭を飾るようになりました。これらの書物は、終末期延命治療の不開始こそ尊厳ある死であると論陣を張っており、現在日本における終末期医療の考え方の主流となりつつあります。

今から二〇年前の一九九七年には、ある全国紙の一面に「栄養チューブ使わずに死亡」という記事が大々的に報道されていました。患者さんに栄養チューブを使えば延命の可能性があったにもかかわらず、これを使用せずに、一年間で二〇人もの人々を「消極的安楽死」させており、患者さんのほとんどが認知症患者さんで、本人の意思を確認できないまま行われたと糾弾する内容の記事が躍ったそうです。当時は、経管栄養や胃瘻を使わない自然な看取りは、医療倫理にもとると考えられており、社会的に批判を受けていた時代でした。会田薫子氏は、二〇一五年に開催された日本医学会特別フォーラム「高齢者のいのちを考える――胃瘻問題とは何か」の記録の冒頭でこの新聞記事を引用し、その後、約二〇年で日本人の考え方が大きく変わったことに言及しています。このような歴史の曲がり角を迎えて、平穏死や自然死に関わる数多くの著書が世に出ています。しかしながら、現状に眼を移して見れば、高齢となった非がん慢性病患者さんたちは、今なお社会の片隅に追いやられており、さまざまな苦難の道を歩まざるを得ない現実があります。非がん慢性病患者さんの疼痛や苦悩は、現在の超高齢社会のただ中で、一層深まるばかりです。過去半世紀にわたって、医療の現場に激震が続くなかで、特に過去四半世紀にわたって以前には見られなかった「尊厳死」か「安楽死」かが問われる医療訴訟が頻発しました。

日本における医療訴訟

本書には、ドイツにおける重要な医療訴訟判決例が五件取り上げられています。ドイツの判例を紹介する前に、日本における六件の裁判例を取り上げて、やや詳しく考察を加えてみたいと思います。この中で、日本の社会構造の変化が考慮されていないまま、法理が一人歩きしたと思われる判決例があります。「東海大学病院事件」と「川崎協同病院事件」の二件です。この判決の特質は、すべてが法理のみに叶った「他者決定」であって、患者さんやそのご家族の「リビング・ウイル」は証拠書面が残されていないので考慮されておりません。冷酷な印象を与えます。正直なところ、この判決からは、「不治かつ末期」の患者さんの場合、果たして法理に叶う他者決定が人倫に叶うのか否かという重大な疑問を感じさせます。明治四〇年に制定された刑法を、そのまま現代の超高齢社会の諸問題に適用して良いのでしょうか。そもそも、法律は人倫に基づいていなければ良い法律とは言えないと思います。この二つの事件の本質は、司法の社会的責任を問題にしているのであって、もっとはっきり言えば、司法の責任を個人の責任に矮小化して解決を図ったことへの疑念を提起しているのです。わたしにはそのように感じられます。

このことを踏まえて、法律にはズブの素人であることは十分承知の上で、ドイツの状況と日本の状況の国際比較を試みたいと考えるに至ったのです。素人の直感と切り捨てる向きも当然あると思いますが、素人の方が本質に迫ることができる場合もあると考えてあえて問題提起をさせていただきます。

1　名古屋「安楽死」事件（一九六二年）

名古屋安楽死事件は、被告人が重病の父の苦痛を見かねて、母が父に飲ませる牛乳に毒薬を混入して父を「安楽死」させた事件です。日ごろ「安楽死」について意思表明していなかった患者さんですが、病の苦痛に耐えかねて「殺してくれ！」「早く楽にしてくれ！」と叫んでいたそうです。この事件は、まさに「安楽死」（直接的積極的死亡幇助）に相当する事件です。一九六二年一二月二二日、名古屋高等裁判所は「安楽死」の要件（違法性阻却事由）として、
⑴不治の病に冒され死期が目前に迫っていること

(2)苦痛が見るに忍びない程度に甚だしいこと
(3)専ら死苦の緩和の目的でなされたこと
(4)病者の意識がなお明瞭であって意思を表明できる場合には、その人の真摯な嘱託又は承諾があること
(5)原則として医師の手によるべきだが、医師により得ないと首肯するに足る特別の事情の認められること
(6)方法が倫理的にも妥当なものであること
の六要件を示し、判決は(5)と(6)の要件を満たさない（違法性は阻却されない）として、被告人に嘱託殺人罪の判決を下しました。

2　東海大学病院事件（一九九五年）

東海大学病院事件は、東海大学医学部付属病院に入院していた多発性骨髄腫の患者さんが終末期を迎えた時に、家族は、患者さんの苦痛が強いと考えて一切の治療の中止を求めました。担当医は、治療中止を執拗に求められたので、不承不承点滴などの延命措置を中止しました。更に、患者さんが苦しそうだから楽にしてやってほしいと頼まれた担当医は、種々の薬剤を投与しても効果が得られなかったので、最終的には塩化カリウムの静脈注射をしました。その結果、患者さんは急性カリウム中毒で死亡しました。担当医は、刑法第一九九条の「殺人罪」で起訴され、横浜地方裁判所は、一九九五

年三月二八日、被告医師に懲役二年執行猶予二年の有罪判決を下しました。

この事件で、横浜地方裁判所は、名古屋高等裁判所が示した安楽死の六要件に代わって、積極的安楽死が許容されるための四要件を示しました。すなわち、

(1)患者さんに耐え難い激しい肉体的苦痛が存在すること
(2)死が避けられず、かつ死期が迫っていること
(3)患者さんの意思表示があること、治療行為の中止と異なり積極的「安楽死」を行う時点での明瞭な意思表示が要求される
(4)医師により苦痛の除去・緩和のため容認される医療上の他の手段が尽くされ、他に代替手段がない事態に至っていること

東海大学安楽死事件判決の要旨は、この件では上記四要件のうち(1)と(4)の要件を満たしていないとしています。この判決の根拠は「安楽死」要件（違法性阻却事由）を満たしていないことでした。

更に、横浜地方裁判所は、延命治療行為の中止に関する三要件を付加的に示しています。
(1)患者さんが治療不可能な病気に冒され、回復の見込みがなく死が避けられない末期状態にある
(2)治療行為の中止を求める患者さんの意思表示が、治療行為の中止を行う時点で存在すること。ただし、その時点で患者さんの明確な意思表示が存在しないときには、「リビング・ウイル」など

の事前の意思表示や家族の意思表示を通した患者さんの意思の推定が許される
(3)治療行為の中止の対象となる措置は、薬物投与、化学療法、人工透析、人工呼吸器、輸血、栄養・水分補給など、すべてが対象となってよい

この事件では、延命治療の中止に関する三要件は満たされていると考えられるにもかかわらず、有罪判決が下されています。その理由は、すでに述べたように、安楽死の第一の要件と第四の要件が欠けていることでした。すなわち「患者さんに耐え難い激しい肉体的苦痛が存在すること」と「医師により苦痛の除去・緩和のため容認される医療上の他の手段が尽くされ、他に代替手段がない事態に至っていること」が欠けていることでした。

東海大学病院事件では、ご家族から強く申し出があって担当医が延命治療中止を決断した結果、このような事態に陥ってしまいました。もし、担当医が自己防衛のために延命治療を続けていれば、このようなことにはならなかったでしょう。家族の想いと患者さんの「リビング・ウイル」を重ね合わせて行ったこの医師の行為は、「リビング・ウイル法」がないが故に殺人罪に問われたのです。この担当医は、感情移入ができて、同情心のある医師に違いありません。

この事件の本質は、「安楽死」（直接的死亡幇助）ではなくて「尊厳死」（消極的死亡幇助）に相当します。当時、もしこの国に「リビング・ウイル法」があったと仮定すれば、担当医は別な行動様式を取ったと考えられます。そうすれば、この件は「尊厳死」の問題であり「安楽死」の要件は判決の根拠にはなり得ません。この点が、「リビング・ウイル法」が制定されている個人主義の国々の考え方

と日本の考え方が根本的に違っているところです。このことについては後ほど更に考えてみたいと思います。

3　川崎協同病院事件（二〇〇二年）

ある中年の重積喘息発作患者さんが心肺停止となり、心肺蘇生後は人工呼吸器が装着され呼吸は確保されていましたが、植物状態になる可能性も高く敗血症にも陥っていました。この状態を不治かつ末期と判断した担当の女医さんは、家族の承諾を得て気管内チューブを抜去しました。抜管した後に患者さんがのけ反って苦しがったので、女医さんは最終的に筋弛緩剤を注射しました。患者さんは死亡しました。この事件は、患者さんの死後三年もの歳月を経た後に、同じ職場の第三者らの内部告発に端を発して明るみに出ました。これを受けて、横浜地方検察庁は、二〇〇二年一二月二六日に担当医を殺人罪で起訴しました。横浜地方裁判所は、この事件は殺人罪に相当すると判断して、二〇〇五年三月にこの医師に殺人罪の判決を下しました。この医師は、自分の行為がなぜ殺人に相当するのかどうしても納得できなかったので、控訴を繰り返して最高裁判所まで争いました。横浜地方裁判所の判決、東京高等裁判所の控訴審判決を経て、最終的には二〇〇九年一二月、最高裁判所は、この医師に懲役一年半執行猶予三年の有罪判決を下しました。膨大な判決文の中で判決の主要な根拠の一つは、脳波の測定がなされていなかったということでした。そして、最高裁判決から更に約二年遅れて二〇一一年一〇月、医道審議会からこの医師に二年間の医業停止行政処分が発令されました。この事件でも、「安楽死」（直接的死亡幇助）と「尊厳死」（消極的死亡幇助）が混同されている状況が明らかに見て取れます。このことについては後ほど更に詳しく考えてみたいと思います。

4　北海道立羽幌病院事件（二〇〇四年）

北海道立羽幌病院でも延命治療中止事件が起きました（二〇〇四年五月）。食事を喉に詰まらせて心肺停止状態となって同病院に搬送入院された当時九〇歳の男性患者さんには、人工呼吸器が装着されていました。その人工呼吸器のスイッチを切って死亡させたとして、北海道検察庁は三三歳の女性医師を殺人の疑いで書類送検しました。この女医さんは親切で評判の良い医師でした。書類送検の理由はこの行為には「安楽死」の条件が欠けているとのことでした。すなわち、本人の意思を確認せずに独断で人工呼吸器を外し、家族への説明も不十分であったとして、医師の殺意が立証可能と考えたとされています。北海道警察の調べでは、延命治療の中止だけで殺人容疑をかけられて書類送検をされたのは全国で初めてとのことでした。しかしながら、この事件の場合では、人工呼吸器のスイッチを切ったことと患者さんが死亡したこととの因果関係は薄いと考えられるとの理由で、最終的には不起訴処分となっています。殺意を立証できなかったからです。

5　富山県射水市民病院事件（二〇〇六年）

二〇〇六年三月二五日、富山県にある射水市民病院で、二〇〇〇年から二〇〇五年にかけて、担当医が七人の患者さんに装着されていた人工呼吸器を取り外した結果、患者さんが全員死亡したという出来事がありました。患者さんは五〇歳代から九〇歳代の男女で、七名とも意識がなく回復の見込みがない状態でした。そのうちの五名は末期がんであったそうです。この七名のうち、一名のカルテには、家族を通じて本人の同意が得られていることが記載されており、残りの六名については、家族の同意のみが得られたことが記載されていたそうです。富山県警は、二〇〇八年七月に呼吸器外しに関与した医師二人を殺人容疑で富山地検に書類送検しました。最終的にはこの二人の医師は二〇〇九年に不起訴となっています。

6 和歌山県立医大付属病院事件（二〇〇七年）

二〇〇六年二月、和歌山県立医大付属病院紀北分院で、救急車で運ばれた脳出血の八〇歳代の女性が緊急手術の翌日呼吸停止となり、人工呼吸器が装着されました。担当の脳外科医は患者さんの術後経過は悪く脳死状態と考えられるとご家族に伝えました。それを聞いたご家族は本人がかわいそうなので呼吸器を外してほしいと担当医に依頼しました。担当医は二度にわたって断ったけれども、結局は家族の懇願を受け入れて人工呼吸器を外しました。その結果、患者さんは約三〇分後に死亡しました。この事件も書類送検されましたが、最終的には不起訴処分となっています。

＊　　＊　　＊

児玉聡氏、前田正一氏、赤林朗氏は、二〇〇六年三月一三日付の『日本医事新報』第四二八一号に「富山県射水市民病院事件について――日本の延命治療の中止のあり方に関する一提案」を発表して「安楽死」（直接的死亡幇助、殺人）と「尊厳死」（間接的死亡幇助、延命医療の中止）をしっかりと区別することを提案しています。わたしは、この考え方は的を射ていると考えています。この観点から、日本で下された判決について、児玉らの提案以前の判決にまでさかのぼって考えてみたいと思います。

名古屋「安楽死」事件（一九六二年）の場合は、医師ではない者が事件の当事者であり、有名な森鷗外の短編小説『高瀬舟』の場合と同様に、「安楽死」（直接的死亡幇助）に相当します。現在では、医療が人間生活にかなり介入していますから、このような形の死亡幇助はほとんど見られません。事情はもっと複雑になっています。『高瀬舟』で取り上げられたような「安楽死」は、一九〇七（明治四〇）年四月二四日に制定された日本国刑法第二〇二条（自殺関与および同意殺人）で禁じられています。ドイツでも、このような死亡幇助は、ドイツ刑法典二一一条、二一二条、二一六条で禁じられています。

東海大学病院事件（一九九五年）の場合は、「延命治療の中止」ですから「安楽死」ではなくて「尊厳死」に相当すると考えられます。しかしながら、塩化カリウムを注射したことが直接死因であることは明らかなので、これが「安楽死」（直接的死亡幇助）を想起させます。有罪判決がなされた背景には、このことが大きく関わっていたと考えられます。当時の司法はこの事件を「安楽死」事件であると判断して「殺人罪」を適用しました。しかしながら、この事件の本質は延命治療の中止ですから、大局的に考えれば「尊厳死」（間接的死亡幇助）に相当します。司法がこれを「安楽死」（直接的死亡幇助）と判断したことは、その後の医療不信を増幅させる結果を招いた大きな要因となっていったのではないでしょうか。この時に、もし「リビング・ウイル法」があれば、担当医は別な行動様式を取ったに違いありません。もっと患者さんの意思を忖度する作業を重視しつつ、家族の意思も忖度して必要十分なプロセスを記録に残して最終判断に至ったのではないでしょうか。このような事件は、ドイツでは疑いもなく「尊厳死」(間接的死亡幇助)と判断されるでしょう。ただし、その際、医療者が塩化カリウムを使用したことに関しては、何らかの罰則が付記される可能性が高いかもしれません。しかしながら、殺人罪の適用にはならないと考えられます。

川崎協同病院事件(二〇〇二年)ほど、この国の延命治療に関わる現場の混乱状況を如実に示した事件はありません。この事件でも、筋弛緩剤を用いたことが直接的に死亡とつながっているので、これが「安楽死」(直接的死亡幇助)を想起させます。有罪判決がなされた背景には、このことが大きくかかわっていたと考えられます。しかしながら、この事件の本質は「東海大学病院事件」と同様に「安楽死」事件ではなくて「尊厳死」(延命治療の中止)問題です。また、この事件から見えてくる最も重要な点は、主役であるべき患者さんとその家族が事件の埒外に置かれていることです。一体、誰が、誰のために、裁判をやっていたのでしょうか。当初、家族には被害者意識はなかったことは容易に想像されます。家族は、気管内チューブを抜去することに同意していました。この事件は、家族が訴訟を起こして始まったのではありません。事件は、延命治療至上主義を是とする某麻酔科医が新任病院長と組んで、患者さんが死亡してから三年も経過した後に内部告発の形で明るみになっています。その結果、「尊厳死」を想い描いていた担当の女医さんが被害者にされました。家族が気管カニューレの抜去とその後について同意した証拠が書面にしっかりと残されていれば、訴訟の展開は異なった姿になっていた可能性は十分あります。家族にとっては、天から降ってきたような何千万円もの高額の賠償金を目前にすれば、前言を翻したくもなるでしょう。一家の柱であった父親が亡くなれば生活も苦しくなりますから、前言を翻して自分たちにとって有利な条件を選択するでしょう。裁判では、記録がなければ事実と認定しないという原則があるので、事態は全く納得できない方向へ向かっていったのです。

この担当医は、不屈の意思を持ってこの納得のいかない混乱状況と対峙しました。そこで見えてきたことは、この国の司法自体が混乱状況に陥っている実態でした。この事件の背景には、患者さん本人の意思が不明であること、インフォームド・コンセントが不十分であった可能性を否定できないこと、一度承諾した家族の態度が事件後に豹変したことなどの複雑な事情が絡んでいました。最終的に最高裁判所が下した判決は「殺人罪」でした。

この有罪判決の後で、いかにも不可思議なことが起こっています。最高裁の有罪判決ならば、この女医さん本人が罪を自覚しており、周囲からも罪人視されても仕方がなかったでしょう。しかしながら、この女医さんは、周囲から罪人への視線を浴びることもなければ、なぜ自分が殺人犯なのかどうしても納得できませんでした。これらの経緯を見れば、この判決は刑法の法理に則った判決ではあっても、人間的な感情が欠落しています。法は人倫に奉仕して初めて有用であることを想えば、この出来事に日本の古い既存法体系を単純に当てはめて「他者決定」の判決に至ったこと自体に問題があったのではないかとの想いが募ってきます。法理に忠実に従うことと人倫にかなうことの間に疑念が残れば、法律を変えるべきではないでしょうか。わたしにはそう思えてなりません。

川崎協同病院の当事者であった須田セツ子医師は、二〇一〇年に『私がしたことは殺人ですか？――この本を手にとってくださったあなたにお聞きしたいのです』（青志社）という書物を発刊しました。医療と司法を見直す視点を持つスケールの大きな書物だとわたしは思いました。本の帯の表面には「殺人か、尊厳死か?」、「延命治療中止をめぐって命の倫理が争われた川崎協同病院事件、新聞・雑誌が、これでいいのか!? と騒ぎ出した」というような活字が躍っています。帯の背面には次のような著者の言葉が記されています。「昨年一二月、最高裁は、わたしに殺人罪を適用しました。終末期の延命治療を中止することが殺人とされるのなら、病院の医療者はもちろん、在宅医療を担う家族にも、何時、理不尽な刑事訴追の火の粉が降りかかるかもしれません。もう安らかな死は選べないのでしょうか」。

最高裁判所で行われる審理は法律審なので、上告の審理は、原則として高等裁判所が行った判決に憲法違反があるか判例違反があるかを審理する場所として認められています(刑事訴訟法四〇五条)。従って、最高裁は「自己決定権」とか「尊厳死」の視点で延命治療の中止を考えること、すなわち「尊厳死」のガイドラインを作成することについては極めて消極的でした。日本の司法は、「尊厳死」という言葉に言及しながらもこのような奇妙で矛盾に満ちた判決を下したのです。「川崎協同病院事件」の場合、殺人罪判決の根拠の一つに、脳死判定の一つである脳波検査が行われていなかったことを挙げています。これは延命治療の視点に立った高度先進医療時代に相応しい判断根拠かもしれませんが、脳死や植物状態について診断を下す検査法の一つに過ぎません。脳波検査のみを楯にとって脳死と判断する根拠が欠けているという論理にはかなり無理があるのではないでしょうか。

当時の判決には、その時代の社会的背景が大きく関わっていたことは否めません。事件当時は、延命治療の考え方が大手を振ってまかり通っていた時代でした。緩和医療はその緒についたばかりで、世間に認知されるにはほど遠い状況でした。緩和医療は、延命医療の不開始を求めた場合でのみ可能でした。更に、その道を選択することも勇気を必要とする時代でした。そのような時代背景の中で「延命治療の中止」がなぜ殺人罪に相当するのかということがどうしても納得できなかった須田セツ子医師は、堂々と戦い抜いた結果、事柄の本質をえぐり出して一冊の本にまとめあげました。須田医師は殺人者ではありません。超高齢社会の終末期医療問題を明らかにすることによって問題解決への貴重なインパクトを与えた人物なのです。わたしは、須田医師の勇気に感動を覚える者の一人です。

この事件では、今から考えれば当時の時代背景も相俟って、患者さんの「自己決定」や「推測による自己決定」を徹底的に重視する「リビング・ウイル」（人生の終末期の医療行為について患者さん自身が書き残した文書、またはその家族が記憶しているそれに相当する発言）のプロセスをたどる作業が十分に意識されていませんでした。この事件の本質的な問題点は、先進諸国の状況と比較してみれば、「延命治療の中止」についての公式見解が日本に存在しなかったという立法府や行政府の社会的責任に大きな問題があったと考えるのが妥当ではないでしょうか。わたしには、すべての責任を一個人に負わせて殺人罪の判決を下すような方法でこの事件の幕引きをはかるような問題ではなかったと思われてなりません。

もしドイツで同様の事件が起こったと仮定してみましょう。ドイツでは、すでに一九八六年に「ラーベンスベルク判決」によって「延命治療の中止」が法的に認められていましたから、担当医の具体的な医療行為に手続き上の問題があったことを指摘される可能性は十分考えられますが、東海大学事件と同様に、殺人罪の適用はあり得なかったと考えられます。

川崎協同病院事件と本質的に同じ問題を扱った小説が出版されています。二〇一〇年に初版が発行された金丸仁著『外科医高倉了治の誠実な殺人』は、小説の形を借りてこの問題を取り上げています。著者は外科医です。救急医療の現場では、心肺停止の患者さんに対しては間髪をいれずに心肺蘇生術が行われます。心臓マッサージ、気管内挿管、人工呼吸が行われます。このやり方はすでにルーチン業務となっています。胃がん末期の患者さんが、最後の想い出に訪れた東京のデパートで意識がなくなりました。近くの病院で、流れ作業的に救命救急処置が行われて人工呼吸器が装着された後に、患者さんは、主治医のいる地方病院に転送されました。余命いくばくもないと判断した主治医は、家族と相談して人工呼吸器を外しました。その後、患者さんには弱いながら自発呼吸がありましたが、結局数時間後に亡くなりました。これを知った親戚筋に当たる第三者が、浅薄な自己顕示欲や金銭欲からこれは殺人であると扇動して担当外科医を「殺人罪」で告訴しました。犯罪者扱いされた外科医は、追放されるが如くに片田舎の小さな病院に転勤していきました。ここで最も問題になったことは、患者さんの「リビング・ウイル」の存否でした。これがあれば、裁判になっても負けることはありません。実は、リビング・ウイルはあったのですが、隠されたままでした。著者は、そのあとがきで「患者さんをうまく死なせてやるのも医者の大切な仕事である」。更に、「善意で医療を行った医師が犯罪者扱いにされないような法体系の整備を願っています」と記しています。

このように、日本でもドイツでも、世の東西でほぼ同時期に「延命治療の中止」（尊厳死）の問題が異なった形で掘り下げられており、わたしは大変興味深く思うと同時にこの問題が医療先進国共通の問題であることをあらためて実感しました。

このことに関して、本書二八八頁（原著二五四頁）に、次のような説得力のある文章があります。曰く、

「ミュンヘンの弁護士ヴォルフガング・プッツ氏のたとえは、まさに当を得た感銘深いたとえであり、犯罪に相当するか、犯罪に相当しないかを明確に説明しています。

病室Aに、人工呼吸器の付いた患者さんAが横たわっていました。誰かが、その部屋に入って人工呼吸装置の電源を切りました。患者さんは死にました。

病室Bに、同様に、人工呼吸器の付いた患者さんBが横たわっていました。誰かが、その部屋に入って人工呼吸装置の電源を切りました。患者さんは死にました。

この両者の場合、眼に見える行為の過程とその結果には何らの違いもありません。しかしながら、最初のケースの登場人物は、遺産横領者であり、殺人罪で告訴されれば有罪を覚悟せねばなりません。二番目のケースの登場人物は、医師であり、この医師は患者さんの意思に沿った行為をしました。人工呼吸器の電源を切ったのは容認されるばかりでなくむしろ行うべき行為なのです」。

一番目の登場人物の行った行為は「殺人行為」（積極的死亡幇助）であり、二番目の登場人が行った行為は延命治療の中止であって「尊厳死」（消極的死亡幇助）です。同じ行為でも、その解釈は正反対です。日本では、まだ「リビング・ウイル法」が制定されていないので、眼に見える行為の過程とそ

の結果が同じならば、両者とも「殺人罪」に問われる可能性が残されていると考えられます。これは不条理です。

北海道立羽幌病院事件（二〇〇四年）でも、延命治療の中止の本質である「尊厳死」（消極的死亡幇助）と「安楽死」（積極的死亡幇助）が混同されました。家族には感謝されたが、医師は殺人容疑者にされる。こんなことがあって良いのでしょうか。「延命治療の中止」の是非を明らかに示した公的な指針やルールが存在しないことがこのような事件を引き起こしているのです。当時、そもそも初めから事件性など全くなかったというごく自然な想いを吐露した市民レベルの意見もかなりあったそうです。全く尤もな意見です。最近では、同様の事例でも、患者さん側と医療者側でお互いに納得しており双方共に了解済みなので事件となって表に出てくることがない事例が相当多数に上っている可能性は十分考えられます。

ここで、児玉聡氏、前田正一氏、赤林朗氏による「富山県射水市民病院事件について――日本の延命治療の中止のあり方に関する一提案」（二〇〇六年三月、日本医事新報）の詳細を見ておきたいと思います。すなわち、
(1)「安楽死」と「尊厳死」という言葉が、混乱して使用されていること
(2)「患者さん本人の同意」（リビング・ウイル）を治療中止の要件として求めることは現実的でないし、それ以上の延命を望まない患者さんや家族の意思を無視することはできない
(3)今後は、すべての病院で終末期医療に関する院内規定を整備すると同時に、担当チーム以外の医

療者や外部の識者などによって行われる「倫理コンサルテーション」が必要であるとされています。(1)と(2)に関しては、まさにその通りだと思います。しかしながら、(3)に関しては、「終末期医療に関する院内規定」をすべての病院で整備するとか「倫理コンサルテーション」を可能にすることは、大学病院とか大病院ならできるかもしれませんが、医療者数の少ない一般中小病院においては、推奨することはできても実際に行うには多くの困難が伴うのではないかと考えられます。現実的には、各種関連学会から終末期医療のガイドラインが提示されているので、それぞれの病院の規模や実情に即した取り組みがなされるようになっていると考えられます。患者さん本人の意思が明らかでない時には、ご家族、医療関係者を含めた多職種による終末期ケアプランの作成（Advanced Care Planning: ACP）がなされるべきだと思います。しかしながら、最終的にこの不条理を回避する方法は、「リビング・ウイル法」（日本尊厳死協会が考えている尊厳死法）の制定以外に根本的な解決策はないのではないでしょうか。

以上述べた六事件のうち、誰の眼にも明らかな名古屋安楽死事件以外はすべて「延命治療の中止」に関わる事件です。
あえて繰り返しますが、東海大学病院事件と川崎協同病院事件は、延命治療の中止という本質よりも、直接的に死を招いた行為を重視して、これを安楽死の要件と考えて殺人罪が適用されました。終末期における「殺人の意図が全くない死亡幇助」を「安楽死」ととらえるのはあまりにも広義すぎます。このような事件は殺人罪の適用にはなり得ないと考えるのがふさわしい考え方ではないでしょうか。あえて繰り返しますが、もしこの国に「リビング・ウイル法」が制定されていたならば、担当医らの取った行動様式は、別のプロセス、つまり本人の意思の確認とその記録、家族への説明とその記録、家族の同意とその記録が残されていたはずです。

北海道立羽幌病院事件（二〇〇四年）と富山県射水市民病院事件（二〇〇六年）、和歌山県立医大付属病院事件（二〇〇七年）は、明らかに「延命治療の中止」という行為のみに関する事件であり「尊厳死」の範疇に属する事件です。不起訴になったことは、当然ながら納得できる判断です。その後、司法の現場でも「安楽死」と「尊厳死」の違いを理解し始めているので、このような出来事が明るみに出なくなっていると考えられます。同様の出来事は、全国的に見れば想像以上に多数存在していると考えられます。

終末期医療ガイドライン

二〇〇一年の日本老年医学会は、諸学会の中で初めて「高齢者の終末期の医療およびケア」に関する立場表明を行いました。その後、医療不信に繋がる社会的事件が次々と報道されたことを踏まえて、日本老年医学会は、二〇一二年に再び「高齢者の終末期の医療およびケア」に関する立場表明を一一項目にわたって表明しました。加えて、第五三回日本老年医学会学術集会では「立場表明後の一〇年間を振り返って」と題するシンポジウムを開催しています。そこでまとめられた終末期医療に関するガイドラインでは、次の三項目が明らかにされています。胃瘻については態度を保留していた二〇〇一年の立場表明は、その後一一年の歳月を経て大きく変貌を遂げています。すなわち、
(1)「終末期医療・ケアのあり方」の項では、全人的緩和ケアと家族ケアの重要性が記されています
(2)「終末期医療・ケアの方針、方法の決定プロセス」の項では、患者さんの「リビング・ウイル」と「多職種による医療・ケアチームの働き」とその記録が求められています
(3)「終末期の方針、方法に関し患者さん本人の意思確認ができない場合」の項では、「家族による患者さん意思の推定を尊重し家族がいない場合は多職種による医療ケアチームが決定する」とされています
ここにまとめられた考え方は、まさに緩和医療の考え方と同じであることが大きな特徴です。前述の事件がきっかけとなって、行政や学会で終末期医療に関するガイドラインを作る動きが活発化しました。日本集中医療学会(二〇〇六年)、厚生労働省(二〇〇七年)、日本救急医療学会(二〇〇七年)、日本病院協会(二〇〇七年)、日本医師会生命倫理懇談会(二〇〇八年)、日本学術会議(二〇〇八年)などからガイドラインが発表されています。

二〇一四年一一月四日には、「救急・集中治療における終末期医療に関するガイドライン――三学会からの提言」がなされました。その中に「救急・集中治療における終末期の定義とその判断」が提示されています。終末期の定義としては「救急集中治療における終末期とは、集中治療室で治療さ

れている急性重症患者さんに対し適切な治療を尽くしても救命の見込みがないと判断される時期である」と定義しています。終末期の判断としては、救急集中治療における終末期にはさまざまな状況があり「医療チームが慎重かつ客観的に判断を行った結果として以下の(1)〜(4)のいずれかに相当する場合が終末期である」としています。すなわち、
(1)不可逆的な全脳機能不全（脳死診断や脳血流停止の確認などを含む）であると十分な時間をかけて診断された場合
(2)生命が人工的な装置に依存し、生命維持に必須な複数の臓器が不可逆的機能不全となり移植などの手段もない場合
(3)その時点で行われている治療に加えて更に行うべき治療方法がなく、現状の治療を継続しても近いうちに死亡することが予測される場合
(4)回復不可能な疾病の末期、例えば悪性腫瘍の末期であることが積極的治療の開始後に判明した場合
更に、患者さんの「リビング・ウイル」に十分な配慮をするべきであることが付加的に記されています。

二〇一五年五月二七日、全国の二四二〇病院が加盟する日本病院協会は、二〇〇七年のガイドラインを見直して新たに「終末期医療のあり方についての見解」を発表しています。その中で、延命措置

の継続や差し控え・中止を家族らと話し合う場合として医療現場で想定される六事例を提示しています。すなわち、

(1)高齢で寝たきりで認知症が進み周囲と意思の疎通がとれないとき
(2)高齢で、自力での経口摂取が不能になったとき
(3)胃瘻を造設されたが経口摂取への回復もなく意思の疎通がとれないとき
(4)高齢で、誤嚥に伴う肺炎で、意識もなく回復が難しいとき
(5)がん末期で生命延長のための有効な治療法がないと判断されるとき
(6)脳血管障害で、意識の回復が望めないとき

これらは、不治かつ末期の患者さんが入院しておられる医療現場でよく遭遇する問題を取り上げています。日本病院協会は、患者さんがこのような状況となった場合では、医療者の判断を超えており、一方、直接本人の意思を確認することもできないので、家族の意思を重視する立場を取っています。日本病院協会の見解は、超高齢者が最も多数となる二〇二五年を意識した見解と考えられます。超高齢社会が生み出した見解という側面を感じさせますが、いたずらに生を延ばさないという考え方には共感を覚えます。これは、特殊な例外を除けば家族の想いとも重なるのではないでしょうか。一方、現場の担当医のなかには、かなり大きな考え方の相違があることも踏まえて、この見解は日本病院協会加入病院に強制するものではないと付記しています。このガイドラインの特徴は、それ以前には見

られなかった緩和医療の考え方とリビング・ウイルの重要性が取り入れられている点にあります。

これらのガイドラインで現場の混乱が収拾していくのでしょうか。これらのガイドラインが実際の臨床現場でどの程度の拘束力を持つのでしょうか。ある程度の拘束力を期待することはできると思いますが、すでにマスコミその他によって医師の深層心理に刻み込まれている「医師は傲慢、患者さんは被害者」という負の刻印は、患者さんの「リビング・ウイル」が法的に認められていない以上、医療現場では医師が消極的な態度を取り続けるであろうという現実を変えることにはなかなかつながらないのではないでしょうか。

ドイツにおける医療訴訟

ドイツにおいても、医療に関わる案件でさまざまな裁判所判決が下されています。この本の著者は、法律問題にも造詣が深く、ところどころでこの問題を取り上げています。著者の眼で取り上げられている事例ですから、著者の主張に沿った事例が取り上げられている可能性も十分考えられますが、仮にそうであったとしても、日本の状況と比較してみた場合にドイツ司法の考え方と日本司法の考え方の相違点がより一層明らかになるだけだと思います。まずは、本書の中で取り上げられている五つの裁判事例を紹介します。引き続いて日本の状況と比較してみたいと思います。

1 「ゾントフェナーの介護人」「ヴッパータールの死の女神」

本書第一一章第九項「直接的積極的死亡幇助」には次のような記載があります。何年に起こったかについての記載はありません。曰く、

「「直接的積極的死亡幇助」は、他人を意図的に積極的に死なせることにほかなりません。これは、「自己演出」で行われることがあります。例えば、「ゾントフェナーの介護人」とか「ヴッパータールの死の女神」のように、看護・介護側の同情心からの殺人がこれに相当します。「直接的積極的死亡幇助」は、患者さんの願いによっても行われます。刑法二一六条の「嘱託殺人」がこれに相当します。これらは、いわゆる、安楽死であって、話し言葉で言えば、要するに直接的に死の手伝いをすることです。

このような殺人行為は、すべからく生命という法益の損傷を意味しています。今日のドイツの法律では、例えば、オランダやベルギーと違って、この行為は、刑法によって禁止されているので、患者さんの同意があったとしてもこれを正当化することはできません。しかしながら、ドイツの立法府に、生命擁護について更なる法整備を行う資格があるとすれば、当事者の間で合意がなされている「積極的死亡幇助」は、当事者が責任を自覚しており、外部からの圧力がなく、明晰な意識状態で嘱託されていて、状況が明確な特定のケースであれば、この刑法上の処罰を変更することも十分可能でしょう」（本書三〇二頁）。

2　「ドイツ帝国裁判所判決」（一八九四年）、「ドイツ連邦通常裁判所判決」（一九五六年）

ドイツでは、延命治療の中止の合法性について、古くから司法の手によって判決が下されています。まずは本書第一一章第四項「死なせること——延命治療の中止、不採用」の初めに次のような記載があります。曰く、

「ある患者さんをその人の意思に反して治療をすることは、その病気の種類や病状のステージに関係なく、倫理的にも法的にも許容することはできません。この決定は、一八九四年のドイツ帝国裁判所の判決文に明文化されており、一九五六年のドイツ連邦通常裁判所の判決文にも再生版が残されています。それによれば、医師には、患者さんに対しても「身体の完全性」を尊重する権利が基本法で保障されています。したがって、たとえそれが救命目的であれ、体に侵襲を加えることに患者さんが同意することを拒否した場合には、患者さんの意思を尊重しなければなりません。患者さんの意思が、理性に叶っているか否か、あるいは、その意思が医師にとって追体験可能か否かは決定的なことではありません」（本書二八六—二八七頁）。

3　「ラーベンスベルク判決」（一九八六年）

本書第一一章第三項「消極的死亡幇助と積極的死亡幇助——作為？　不作為？　犯罪？」の中で、消極的死亡幇助と積極的死亡幇助に関して次のような判決が示されています。曰く、

「積極的、あるいは消極的死亡幇助が何を意味するかについては、一九八六年に下されたラーベンスベルク州地方裁判所の判決から始まっており、後にドイツ連邦通常裁判所の判決によって明確にされました。この例は、ある男が嘱託に基づく殺人を犯した廉で告発された例です。彼は、不治の病に侵された自分の妻の求めに従って、医師の意思に反して、妻に装着された人工呼吸器の電源を切りました。裁判所は、自分の力で生き延びることができず、ただ人工的な装置によってその死期を延ばしているような助かる見込みのない病気に罹った患者さんは、そのような装置を付けないこと、あるいはそのような装置の使用の中止を要求することができるという主旨の判決を下しました。このような要求に従った者は、不作為であれ作為であれ、嘱託殺人を行ったのではなくて、死亡幇助を行ったのです。

一般的に、ドイツの判決は、常に「作為」（積極性）と「不作為」（消極性）を区別しています。作為（積極性）と不作為（消極性）を判断する場合には、当事者の行為の動機と結果との因果関係が考慮されるべきであり、当事者の行為自体ではありません。死亡幇助のさまざまな形において重要なことは、患者さんの病気と年齢が運命的であって、医師も家族も介入していない場合なのか、あるいは、その死が医療的な行為が原因で引き起こされたのかどうかに依拠しています。法律家は、前者を「不作為」、後者を「作為」と呼んでいます。例えば、もし、患者さんが重症な病気に罹っていて自力で呼吸できない状況下で人工呼吸器の電源を切ったならば、その行為は、外から見れば全く無謀な行為です。しかしながら、これを法律的に倫理的に見た場合には、その行為は「規範的」と看做されます。もしも、治療を続けることが本人の意思に反しているならば、人工呼吸を続けることは「傷害罪」に相当するので、この場合では治療の中止を行ったとしても、この行為がすぐさま殺人行為であるという判断には成りえません。すでに、法律家と医療倫理学者は、この行為は、犯罪の事実構成要件から考えても、殺人行為にはあたらないとの結論に達しています。したがって、人工呼吸が行われなかった場合であっても、一度行われたがその後に中止された場合であっても、その結果としての死は容認される死です。消極的になることと消極的であることとの間に評価の相異はなく、その意味するところは規範的観点に照らして考えれば、自然な死を容認することにほかなりません。

これに反して、一部の医師は、この考えを容認する考え方に従うことができない、あるいは容認したくないと考えています。スイッチを切るという事実としてのプロセスのみを、その根拠と考えているからです。

今までは、ある行為とその結果の因果関係のみが語られてきました。その行為自体が何らかの犯罪行為ではないかと考えられてきましたが、決してそうではありません。死に至ったことが、何かをしたからとか何かをしなかったからとか、その行為が、作為であったからとか不作為であったからとかには関係なく、もっぱら患者さんの意思がどこにあるのかに依拠しています。死を望んでいる患者さんにとっては、どのような行為であれ、積極的であれ消極的であれ、作為であれ不作為であれ、結果として死に至ったのであれば、それは合法的です。但し、刑法典の二一一条（殺人）、二一二条（故殺）および二一六条（嘱託殺人）で禁止されているような、直接に狙いを定めて引き起こされた死（「積極的死亡幇助」）はその例外です」（本書二八四―二八六頁）。

4 「ケムプテン判決」（一九九四年）

更に、本書第八章第一一項「永続性植物状態における延命措置の中止――ドイツにおける法的状況」では、ケムプテン判決が取り上げられています。曰く、

「ドイツでは、一九九四年にドイツ連邦通常裁判所が下したいわゆる「ケムプテン判決」は、今日的には極めて重要な意味があります。この判決は、死亡幇助の領域のみならず、永続性植物状態の患者さんの治療の中止に関わる係争中の倫理的問題について、大きな意味があると同時に多方面にわたって影響を及ぼしました。「ケムプテン判決」のケースは、あるかかりつけ医が、七〇歳の女性患者さんの治療を、第三者には正当化できないようなやり方で中止したために、殺人未遂の疑いで告訴されたケースでした。この重度の認知症婦人は、約一五分続いた心停止の後に心肺蘇生が行われたのですが、意識は回復せず永続性植物状態となって経管栄養が行われていました。この状態で二年半が経過した後になって、医師は、後見人に指定された息子と共謀して、経管栄養を中止しました。経管栄養中止後に与えられたのは、お茶だけでした。そのままでは、この婦人は、多分二週間から三週間の間に死亡すると思われました。この判決の根拠は、この患者さんがまだ健康であった頃に、あるテレビ番組で全面的に介護が必要となった患者さんの様子を見ていて、決してあんな風には死にたくないと、何回もはっきり言っていたと息子が証言したことでした。

しかしながら、ケアを頼まれた介護サービス提供責任者は、その医師と息子の要請に従わないで、このことを後見人裁判所に知らせました。後見人裁判所は、まずは、仮処分を出して経管栄養の中止を却下し、後に許可しない決定を下しました。その医師と息子は、これを受けて故殺未遂の罪で罰金刑を科されました。被告人は、この決定に納得できず、ドイツ連邦通常裁判所に上告しました。上告の結果、この両者は、最終的には無罪となりました。

後見人裁判所の結論に反して、ドイツ連邦通常裁判所は、このケースに対して異なった見解を示しました。ドイツ連邦最高刑事裁判所は、直接的に示された患者さんの意思に、絶対的な法的拘束力があると認めたばかりでなく、さらに加えて、患者さんがその治療法に反対していたと推測された場合においても、それには、患者さんの意思としての法的拘束力があることを初めて判決で示しました。ドイツ連邦医師協議会のガイドラインによれば、この判決が出るまでは、すでに終末期を迎えている患者さんの場合のみ、医師が延命治療に終止符を打つことが、死亡幇助綱要として許されていました。しかし、ドイツ連邦通常裁判所は「ケムプテン判決」において、未だ終末期を迎えていない場合であっても、延命治療の中止は容認可能で合法的であるという考え方を初めて判決で明らかにしました。さらに、経管的に水分と栄養を与える行為は、明らかに医療行為であって、たとえ、医師の指示で看護師がそれを行っても、看護業務ではないことを、初めて認めた判決でした。同時に、胃瘻を造設する行為は手術行為であって、患者さんが書面で表明している場合は当然であり、患者さんがその治療法に反対していたと推測される場合においても、医師は、患者さんの意思に反した医療行為を行ってはならないことを、明確に示しています。

ドイツ連邦通常裁判所が、すでに始められている延命治療を中止することよりも、憶測による患者さんの意思を明らかにすることを要求したことは、納得の行く判断です。憶測による患者さんの意思が延命を妨げる可能性がある場合には、より高い判断基準を課しています。法律によれば、終末期とは、三つの条件を備えていなければなりません。つまり、その病気に治る見込みがないこと、その病気が不可逆性であること、死が近いことの三つの条件です。これらの三つの判断基準に照らして見れば、この女性患者さんの死亡幇助には、死期が近いという三番目の基準が欠けています。これが意味していることは、この唯一の延命治療措置の中止には、三番目の基準が欠けているにもかかわらず、この決定は、「一般的自己決定権」の表現であり、同時に「身体の完全性」を守る権利の表現であって、これを合法的と認めています。

ドイツ連邦通常裁判所の判決は、患者さんの意思が存在することが、延命を決めるに当たって唯一の決定基準であることを明白にしており、誤解の余地のない判決です。この判決が意味していることは、例えば、人工透析の患者さんが、その患者さんが確固たる洞察力と意思を備えていれば、透析を続けるか否かについて、毎日、毎日、自分自身で決定できるということです。このような決定は、意識のない患者さんにはできません。ここで、後見人には、次の課題が与えられます。その課題は、その治療が患者さんの意思に沿って為されているか否かについて常に考えることです。後見人には、患者さんの意思を保証する立場が与えられています。その意味するところは、後見人には、患者さんの意思をあらゆる手段を用いて探し出す権利が与えられているばかりではなく、それを行う義務も伴っているということです。

「死が近いこと」が、生命維持措置を中止することを正当化するための不可欠な要件ではないとされたことは、ドイツ連邦通常裁判所の判決が明確に示しているように、結果的に、他の二つの基準、つまり「予後不良」と「非可逆性」という要件が満たされなければならないという意味では決してありません。この二つの要件は、「ケムプテン判決」の女性患者さんの場合では満たされていましたが、この判決では、それらは、前提条件ではありません」（本書二〇一―二〇四頁）。

5 「ドランティン事例」（一九九六年）

本書第一一章第六項「間接的積極的死亡幇助と終末期の鎮静」には次のような記載があります。曰く、

「患者さんがリビング・ウイルを文書に認めているか、疼痛その他の苦痛症状に苦しめられながら生き延びるよりも、場合によっては――稀ではあるが――死期が多少早まったとしても、できる限り疼痛がなく苦痛症状から解放されて死ぬことを選択するならば、医師には、「間接的死亡幇助」の権限が与えられています。ドイツ連邦通常裁判所は、一九九六年に、いわゆる「ドランティン事例」で、患者さんの生命の質は患者さんの生命の量に勝ることを論議の余地のない患者さんの権利として初めて文書化しました。

すなわち、「患者さんの意思決定が明らかにされているか、それが十分に推測可能であれば、

死にゆく過程にある人にとって、たとえ医師が推奨する疼痛緩和薬剤が、不本意かつ避け得ない副作用として死期を早める可能性があったとしても、法律違反にはならない」（本書二九一頁）。

※　※　※

これらの五つの判決を要約すれば、
1　「ゾントフェナーの介護人」「ヴッパータールの死の女神」
これらの行為は「直接的積極的自殺幇助」であり、通常は患者さんの懇願によって行われます。この行為は、ドイツ刑法二一六条の「嘱託殺人」に相当する行為なので殺人罪が適用されます。この点は日本でも同様です。
2　「ドイツ帝国裁判所判決」（一八九四年）および「ドイツ連邦通常裁判所判決」（一九五六年）
患者さんには、基本法で「身体の完全性」を尊重する権利が保障されており、患者さんが同意しなければ、救命目的であっても体に侵襲を加えてはいけないという判決です。つまり「リビング・ウイル」に決定的な優位性があることを示した判決です。ちなみに、ドイツでは、東西ドイツが分断されていた一九四九年に制定された西ドイツの憲法である「基本法」（Grundgesetz）が東西ドイツ統一後も適用されており、統一後も「基本法」と呼ばれています。情緒的な判断をする場合が多い日本人のメンタリティーからすれば、ここまで徹底した考え方には違和感を覚える人が多いのではないでしょうか。

3　「ラーベンスベルク判決」（一九八六年）

不治の病に侵されていてただ人工的な装置によってその死期を延ばしている患者さんは、そのような装置を付けないこと、あるいはそのような装置の使用の中止を要求することができるという判決です。これらは、作為であれ不作為であれ、死亡幇助であって嘱託殺人ではありません。「延命治療の中止」は、殺人罪に相当しないという判決です。日本では、この点については、現場の医師の間で大きく意見が分かれています。なぜならば、日本には、未だ「リビング・ウイル法」がないので、これに「殺人罪」が適用された経緯があります。日本人医師の間には、触らぬ神に祟りなしと考えて延命治療を続ける医師は決して少なくないでしょう。

4　「ケムプテン判決」（一九九四年）

ドイツ連邦最高刑事裁判所が下した永続性植物状態についての判決では、直接示された患者さんの意思ばかりでなく、患者さんがその治療法に反対していたと推測された場合においても法的拘束力があることを示した判決です。ドイツ連邦通常裁判所は、この判決で、未だ終末期を迎えていない場合であっても延命治療を終わらせることが容認可能で合法的であるとの考えを初めて明らかにしています。日本では、この問題については、日本尊厳死協会でもやっと議論が始まったばかりではないでしょうか。

5　「ドランティン事例」（一九九六年）
患者さんの意思決定が明らかであるか、十分憶測可能であれば、死にゆく過程にある人にとって、医師が推奨する疼痛緩和薬剤が不本意かつ避け得ない副作用として死期を早める可能性があったとしても法律違反にはならないとしています。すなわち、患者さんの「生命の質」は患者さんの「生命の量」に勝ることが、患者さんの権利として初めて文書化された判決です。日本では、まだ患者さんの「生命の量」の方が、患者さんの「生命の質」より優先されている状況が見て取れると思います。

ドイツにおける「リビング・ウイル法」の成立

ドイツでは、紆余曲折を経て二〇〇九年九月一日に「成年後見人法に関する修正第三法」（いわゆる、「リビング・ウイル法」）が制定されました。この法案は、基本的には、ドイツ連邦通常裁判所の過去の判決を法制化したものであり、終末期の自己決定権を認めた法案です。再度、原文からその要点を引用しておきます。曰く、

「同意可能な成人患者さんが、後になって同意不可能となった場合、書面に記されたリビング・ウイルには、法的拘束力がある。リビング・ウイルの効力は、病気のステージとは無関係である（その効力に制限はない）。リビング・ウイルに記された決定は、直接的に適用される。つま

り、もし患者さんの代理人が偶発的に決まった場合でも、その代理人が自分で治療方針を決定することはできない。同意不可能となった患者さんに対して、患者さんから全権を与えられた後見人も裁判所が指定した後見人も、医師、介護施設、その他、患者さんの医学的処置に関わる施設に対して、患者さんが示した直接的な意思に沿った意思表示を行い、それを実行しなければならない」（本書二一八頁）。

著者は、ドイツの「リビング・ウイル法」の成立は遅きに失したと語っています。著者は、このリビング・ウイル法をベースにして緩和医療の本来的な姿を具体的に示しています。二〇〇八年の九月、ドイツのある大学病院の集中治療病棟の担当医が、患者さんの「リビング・ウイル」を無視したとして数年間続いた裁判に判決が下りました。最重症腎疾患患者さんの様態が、ある手術後に悪化して意識消失状態になったことに関わる裁判の判決です。患者さんのリビング・ウイルには、人工透析、人工呼吸、人工栄養は行ってはならないと書かれていました。患者さんの奥さんは人工透析を中止して夫を死なせてほしいと訴えましたが、担当医長は「わたしは、人殺しはしない」との理由で患者さんのリビング・ウイルを拒み、奥さんの申し出に従いませんでした。この裁判の結果、この医師は「故意身体障害罪」で有罪となりました。しかしながら、各州にあるドイツ州医師会が決めた「職業規律」があるので、この医師の罪は軽く処罰はされませんでした。著者はこの職業規律の一部には法律違反が含まれていると指摘しています。この議論に対しては、恐らく賛否両論があるでしょう。著者は、議論の展開を望んでいるのです。著者が提示した「新たな死の文化」について、更に突っ込んだ議論が巻き起こることを望んでいるのです。この点については、いずれ、ドイツ連邦通常裁判所にて争われる可能性も考えられますが、著者はそれを十分承知の上で主張しているのです。このあたりが、著者が今日的な新たな医療のパイオニアであると評される所以ではないでしょうか。

世界のリビング・ウイル法

「リビング・ウイル法」に関する世界各国の状況を概観しておきます。調べ得た範囲で最近の動きを年代順に挙げれば、一九七六年にカリフォルニア州で、世界初の「自然死法」(Natural Death Act)が制定されました。その後、アメリカ連邦法（一九九二年）、スイス（一九九二年）、オレゴン州（一九九四年）、オーストラリア（一九九五年）、オランダ（二〇〇一年）、ベルギー（二〇〇二年）、フランス（二〇〇五年）、イギリス（二〇〇五年）、ドイツ（二〇〇九年）、ルクセンブルク（二〇〇九年）、ワシントン州、モンタナ州、バーモンド州（二〇〇九年）、ニューメキシコ州（二〇一四年）、韓国（二〇一六年）などで「尊厳死法」が制定されています。しかしながら、「尊厳死」の定義には多くの議論があり、「尊厳死」に関する判決も、それぞれの国で、それぞれ内容に特徴的な判決が下されています。「自己決定」（リビング・ウイル）の考え方については、世の東西で見解が大きく別れていることが分かります。「尊厳死」が意味する範囲も「消極的間接的死亡幇助」から、状況によっては「積極的直接的死亡幇助」に至るまでさまざまな考え方があります。これらの中には、日本人の感性からすれば「尊厳死」ではなくて「安楽死」ではないかとの疑念を抱かせる場合が多く含まれているので、国民的な規模で混乱が生じています。

日本のように「リビング・ウイル法」がない状況では、余命いくばくもないがん末期の患者さんも型通りの救急救命措置が行われて人工呼吸器に繋がれることになり、後に担当医が人工呼吸を中止して患者さんを死なせた場合や、長期にわたって人工透析が行われている患者さんの人工透析を止めた場合、現行法では、人工呼吸や人工透析を中止した医師は殺人罪に問われることになります。明治四〇年に制定された刑法の第三〇章（遺棄の罪）は、第二一七条（遺棄）、第二一八条（保護責任者遺棄等）、第二一九条（遺棄等致死傷）から成っています。第二一七条（遺棄）には、老年、幼年、身体障害者または は、疾病のために扶助を必要とする者を遺棄した者は一年以下の懲役に処すると記載されています。第二一八条（保護責任者遺棄等）には、老年者、幼年者、身体障害者または病者を保護する責任のある者がこれらの者を遺棄し、またはその生存に必要な保護をしなかったときは三か月以上五年以下の懲役に処すると明記されています（平成七法九一本条改正）。第二一九条（遺棄等致死傷）には、前二条の罪を犯し、よって人を死傷させた者は、傷害の罪と比較してより重い刑により処断すると記載されています。この法令が制定された明治時代では、不治の病とは結核やハンセン病やその他の感染症を意味しており、今日のようにがんや生活習慣病はほとんど見られませんでした。振り返って今日のような高度先進医療時代の医療状況を見れば、すでに不治かつ末期の人生を生きている高齢の人々の数は増加の一途をたどっています。それにもかかわらずこのような刑法上の条項がそのまま適用されれば、医療現場は刑法の処罰を避けるために延命手段を続ける以外に選択肢はありません。

「リビング・ウイル法」がなければ、人工呼吸器に頼って生きている患者さんの尊厳死、平穏死、自然死の実現は望むべくもありません。

更に言えば、日本国憲法には、国民主権、平和主義、基本的人権の尊重という三原則があります。しかしながら、現実は、患者さんの胴体を抑制したり、寝かせきりで放置して、褥創ができたりするような人権蹂躙が大病院の中でさえ平然と行われていることがあります。不治かつ末期の人々の基本的人権は、公然と平然とないがしろにされている現実を皆さんはどのように感じておられるのでしょうか。諦めて泣き寝入りしておられるのでしょうか。

一九四八（昭和二三）年に制定された医師法は、時に応じて見直しがなされており、特に超高齢社会を迎えて医師法第四章（業務）第一七条で定められている医師の医療行為の中で、診断や治療に直接関係しない行為の一部を看護師や介護士に移行するなどの技術的な改定は行われていますが、医療倫理に関わる記載は見当たりません。すでに述べましたが、すべての病院で「終末期医療に関する院内規定」を整備するべきであるとの主張や、担当チーム以外の医療者や外部の識者などによって「倫理コンサルテーション」を行う必要があるとの主張は尤もな主張です。しかしながら、多くの中小病院ではただでさえ臨床に忙殺されており、医師や看護師の間にみられる考え方のギャップを埋める作業は決してやさしくはありません。従って、医療現場の裁量で終末期医療の混乱状態を収拾する試みは、多くの場合で頓挫する可能性が高いと思われます。更に、もし何らかの出来事が表沙汰になれば、現状では既存の日本国刑法が待ち受けています。従って、すでに見てきたように「尊厳死」（間接的死亡幇助）と「安楽死」（直接的死亡幇助）が司法の場で混同される状況を避けるための法整備が必要です。この問題に一定の解決を見出そうとすれば、どうしても「リビング・ウイル法」が必要です。

今日のような過去に例のない超高齢社会において高齢者の基本的人権を守るためには「リビング・ウィル法」の制定が喫緊の課題だということです。

日本においても、死亡幇助を巡る問題については、「日本尊厳死協会」が深く関わっており、この国が超高齢社会へ突入するに伴ってその活動の輪は次第に大きくなり全国的に広がっています。その前身は、「日本安楽死協会」です。日本安楽死協会は、一九七六年三月三一日にアメリカで「永続性植物状態」に陥ったカレン・アン・クインランさん（二一歳）の「尊厳死」を認めたカレン裁判に触発されて発足したもので、消極的安楽死を主張していたそうです。当時、日本には「尊厳死」という言葉がなかったので日本安楽死協会と名乗っていました。そのために多くの誤解を招いていたと考えられます。一九八三年以降「日本安楽死協会」は「日本尊厳死協会」と改名して現在に至っています。

日本尊厳死協会は「尊厳死」の内容を次の三点に絞っています。

(1)わたしの損傷が現代の医学では不治の状態であり、すでに死が迫っていると診断された場合には、ただ単に死期を延ばすだけの延命措置はお断りします
(2)ただしこの場合、わたしの苦痛を和らげるためには、麻薬などの適切な使用により十分な緩和医療を行ってください
(3)わたしが、回復不能な遷延性意識障害（持続的植物状態）に陥ったときは生命維持装置を取りやめてください

これらの文書の中で(3)のみが「延命措置の中止」（消極的死亡幇助）に相当します。従って日本尊厳死協会が考えている「尊厳死」は、この点では石飛幸三医師や長尾和弘医師がその著書で強調している「平穏死」や「自然死」とは異なった範疇に属しています。しかしながら、「延命措置の中止」は、この二人の著者の考え方の延長線上に位置づけることができます。

「尊厳死法」のない日本

日本では「尊厳死法」に潜む危険性を指摘する声もあります。その最大の要因は「尊厳死」と「安楽死」が混同されているところにあると考えられます。

『日本病院会ニュース』第九二七号（二〇一五年六月二五日）には、「尊厳死」について考察（倫理委員会・松本純夫委員長ほか八名の有識者）が発表されており、その内容はすでに本稿に引用しています。高齢で経口摂取ができない場合などの六ケースを例示して、延命措置の差し控えや中止など「患者さんに苦痛を与えない最善の選択を家族等に説明提案して考えてもらいましょう」としています。

日本病院協会から考察を出す契機となったことは「尊厳死法制定を考える議員連盟」が「終末期の医療における患者の意思の尊重に関する法律案」を二〇一四年の国会に出す予定となったからだそうです。日本病院協会は、「尊厳死」の「死」という言葉に抵抗感を抱いたと考えられます。このように考える人々は少なからず見受けられます。尊厳のある生の終末が、すなわち尊厳のある死なのです。その後、この議員連盟は、二〇一五年五月二七日の総会で「尊厳死法制定を考える議員連盟」ではなく「終末期における本人意思の尊重を考える議員連盟」と会の名称を変えたという記事が日本尊厳死協会発行の『リビング・ウイル』第一五八号（二〇一五年七月）に掲載されていました。この記事の中で、岩尾總一郎理事長は「協会の活動は厚労省令が定める意思表示書に何らかの形で生かされると思う」と説明したと記載されています。本来、「尊厳死法」の内容は「死」ではなくてより良い終末期人生を考えているのですから「尊厳死法」と命名するよりも「リビング・ウイル法」の方が理解を得やすいのではないでしょうか。わたしは、そのように考えています。

日本病院協会の倫理委員会のコンセンサスは、全体としては緩和医療の考え方に沿った方向性を示しています。「認知症」の終末期の場合は、見極めが困難として結論は出さず、国民的議論が必要であるとしています。その中から、重要と思われる四項目を取り上げて、日本とドイツの違いを考えてみたいと思います。

第一に、「尊厳死」とは、自分が不治かつ末期の状態になった時、自分の意思により無意味な延命措置を差し控えるか中止して人間としての尊厳を保ちながら死を迎えることとしています。この考え方は、ドイツの「リビング・ウイル法」においてもその中核を形成しています。

第二に、公証人による「尊厳死宣言公正証書」、「日本尊厳死協会のリビング・ウイル」等は、尊厳ある自分の意思表示として有効な手段であるとしています。ドイツの場合は、現在では、公証人という言葉は使用されていません。後見人制度が充実していますが、本人の意思の有無が大前提であって後見人の権限は限られた範囲にとどまっており、本人の意思がたとえ断片的な走り書きであっても、「リビング・ウイル」とみなされます。「リビング・ウイル」が不明な場合では可能な限りの努力をしてこれを見つけ出すことが義務づけられています。個人主義の国らしい考え方です。日本にも後見人制度がありますが、後見人の権限については、まだ明確にはなっていません。

第三に、「尊厳死」に関する議員立法（案）は、この条項に従えば民事上、刑事上、行政上の責任を問われない（免責）とされていますが、国民からは「安楽死」と混同されることが多く、全面的な理解を得られていないので、更に議論を深めていかなければならないとしています。ドイツでは、「リビング・ウイル」があれば、その意思に沿った行為は免責されます。一方で、州医師会が作成した医師の行為規範に法的拘束力があるので、この規範に沿っていない行為と見做されれば免責されない可能性もあり得ます。従って、新たな裁判が行われる可能性も残されています。どのような場合が、それに相当するかは微妙な問題です。恐らくは、再生医療などの先進医療の問題でその可能性が考えられるのではないでしょうか。

第四に、医学的介入による「積極的安楽死」は容認できないとしています。この場合の「積極的安楽死」が意味するところは一体何なのでしょうか。「積極的安楽死」には、「直接的積極的安楽死」もあれば「間接的積極的安楽死」もあります。「意図的積極的安楽死」もあれば「非意図的積極的安楽死」もあります。わたしも含めて日本人は「安楽死」という言葉をあまりにも安易に使用している傾向があります。情緒的に「安楽死」と考えれば、議論は止まってしまいます。従って「安楽死」は「直接的積極的安楽死」と「意図的積極的安楽死」に限って議論をした方が良いとわたしは考えています。

ドイツの判決では、常に「作為」（積極性）と「不作為」（消極性）を区別しています。すでに述べてきた通り、「東海大学病院事件」と「川崎協同病院事件」は、患者の死因は、表面的には医師の行った行為の結果ではありますが、果たしてこれを悪意のある「作為」と考えて良いのでしょうか。わたしは、これらの行為は、まさに「不作為」に相当する行為であったと考えます。つまり、「延命措置の中止」の後で患者さんが暴れたので、止むを得ず薬物を使った結果患者さんが死亡するに至ったのであって、そもそも殺意があったわけではありません。従って、第四の論点には大きな問題が残されていると思われてなりません。

緩和医療医である仁科晴弘医師は、『医学と福音』（第六七号（四）、二〇一五年）に「尊厳死」について——一緩和ケア医が思うこと」と題する論文を発表しています。仁科医師は、その中で日本人の間では「延命措置の不開始」のみが「尊厳死」と考えられており、その他のすべての行為は「延命措置の中止」であれ、直接的、間接的、積極的、消極的を問わずすべての「死亡幇助」は「安楽死」であると信じられていると述べています。更に、欧米では「延命措置の不開始」のみが「自然死」であり、それ以外のすべての行為は「尊厳死」であることを指摘しています。このような違いはほとんどの日本人に知られていないことも指摘しておりまさに的を射た指摘です。

しかしながら、仁科医師は「東海大学事件」と「川崎協同病院事件」を薬物による死と考えて有罪としています。これらの事件の発想の原点は「延命措置の中止」なのですが、その後、医師が患者に致死薬を投与したことが死因となった点に焦点を当てて有罪であるとしています。これをあえて殺人罪とは記していませんが、この事件の顚末を担当医の個人的責任に帰しており、あたかも「殺人罪」を肯定している点は、わたしには理解に苦しむところです。ここには「作為」と「不作為」の区別がなされていません。

更に、仁科医師は、尊厳死法に潜む危険性について次の四点を挙げています。

第一に、終末期の定義が曖昧な点を挙げています。予後数か月で日常生活ができる末期患者も一律に判断がなされる可能性があることを懸念しています。しかしながら、この法律は、患者の自己決定を最も大切にする法律です。ここに他者決定が入り込む余地は本来的にはないのですが、日本の文化の曖昧さを思えばその可能性を全否定できない側面があります。このような場合には、ご家族の意思を踏まえ、かつ他職種による倫理委員会を経て決定するべきでしょう。

第二点として、延命治療の定義について疑義を述べています。緩和医療医が行っている点滴は、延命治療の一種と考えられるので、これを中止するのは如何なものであろうかという懸念です。点滴量は、患者さんの老衰ないし病的な衰弱の程度に見合うように、次第に投与量を減らしていかなければなりません。喀痰量の増加、足のむくみは、点滴量が多い証拠であり、患者さんにとっては何らかの負担が加わっている状況です。わたしは、点滴自体に特別に延命効果があるとは考えておりません。終末期の患者さんには、最早点滴が不要な時期が必ず来るのであって、点滴に拘泥することに特別の意義があるとは考えられません。

第三に、尊厳死法施行後にこれが悪用される可能性についての懸念です。尊厳死法がなし崩し的に適応拡大されるのではないかとの懸念です。これはわたし自身が実際に経験したことですが「他者決定」による偽りのリビング・ウイルがあります。これをあたかも患者さんのリビング・ウイルのように持参して、これでお願いしますと確信ありげに言われたことがあります。そのキーパーソンの話では、家族と施設と在宅医が相談して入所者のリビング・ウイルを作成したとのことでした。医療者としては、このような偽りのリビング・ウイルを採用するわけにはいきません。この場合は、本人に代わって医療者ができるだけ情報を集めて多職種で考え方をまとめる作業が必須となってきます。また、この法案が精神的障害者や肉体的障害者に適用されるならば、それはまさに他者決定に他ならないのであって、この法律の精神と根本的に相容れない判断です。それこそ殺人罪が適用されるべき行為です。仁科医師は、臓器移植法の解釈が拡大されたこととの関連からこのことを心配していますが、このコンテクストから心配される点は「積極的死亡幇助」への拡大解釈ではないでしょうか。しかしながら、日本の「リビング・ウイル法」の内容は、延命医療の中止と不開始に限定されているのでその心配は杞憂だと思います。

第四に、生きにくい雰囲気の醸成を危惧しています。リビング・ウイル法案では、患者本人の事前の意思表示があり、二名の医師が終末期と判断すれば（水分栄養分の補給を含む）延命措置を差し控えても医師は民事・刑事の責任を問われないので、その死は自らの意思に基づく自然な死ではないことを危惧しています。仁科医師は、このような行為は、法律が生の尊厳に対して強引に介入することに他ならないと記しています。この考え方には、パターナリズムを警戒する考え方が色濃く出ています。救命延命医療はパターナリズムが色濃く出てくる領域ですが、終末期医療は、これとは正反対に、患者さんとご家族の意思が首座を占める領域です。大病院に併設されている緩和ケア病棟では、パターナリズムを背負っている医師が患者の終末期にかかわることがある可能性を否定できません。このような場合は、経験を積んだ緩和医療医が患者さんのリビング・ウイルを基本にして、そのご家族や親族の方々との真摯な話し合いがなされるべきです。そうすれば、仁科医師の危惧は杞憂に終わるのではないでしょうか。

話は変わりますが、現在の戦争の実態は、テロリズムへの恐怖に移っています。これは、国家戦力とは次元が異なる戦闘形態であり、戦力を競えば競うほどテロリズムを煽るのは必至でしょう。このような時代のただ中にあって、日本の政府が考えている平和のために軍備を進める「国民保護法」よりも「リビング・ウイル法」の優先度の方が遥かに高いと考える国民はわたしだけではないと思います。わが国では、超党派の国会議員一二〇名以上が、「尊厳死法」に賛意を表明しているとされています。わたしは、できるだけ早く国会で論議されることを強く望みます。日本国憲法の基本原理の一つである「基本的人権の尊重」に照らして考えれば、真の意味での国民保護法は「リビング・ウイル法」の制定ではないでしょうか。

死ぬこと

本書第二章では副題に、「心臓死と脳死のはざまで」と題して人の死について多方面から考察が加えられています。人間はいつ死ぬのでしょうか。古典的な死の定義である心臓死に加えて、現在では、脳死（全脳死）が認められている時代です。イギリスでは、脳幹死は全脳死であるとされています。この考え方を根拠に、現代では、脳を除くほとんどすべての臓器の移植が行われています。脳死には、全脳死と部分脳死があり、部分脳死である脳幹死は、理論的には極めて脳死に近い死の形です。しかしながら、概念的に考えれば、もしもこれを脳死に含めたならば、その他の部分脳死も脳死と見做そうとする考え方が必ず出てくるでしょう。大脳の機能が全体的に喪失した状態である植物状態（失外套症候群）も部分脳死ですが、この状態は生きているとも言えなければ死んでいるとも言えない微妙な状態です。高度先進医療の臨床現場では、しばしば次のようなことが問題になります。一見元気そうな人が何らかの原因で心肺停止となった場合、心停止時間が約一〇分（著者は八分と明言しています）を過ぎてしまえば、たとえ心肺蘇生が成功しても続発症としての低酸素性脳障害が残る可能性が極めて高くなります。しかしながら、救命救急の現場ではこの間の事情を時系列的に詳細に検討する余裕はありません。その結果、心肺蘇生はできたけれども「植物人間」となった患者さんは、生死の狭間に投げ出されていきます。自分が生きているという意識が全くないまま、肉体的には生きている状態です。植物状態となった患者さんの意思はどこにあるのでしょうか。どこにあったのでしょうか。人間の尊厳をどのように考えれば良いのでしょうか。このような状態は、あえて言えば「半殺し人間」に他なりません。誰も責任を取ろうとしません。現代医学の成果の裏側には、このような陰の部分が含まれているのです。人間は、肉体と精神と霊魂の統合体として社会の中で存在しています。従って、死の定義には、肉体的、精神的、霊的、社会的要素が関わってきます。更に、人間は、他の動物には見られない自殺さえ実行し得る動物です。人の死に様は、いかなる死を取ってみても極めて個性的です。終末期に関わる問題の複雑さはまさにこの点にあります。

臓器移植と尊厳死

若い頃、わたしは命を救いたいとの単純な想いから小児心臓外科に携わっていました。ロンドンの小児病院を訪れたときに「心臓を提供してください！」と書いた張り紙が印象深く脳裏に残っています。当時は、深く考えることもなく臓器移植推進派でした。しかし、ある挫折体験を経てその分野を離れ、社会医学（ハンセン病隔離政策の歴史的誤り）を学んで、現在は救命延命医療とは対極にある緩和医療の世界に住んでいます。医療の世界を子供から老人まで横向きに地を這うように生きてきました。ここで、死すべき運命から特殊な生へ復帰させる移植医療の位置付けについてあえて拙稿を試みておきたいと思います。臓器移植の是非やその成績について論じるつもりはありません。

ドイツ語原著の著者は、原著二一三―二一六頁に、今日の医学が成しうることを簡潔にまとめています。曰く、

「今日の医学が成し遂げ得る事柄を、扇子を拡げたような形の疑似スペクトルを描いて考えてみると……患者さんが病気以前と寸分違わない状態にまで何の後遺症も続発症もなく、完全に治癒回復させることができる領域は、扇子の一方の末端にある狭い領域の患者さんに過ぎないでしょう。……例えば、骨折の手術治療です。……多くの場合で根治的です。さらに、多くの感染症がこの領域に属します。例えば、両側肺の広範囲な肺炎などは、抗生物質と人工呼吸法が登場す

る以前は絶対に助けることができなかったでしょう。しかし、今日では、抗生物質と人工呼吸法という二つの医学的成果によって完全に治すことができます。腫瘍の治療においても、ある種の子供の白血病では根治可能です。

しかしながら、厳正に観察してみると、ほとんどの病気の治療は、根治的とは言えません。ここに広げた扇子で見れば、このような病気が扇子の広がりのほとんどを占めています。例えば、心臓や脳の血管病変（心筋梗塞や脳卒中）、糖尿病、ほとんどの腫瘍、骨粗鬆症やパーキンソン病のような運動器疾患や神経疾患などが、この広がりを占めています。

今日まで、ほとんどの医療資源が、これらの慢性の経過を辿る病気に費やされてきましたが、これらの病気が、先に述べた意味で根治に至ることは不可能です。しかしながら、臓器の機能を正常化し安定させることは十分可能です。例えば、凝固阻止剤の「アスピリン」、コレステロールや血圧を下げる「スタチン」、「ＡＣＥ阻害剤」……閉塞した冠動脈をバルーンで拡張する手技を用いて多かれ少なかれ有効な治療ができるようになりました。このような治療を受けた多くの患者さんは、満足の行く生活の質が確保され、通常の平均余命を送れるようになりました。今日では、若年性糖尿病患者さんの血糖値を、インスリンを用いてできる限り正常範囲に維持し、食事療法を行い、規則正しく運動をすれば、正常の平均余命を確保できるようになりました。エイズ患者さんの生活の質も量も、目的に叶った薬物治療で、同世代の健康な人々に近づけることができます。このように、以前は比較的急速に臓器障害が起きて死に至った病気は、その急性期特有の危険な特徴を失っていき、むしろ慢性的な性格を持つようになりました。

これら二つの例は、扇子の左側と中央部分を占める疾患群ですが、それが、完治が目標であっても、患者さんがその病気と共生できるようになることが目標であっても、病気を治療するという目標においてはお互いに共通するところがあります。

それに反して、扇子のスペクトルの右側には、病気そのものではなくて、その病気のあるステージを引きずりつつも、症状がなくて自覚的に健康と感じていることが、すべての治療努力の最大関心事である病気の群れがあります。これらの病気では、その治療目標が違います。治すことができない不治の病でも治療は続けられます。この場合では、もはや、病気を完全に治すことが治療任務ではなく、その治療任務は、その訴えと症状を緩和することであって、加えて、病苦、精神的、社会的、スピリチュアルな（現存在の）情状の苦しみを緩和することです。このような重症な病気や、死が近い病気に対して、理想的なやり方で恩恵を与える治療法は、緩和医療と呼ばれています」（本書二四二―二四四頁）。

わたしは、救命救急医療における終末期と終末期緩和医療における終末期は、将来的には同じ姿になることが望ましいと考えています。

すでに述べましたが、死の定義には、古典的な心臓死に加えて二〇世紀半ばから新たに脳死が加わりました。脳死には全脳死と部分脳死があり、全脳死は必然的に心肺停止に至ります。集中医療が発達した現在では、全脳死の場合でも人工呼吸を続ければある程度の期間は生存できます。全脳死と確定した場合に患者さんに人工呼吸を続けるのは、多くの場合、引き続き臓器移植を行うためです。危惧されることは、臓器移植の普及に伴ってドナーが不足するので、全脳死のみならず、大脳死（厳密な意味での植物人間）も臓器移植の対象になると主張する移植医が出てくる可能性が考えられます。ここには、最少意識状態（Minimal Conscious State: MCS）の患者さんが巻き込まれる可能性があり厳密な鑑別診断が必要です。植物人間は、進歩した現代医療がもたらした大きな負の遺産です。まず考えるべきことは、医療がこのような、いわば「半殺し人間」（失礼！）を造らないようにすることです。これは、今後の救命救急医療と集中医療の重要な倫理的課題です。昨今、救命救急の現場で脳蘇生も併せて行う試みがなされていますが、命が助かることの意味をもっと深く考えるべきだと思います。

現在では、脳神経系の移植以外の臓器移植はほとんどすべてが可能となり、なかでも心臓移植と肺移植は究極の救命延命医療です。日本でも、改訂臓器移植法（二〇一〇年一月一七日）によって、本人の意思表示がなくても、家族が了承すれば臓器移植が可能となり、更に、子供にも臓器移植ができるようになりました。しかし、臓器提供者の数は絶対的に不足しており、その背景には、死を「通過点」と考える西欧キリスト教の死生観と違って、死は「無」に帰するという多くの日本人の死生観の相違が関係していると思われます。輪廻の思想にも臓器移植の考え方とは距離があると思われます。従って、臓器移植の考え方自体が、患者さん本人とそのご家族には切実な想いであっても、日本人の死生観とはなかなかなじまないところがあるのではないでしょうか。

一方で、臓器移植法が成立している多くの国々では「尊厳死法」が制定されています。臓器移植法があっても「尊厳死法」がないのは、倫理的バランスを欠いた状況と言わざるを得ません。日本尊厳死協会の「尊厳死法」は、不治かつ末期の患者さんが延命治療中止の自己決定権を求めているだけです。それにもかかわらず、日本では、「尊厳死法」が、自己決定をベースに考えられているにもかかわらず、「安楽死法」と誤解されることが多く未だに成立しないのはなぜなのでしょうか。

臓器移植は救命延命治療の限界への挑戦です。救命延命至上主義の科学的医療の世界では、人工心臓と心臓移植は連続性のある考え方と受け止められていますが、実は、この間には大きなクレバスが横たわっています。科学的医学は数多くのハイブリッド人間を生み出しました。電車やバスに乗れば、ペースメーカーやステントや人工弁を植え込んだ人々がきっとおられるはずです。しかしながら、臓器移植は、異なる遺伝情報を担った他人の臓器を移植するわけですから、人工臓器とは全く異なった倫理的側面があります。極端な例が、ドナーが少ないからチンパンジーや豚の心臓を人間に移植しようとする考え方です。科学的医学が妖艶に手招きしている誘惑ですが、これは倫理的には人間の行う医療ではないとわたしは考えています。

緩和医療の限界は、医師による死亡幇助が認められていないところにあります。臓器移植を認めている欧米諸国のなかには、オレゴン州の Death with Dignity Act を嚆矢とする「尊厳死法」が認められています。そこでは、死から生へ向かう心臓移植と、生から死へ向かう死亡幇助は、ベクトルは正反対でもその立ち位置は対等であるという論理が成立しています。心臓移植に適したドナーが現れれば、その生は有意義な生となる蓋然性が高くなりますが、ドナーが現れずに死に至った方の死も尊厳のある死でなければなりません。限界に挑戦するからには、その両者の全人的ケアに一定の倫理的客観性が必要だと思います。移植医療は科学的医学の最先端ですが、さまざまな偶発性に左右されるという点で科学的普遍性に欠けるところがあります。ドナーに出会えた、寄付でお金が集まったなどの特権を確保した場合でのみ可能なのです。世の中では密かに臓器販売が横行しており移植技術が悪用されている現実もあります。

現代医療は、患者さんの「リビング・ウイル」を最大限に大切にしています。百歩譲っても家族の同意が必要です。心臓移植が進歩して一〇年生存率が九〇%を超えている現在でも、移植後の患者さんの生活の質（QOL）は本当に良いのか、術後の生命を医学の進歩に捧げることが主たる人生の目的になっていないか、精神的健康は保たれているのかなどの全人的なケアシステムが必須なのではないのでしょうか。臓器移植の倫理が問われていると思います。命を復活させる臓器移植は、終末期医療における死亡幇助に比べて受け入れられやすいと思いますが、その一方で、保坂正康著『安楽死と尊厳死』（一九九三年第一刷、二〇一四年第二六刷）の一五四頁に記載されている文章には重要な意味があると思います。

曰く、

「ドナーの死は、臓器移植主導の「尊厳死」なのです。注意すべきは、臓器移植が社会的弱者の切り捨てになってはならないということでしょう」。

この項は、日本キリスト者医科連盟の機関紙『医学と福音』二〇一六年四月号特集「臓器移植の今」の寄稿依頼を受けて認めた文章をそのまま転用しました。

安楽死と尊厳死

個人主義の国々とそうでない国々では、ものの考え方にかなり大きな差があります。日本人の考える「安楽死」の概念と欧米人の考える「尊厳死」の概念には、すでに述べたように非常に大きな差があります。これらの問題は日本でも大いに議論されなければならないと思います。

清水哲郎著『医療現場に臨む哲学』(勁草書房、一九九七年、一七二頁)によれば、「安楽死」を、

行為の様態からは、「積極的『安楽死』」(active euthanasis)
「消極的『安楽死』」(passive euthanasis)
決定のプロセスからは、「自発的『安楽死』」(voluntary euthanasis)
「非自発的『安楽死』」(non-voluntary euthanasis)
「反自発的『安楽死』」(involuntary euthanasis)

に区分しており、それらすべてを「緩和死」と括っています。

この分類では「安楽死」(euthanasis)という言葉があまりにも広い意味で使われており、これは日本人特有の情緒的な判断だと思います。少なくとも、euthanasis という英語、ましてや Eutanasie というドイツ語は、特殊な場合を除いて絶対に使ってはならないとわたしは考えています。

一方で、清水哲郎は、WHO（一九九〇年）が狭い意味での「意図的積極的「安楽死」」のみを「安楽死」と考えており、WHOも「意図的積極的安楽死」には反対の立場であることにも言及しています。これは、森鷗外の『高瀬舟』の「安楽死」と同義であると考えられます。更に「意図しない積極的「安楽死」」は、広義過ぎる用語であるとも述べています。

清水哲郎は、この考え方が「東海大学病院事件」（一九九五年）の場合に適用されたことも指摘しています。「東海大学病院事件」の担当医に殺人罪の判決が下されたことは、その後に起こった医療関連事件に大きな影響を及ぼしました。大変残念なことです。「意図しない積極的安楽死」が、殺人罪に問われるならば、すべての「延命治療の中止」は殺人行為になってしまいます。これは、いかにも不条理です。

個人主義の欧米諸国では、何よりも「自己決定」が重要視されており、日本人が何となく「安楽死」を想起する場合の多くは、「尊厳死」（自己決定に基づく死）と考えられています。当面、「直接的積極的安楽死」（direct active euthanasis）は、日本でもドイツでも殺人罪が適用されます。

清水哲郎の用語に従えば、日本人の考える「安楽死」は「積極的安楽死」（active euthanasis）と「自発的安楽死」（voluntary euthanasis）の組み合わせであり、ドイツ人の考える「安楽死」は「積極的安楽死」（active euthanasis）と「反自発的安楽死」（involuntary euthanasis）の組み合わせであると考えられます。

ドイツでは「安楽死」という言葉は絶対に使用してはなりません。なぜならば、「安楽死」という言葉は、ナチズムが精神障害者や身体傷害者を強制収容所に連行して殺害した許し得ない蛮行を意味しているからです。

ドイツの場合「安楽死」を行ったのは「ナチズム」という第三者（他者）です。森鷗外の短編小説『高瀬舟』の場合「安楽死」を行ったのは、兄の喜助です。この両者は、ドイツでも日本でも殺人罪に相当しますが、この両者の間には「他者決定」と「自己決定」という根本的な違いがあることをしっかりと認識しておかなければなりません。日本人がまず想い浮かべる「安楽死」は、『高瀬舟』に描かれた「安楽死」（直接的自殺幇助）ではないでしょうか。この際、注意しておく必要があるのは「安楽死」という言葉は、元来医療者が関わっていない場合に使われる言葉なのです。一方、繰り返しますが、ドイツ人がまず想い浮かべる「安楽死」は、ヒットラーのナチズムが精神障害者や身体障害者を強制収容所に連行して殺害したことです。ドイツ人にとってこの忌むべき負の遺産は非常に辛いものであり「オイタナジー（Euthanasie）」（安楽死）という言葉は、この負の遺産を直接的に想起させる強烈な言葉なのです。ドイツ人は、この事実以外の場合には決して「オイタナジー」という言葉を使いません。このことを理解しておかなければ著者の考え方を理解することはできないと思います。

参考のために、森鷗外の『高瀬舟』の内容の概略を紹介しておきます。それは、貧乏な上に病気で働けなくなった弟が、これ以上兄に迷惑を掛けたくないので自分の喉笛を剃刀で切って自殺を図ろうとしたが死に切れず、弟の姿を見た兄の喜助は、弟に懇願されて「しかたがない、抜いてやるぞ！」と言って弟の首から剃刀を抜いて死なせたという話です。その際、兄の喜助は抜いた時の手応えから「今まで切れていなかったところを切ったように思われた」そうです。この短編は、一九一八年、森鷗外五六歳の時の作品で、江戸時代の随筆『翁草』（一七九一年、神沢貞幹著、全二〇〇巻）にその原型が書かれていると鷗外自身がコメントを書き添えています。このことから見ても「安楽死」問題は、昔からあった問題です。森鷗外は、高瀬舟縁起の締め括りとして次のように書いています。曰く、

「ここに病人があって死に瀕して苦しんでいる。それを救う手段は全くない。傍らからその苦しむのを見ている人はどう思うであろうか。たとい教えのある人でも、どうせ死ななくてはならぬものなら、あの苦しみを長くさせておかずに、早く死なせて遣りたいという情けは必ず起こる。ここに、麻酔薬を与えて良いか悪いかという疑いが生ずるのである。その薬は、致死量でないにしても、薬を与えれば、多少死期を早くするかもしれない。それゆえ遣らずに置いて苦しませていてはならない。従来の道徳は、苦しませて置けと命じている。しかし医学社会には、これを非とする論がある。すなわち死に瀕して苦しむものがあったら、楽に死なせて、その苦を救って遣るが好いというのである。これをユータナジイという。楽に死なせるという意味である。高瀬舟の罪人は、丁度それと同じ場合にいたように思われる。私には、それがひどく面白い。

こう思ってわたしは、『高瀬舟』という話を書いた。中央公論で公にしたのがそれである」

（『山椒大夫・高瀬舟』新潮文庫、二六七―二六八頁）。

本書の著者が提示している先駆的な考え方は、ドイツの国内問題で済ませる問題ではありません。世界一超高齢社会となっている現在の日本には、ドイツよりも更に深刻でもっと苛烈な状況がありま す。日本人に本来的に備わっている優しさ、丁寧さ、正確さなどの優れた特質を生かして、早急にこの国らしい解決策を考えなければならないと思います。

本書の大きな特徴は、日本人が考えている「平穏死」や「自然死」（延命治療の不開始＝間接的死亡幇助）が「尊厳死」であるという枠組みを越えて「積極的直接的死亡幇助」の倫理的側面にまで踏み込んだ鋭い論評と提言が行われていることです。

著者は、緩和医療の限界を超えた領域にまで踏み込んでいます。著者は、緩和医療の世界ではタブー視されている「直接的積極的死亡幇助」と考えられる状況の一部は「尊厳死」に相当すると考えて肯定する立場です。これを「尊厳死」と考えて肯定するか「安楽死」と考えて否定するかについては、関係者の意見は真二つに分かれるでしょう。

著者は第一二章「死の受容と死の様相——展望」でそれについて具体的な提言を行っています。それは、意識は清明でありながら「頸髄横断麻痺」のために人工呼吸で生命を維持している四〇歳台の将来を嘱望されていた女性科学者が「死にたい！」というリビング・ウイルを理性的に明確に示している場合の尊厳にかかわる問題です。ベルギーやオランダでは、この患者さんの意思を尊重して死なせることを「尊厳死」として認めていますが、ドイツでは認められていません。ほとんどの日本人は、これを直感的に「安楽死」であると考えて否定します。キリスト教も、基本的に「安楽死」を認めていません。人口の約三分の二がキリスト教徒のドイツで、ここまで主張するには多大な勇気が必要だと思われます。実際には、このような状況の患者さんに出会う確率は極めて少なく稀な場合の議論ですが、決してないがしろにできない議論だと思います。

個人主義の国々では、この問題の議論がここまで進んでいます。日本では、さしあたって議論の対象にさえ浮かんでこないと思われます。「閉じ込め症候群」の場合、意識は正常であるにもかかわらず発語、嚥下、表情、四肢や体幹随意運動が完全に麻痺しているので自分の意思を表出できません。しかしながら、まばたきと目の動きだけは残っています。これを使ってコミュニケーションを取ることができます。確かに生きている状態ですがその実存的苦悩は想像を絶するものがあります。この状態では、本書に登場するジャン・ドミニク・ボービーの場合のような強靭な精神の持ち主は例外であって、このような患者さんは、ほとんどの場合で早く殺してほしいと願うでしょう。著者の論理と倫理からすれば、この状態も「頸髄横断麻痺」の場合と同様です。著者は、患者さんのリビング・ウイルがあればこれを「尊厳死」と考えて肯定する立場です。

オレゴン州の「尊厳死法」(Death with Dignity Act)

日本では、オレゴン州には「安楽死法」があると思っている人が多いのですが、この法律の名前である“Death with Dignity Act”は、文字通り「尊厳死法」を意味しています。オレゴン州の「尊厳死法」は、九項目もの手続きを経て初めて認められる法律です。このことは、本書にも詳しく説明されており、その具体的な姿を知れば知るほど、この法律が適応されるまでには、尊厳を保つための不屈の意思を確認する作業を要求していることが分かります。なかなか簡単に死ぬことはできません。名古屋高等裁判所や横浜地方裁判所は、それぞれ「安楽死」の六要件や四要件を示しましたが、オレゴン州の尊厳死法は、そのような要件は一切満たしていません。この点でも世の東西で考え方が大きく異なっています。

大雑把に言えば、多くの日本人にとって、欧米の「尊厳死」は日本の「安楽死」と同じではないかと映ります。森鷗外が『高瀬舟』で示した「安楽死」は、「直接的自殺幇助」です。鷗外は、これを「ユータナジィ」という英語で締めくくっています。「安楽死」は、英語では“euthanasia”あるいは“mercy killing”です。オレゴン州の“Death with Dignity Act”は、西洋人の感性から見れば立派な「尊厳死」です。この違いを理解しておかなければ、国際的な議論の場で対等な立場で話し合うことはできないと思います。アメリカの脳腫瘍を患ったブリタニー・メイナードさん（二九歳、女性）が、カリフォルニアから「尊厳死法」のあるオレゴン州に移住して早期の死を選んだことが日本では大きく報道されました。二〇一四年一一月のことでした。この例は、アメリカでは「尊厳死」（間接的積極的自殺幇助）に相当しますが、この報道に接した多くの日本人はこれを「安楽死」と受け止めました。現在の日本尊厳死協会の見解では、「尊厳死」は、延命措置の中止の結果として生じてくる死なので、メイナードさんのケースは日本尊厳死協会が考えている「尊厳死」ではありません。メイナードさんのケースは、日本人の考える尊厳死には含まれていません。

ドイツでは、「リビング・ウイル法」が制定されたことに伴って「死亡幇助」の問題を避けて通ることができなくなり、二〇一五年になってからは超党派で「死亡幇助」についての国会論戦が始まり

ました。著者は、次のように述べています。すなわち、

「最良の緩和医療と自殺幇助の相互関係が、お互いに無関係ではないことは、心臓病の薬物療法やカテーテル治療と心臓移植の相互関係が、お互いに相容れないわけではないことと同様の関係なのです」（本書二八四頁）。

わたしは、この論理に接して大変驚かされたと同時に不思議な説得力を感じました。著者は、生の位置付けの中に他人の臓器を移植して延命をはかる「臓器移植」が認められている現在において、死の位置付けの中に「死亡幇助」が認められないのは論理的に成り立たないと提言しています。読者諸氏は、この論理をどのように理解されるでしょうか。議論が多い命題です。倫理的法的に納得できる死の位置付けを明確にすることも現代人にとって大きな課題ではないでしょうか。

著者はこの本で「新たな死の文化」を論じています。現代先進医療技術がもたらした負の側面に、救急救命医、集中治療医を経てホスピス医となった著者の実体験を踏まえて、熟慮の上で慎重かつ大胆に踏み込んでおり、従来見られなかった広範な視点で死の文化を論じています。わたしにとって「死の文化」という概念に出会ったのも初めてでした。この言葉を耳にしたある先輩医師は、「死に文化があるの？」といぶかしげにつぶやきました。「死」の在りようは多彩です。現在のわが国でも、延命治療至上主義とも言うべき考え方は医療の中心にあって、良かれと思って集中治療を行った結果、期せずして植物状態の患者さんを造り出すことになったりします。そして、このような植物状

態の人間の終末期について、抽象的な言葉ではなく現実味を帯びて述べることはタブー視されています。著者が、この点についても大胆かつ正確に深く掘り下げて考察している点は、現在の緩和医療の範疇を大きく超えています。緩和医療の限界を超えたところに存在する「尊厳死」（日本人が想起する「安楽死」）を、著者は、リビング・ウイル法を論拠に非常に厳しい条件をつけて容認する立場をとっています。個人主義が発達して個人の意思が最も尊重される社会であれば、著者の考え方が容認される可能性もあり得るかもしれません。一方、「リビング・ウイル法」のない日本では、著者の考え方を容認することは到底できないだけでなくやってはならないことになるでしょう。植物状態の患者さんも、誤嚥性肺炎や尿路感染症の合併は避けられませんが、治療が有効な限り生命維持を続行しなければなりません。意思を表明することができなくなった患者さんの意思は、家族や医療者が、元気だった頃の患者さんの意思を推し量って慎重に決定するほかありません。この場合、現場の考え方はそれぞれの現場で違ってくる可能性があることも否定できません。

厳密に考えれば、「尊厳死」と「安楽死」との間には明確な境界が引かれているわけではありません。「尊厳死」は「安楽死」に籠められた人間の情けが文明社会で高度に昇華された結果の姿であって、それを一般社会が何ら責められるべきではないと考えるならば、場合によっては、それが「直接的積極的死亡幇助」であってもかたくなに拒否すべきではないと著者は主張しています。ここで、著者はイギリス人の緩和医療医の言葉を引用しています。曰く、

「個々人の行動、ここでは、患者さんの自由意思に基づく直接的積極的死亡幇助を意味するの

であるが、この行為を倫理的に正当化できるか否かは、必ずしも、社会と政治がこれを基本的に正当であると認めることではない。逆に言えば、そのような行為を例外的に容認したとしても、社会が信用を失墜することがないか否かにかかっている」（本書三三六頁）。

具体的には、その時代の考え方に大きく縛られる場合もあり、微妙な内容を含んだ言葉です。わたしは、この見解に留保付きで賛成です。

ドイツの国会は、二〇一五年一一月六日付けで「有料の自殺幇助を禁止する」法案が可決されました。この法案は、スイスの団体「ディグニタス」やオランダの「安楽死法」の場合のように、医師の医学的記録を裁判所が認めれば有料で自殺幇助が行われていることへの批判ではないかと考えられます。イギリスでも有料の自殺幇助は許されていません。この法案は日本人にとっても理解しやすい法案です。しかしながら、有料で行ってはいけないとうたっていることから伺い知ることができますが、この法案の第一項には、親族らが関係している非営利目的の死亡幇助は処罰の対象にはならないと規定されています。したがって著者の主張が容認されていることが分かります。

このように現在のドイツでは、死亡幇助の議論が白熱しています。日本では、大多数の人々が自殺幇助は「安楽死」であると捉えている現状を思えば「自殺幇助」はこの国の国民感情にはそぐわないでしょう。わが国の現状に鑑みれば、「リビング・ウイル法」（尊厳死法）が成立すれば、この問題については、緩和医療の範囲内でケアを行うことで大方の賛同が得られるのではないでしょうか。その一方で、このような議論は、個人主義的な考え方が浸透していない日本では時期尚早とも考えられますが、いずれ避けて通れない大きな論点になる時期が来ると考えられます。

キリスト教では、カトリックはもちろんですが、考え方に多様性があるプロテスタントの各教派でも、教条的には「自殺幇助」を認めていない教派が多いと思われます。プロテスタントの一派で、イギリス人メソジスト派牧師のウィリアム・ブースが、一八六五年にロンドンの貧民救済を目的に始めた「救世軍」も基本的にはこれを認めていません。この解説の筆者は、救世軍の病院で働いていますが救世軍人ではなく、プロテスタントの一派である日本キリスト教団に属する日本人キリスト者の一人です。従って「自殺幇助」には一定の抵抗感を覚えます。しかしながら、緩和医療の考え方では解決できない「植物人間」となった患者さんの意思がどこにあったのかという問題など、現場での諸問題と向き合うなかで、複雑な気持ちを抱いていることも事実です。ドイツでは、すでに宗教者の間、特にカトリックやプロテスタントの人々の間で活発な議論が進められています。今後は観念的議論だけでなく、現実に即した議論が深められていくでしょう。大多数の日本人は、自称無宗教者ですが、仏教や神道やアニミズムの影響を強く背負って生きています。死は避けえないと知りつつも、比較的無関心で大らかに受け止めているように思われます。日本人キリスト者も、同様の精神文化が定着した土壌の上にキリスト教を背負って生きているので「死亡幇助」などという物騒な言葉には抵抗感が強いのではないでしょうか。日本人は、物事を情緒的に考える傾向が強いので、現時点ではこのような問題が議論の対象になる可能性はかなり低いと考えられます。

「リビング・ウイル」（または、事前指示書、アドバンスド・ディレクティブ、アドバンスド・ケア・プランニング）のある死とそれがない死では、見かけは同じ死であっても、その死の内容は全く異なってきます。「リビング・ウイル法」が制定されている国々やアメリカ合衆国のいくつかの州では、植物状態に陥った人が人工呼吸下で生命を維持していた場合、患者さんがリビング・ウイルを認めていれば、人工呼吸を中止して死なせることは「尊厳死」であると認められています。「自己決定による死」と「他者決定による死」の間には、「尊厳死」と「ナチズムの安楽死」の違いを彷彿とさせるほどの大きなクレバスが口を開いているのです。

新・私が決める尊厳死

二〇一三年に、『新・私が決める尊厳死』と題した本が日本尊厳死協会から発行されました。そのテーマの中には、回復不能な遷延性意識障害、がん、認知症、老衰、腎不全、筋萎縮性側索硬化症（ALS）などの神経性難病、救命措置に続く救命措置が取り上げられており、本書の著者が取り上げているテーマとほぼ一致しています。その最初に記載されている総論の中で、日本尊厳死協会名誉会長、井形昭弘医師によれば、一九八九年に崩御された「昭和天皇の手厚い延命治療」、一九九〇年「ライシャワー元駐日アメリカ大使の尊厳死」、一九九五年の「東海大学事件」、二〇〇二年の「川崎協同病院事件」、二〇〇六年の「射水市民病院事件」などが報道されるたびに入会者が急増し、二〇一二年末の集計では、会員数は約一二万五〇〇〇人まで増加しており、高齢者が圧倒的多数を占めているそうです。この現象が何を意味しているかは自明の理でしょう。「尊厳死」、つまり、リビング・ウイルを尊重する姿勢を大切にする死に方は、病院や施設だけでの話だけではありません。住み慣れた家で人生の最後まで過ごしたいとの想いは、それができるか否かの問題があるにせよ、誰もが胸に抱いている最大の「リビング・ウイル」でしょう。「リビング・ウイル」が明らかであっても無視されることもあり、その実効性に疑問符がつくことがよく見られます。今や、立法府や法学者は、現場の意見を含めて多彩な議論を集約して「リビング・ウイル法」を制定し、一定の普遍性を持たせる時期ではないでしょうか。わたしは、現場で働いている一医師として一刻も早く「リビング・ウイル法」が成立することを望んでいます。

病院全体がホスピス

わたしは、救世軍清瀬病院院長の立場を与えられてから約一年後の二〇〇八年以来、「病院全体がホスピス」であるという考え方を提唱して、患者さんのリビング・ウイルを尊重する全人医療を目指して試行錯誤をしながら現在に至っています。この本の著者の考え方に接して、日独の文化的な違いを超えて、著者の考え方と主張が、わたしの想いと重複する部分が極めて多いことに気付きました。このインパクトが、浅学菲才なわたしをしてこのドイツ語原著を日本語に翻訳したいという想いに駆り立てたのです。わたしは、職場の広報誌『はなみずき』（二〇一五年三月発行）に「緩和医療とリビング・ウイル」と題して次のような一文を寄せました。これに多少の手を加えた文章を再掲しておきたいと思います。解説内容と重複するところがあることをお許しください。

「二〇一五年は、療養病棟の新築を目前にして各部署で新たな展開も予想され、救世軍清瀬病院にとっては、かつて見られなかった大きな転換の年になると思われます。当院は、伝統的緩和ケアではいわゆる老舗ですが、本年はこの枠組みを超えて、斬新的な緩和ケアを求めて一歩踏み出す時期に来ているとわたしは考えています。ホスピス緩和医療・緩和ケアの働きは、救世軍の理念・使命に叶った働きです。この働きを深めて、時代のニーズに寄り添っていきたいと思います。

緩和医療の意味するところは、実は、多岐にわたっています。末期がんの症状緩和が緩和医療だと思っている人々が多いと思いますが、それだけではありません。不治かつ末期の非がん患者さん医療やケアも緩和医療の大切な領域です。しかし、わたしたちは、そのほんの一部しか見ていないし考えていないような気がします。二〇世紀半ばに科学技術に基づく高度先進医療時代の幕が開けて、救命延命治療が医療の主流となって約七〇年が経過しました。この時期は、ちょうど日本の戦後と重なっています。一方で、高度先進医療のやり方が、終末期医療には合わないとして生まれてきたのが現代の緩和医療の考え方です。その嚆矢をロンドンの聖・クリストファー・ホスピスの誕生（一九六七年）に求めるならば、緩和医療の歴史も後二年で五〇年になります。

大切な応用問題を一つ考えてみたいと思います。ある七〇歳台前半の男性患者さんが、心原性脳梗塞、右半身麻痺、失語症、嚥下困難の診断で入院されました。眼光鋭い患者さんです。胃瘻は拒否されたので鼻から胃にチューブが入っています。患者さんは、これを何回も執拗に抜きます。まるで餓死を希望しているような行為です。医療者を手で払いのけるような反抗的な態度を取ることも多くスタッフは対応に苦慮します。チューブを入れて栄養物を注入し終わったらチューブを抜きます。本人が嫌がる時間をできるだけ短くしようという人間的な（緩和的な）配慮です。これは結構大変な作業です。ずっと続けばスタッフは疲労困憊してしまいます。このような方が多く生活している病棟では、スタッフが弱音を吐いてどこか別の施設に移ってほしいと言い出します。ここで浮き彫りになってくる問題は、終末期医療の中で大きな位置を占めているリビング・ウイル（事前指示書）に関わる問題です。この患者さんは、「我、長命を望めども延命を望まず」という短い言葉でリビング・ウイルを認めておられます。なかなか難解です。わたしたちの病院では、足掛け七年前から「病院全体がホスピス」と考えてさまざまな模索を続けていますが、その中心テーマは一貫してこの「リビング・ウイル」です。

緩和医療が最も重要視していることは、「患者さんの幸せ」です。これには、誰も異論はないと思います。しかし、終末期医療の現場には、患者さんの幸せの他に「ご家族の幸せ」と「医療者の幸せ」が登場します。

「患者さんの幸せ」――患者さん本人の幸せは、リビング・ウイルの実現です。これは、言うのはやさしいのですが一番難しい問題です。「我、長命を望めども延命は望まず」という短いリビング・ウイルに込められている真の意味はどこにあるのでしょうか。鼻腔栄養は何を意味しているのでしょうか。一般的には、鼻腔栄養は「延命」を意味します。したがって、本人の望まないところです。一方で、鼻腔栄養は、家族にとっては延命ではなくて「長命」を意味しています。

「ご家族の幸せ」――この患者さんの場合、患者さんが長生きしてくれること、つまり人工栄養の継続がご家族の幸せですが、これを患者さん本人が願っているのかどうかが問題です。しかし、ご家族は、患者さんの年齢が若いことも考えれば、本人の意思とは別に、何とかして長生きしてほしいと願うでしょう。日本の文化は、「老いては子に従え」と教えています。

「医療者の幸せ」――経鼻経管栄養チューブを自己抜去する人の胴体抑制をしたり、鼻から胃まで入れてある栄養チューブを自己抜去させないために、ミトンという手袋をはめて医療者の思いに従わせます。医療者が治療法や看護介護のやり方を決めます。これは、場合によっては人権侵害に相当します。また、さまざまな方法で利潤を追求します。しかしながら、終末期医療の現場には、診断や治療のための医療機器もほとんどないので過剰検査で利潤を追求することはできません。更に、できるだけ人間的に生きて戴きたいと考えて薬の過剰投与を避けます。実は、「リビング・ウイル」は、世の東西で大きく見解が別れる命題です。日本では、家族の想いを汲んで、鼻腔栄養を長命の一種と判断する場合がしばしばあります。一方、個人主義の国々では、これを延命と判断して個人の意思を尊重します。ただし、患者さんには、望めばいつでも鼻腔栄養に戻る権利があります。この判断もなかなか難しいところです。この問題に一定の解決を見出そうとすれば、どうしても「リビング・ウイル法」が必要です。この法律はすでに多くの国々で制定されていますが、日本にはまだありません。

二〇〇二年に、「川崎協同病院事件」が起こりました。ある重症患者さんの人工呼吸器を外して患者さんを死なせた女医さんが殺人罪に問われ、最終的には最高裁判所で有罪が確定しました。

この判決には、明治四〇年に制定された日本国刑法第二一八条（保護責任遺棄等）に記載されている病者の生存に必要な保護をしなかったことやその他の法律が適用されたと考えられます。当時、この国に「リビング・ウイル法」があったと仮定してみましょう。おそらく、この女医さんは別な行動様式を取ったでしょう。彼女が殺人罪に問われることもなかったでしょう。その他の医療事故も、刑事事件にはならなかったでしょう。この国の医療が全国規模で医療破壊へと突き進むこともなかったでしょう。わたしにはそう思えてなりません。リビング・ウイルは、病院や施設での話ではありません。住み慣れた家で過ごしたいとの想いは、それが可能か不可能かの問題が残るにせよ、誰もが胸に抱いている最大のリビング・ウイルです。今や、立法府や法学者は、現場の意見を含めて多彩な議論を集約し、リビング・ウイル法を制定して一定の普遍性を持たせる時期ではないでしょうか。わたしは、現場で働いている一医師として、一刻も早く「リビング・ウイル法」が成立することを望んでいます。

救世軍清瀬病院は、七年前から「病院全体がホスピス」という理念を掲げています。病院全体で緩和ケアを行っています。経済成長を遂げて先進国と呼ばれている国々は、ほとんどの場合、同時に科学技術の面でも先進国です。それらの国々で行われている医療は、人間の死を克服して長寿を目指すことが第一の目標となっています。病院らしい病院とは、画像診断ができて、医療機器が揃っていて、正確な診断ができて、高度な延命治療が可能な病院を意味しています。このような病院が、病院として高く評価されています。一方で、慢性期の病気とか不治かつ末期の病気のケアを中心としている病院は病院の体をなしていないと言われてさげすまれることがあります。
しかしながら、この考え方は間違っています。現代の超高齢社会では、救命延命治療、つまり急性期医療を求めている人々よりも、慢性期医療の充実を求めている高齢者の人々の方が明らかに多数を占めています。必ずしも大病院での医療がすべての状況で適しているとは言えません。この現実を踏まえれば、今日の医療は、従来型の延命医療至上主義ではなくて緩和医療の方向へ大きく舵を切らなければなりません。患者さんが上手に死んでいくことのお手伝いをすることは、医療の大きな課題の一つですが、まだ多くの医師はこれを敗北の医療だと考えています。老衰の治療法はありませんから、ことここに及べば医師は医療から手を引いてしまいます。しかし、老衰は決して医療の敵ではありません。上手に老衰状態に入っていかれた方々は、この世の肉体とお別れすることもお上手です。生と死がお互いに敵同士となって痛み苦しみの中で不毛な戦いをするのではなくて、生と死がお互いに和解できるような状況を造り出すことが緩和ケアの目指すところです。そして、キリスト教的に考えれば、死は勝利に飲み込まれていくのです。わたし自身が人生の終末期を迎える頃には、こんな生意気なことを言うことはできません。今のうちに言っておくことをお許しください。皆さまが、健康に恵まれて、贖い主の大きな恵みの中で過ごされることを祈りつつ。

付記
わたしは、二〇一三年の初めから『わたしたちはどんな死に方をしたいのか？――高度先進医療時代における死の諸相と新たな死の文化』というドイツ語原著を、日本語が堪能なドイツ人医師と一緒に和訳しています。難解な箇所も多々あり、現在二度目のチェックを終えたところです。著者は、元救命救急医、現ホスピス医でこのテーマに最も相応しい医師です。この本は、ジャーナリスティックな視点で書かれた約三〇〇頁の一般読者向けの書物で二〇一〇年に初版が出た後に版を重ねてベストセラーになっています。現代医療の負の側面を、二五名の患者さんの生々しくも赤裸々な記録を論拠に、豊富な経験と知識と知恵を駆使して独特で説得力のある論理が展開されています。著者は、現代医療には、新しい視点、リビング・ウイルに基づいた新たな死の文化、ひいては、医療全体に文化的変容をもたらすような提言をしています。日本とドイツでは文化的土壌も違うし議論の土台も異なっていますが、この著者の視点は、現在の日本を理解する上でも大いに参考になると思います」。

日本における医療用麻薬適正使用ガイダンス

厚生労働省は二〇一二年三月に「医療用麻薬適正使用ガイダンス」を発表しています。このガイダンスは、新たに導入されたオピオイド治療薬の乱用を防止する目的で作成されており、その点にかんがみて六項目の留意点が示されています。特に、在宅療養中の慢性疼痛治療患者さんたちをオピオイド依存から守る点が強調されています。

その中には、WHOが提唱した「三段階ラダーによるがん疼痛緩和基本方針」に加えて、「医療用麻薬による慢性疼痛の治療方針」が示されています。この中に注目すべき記載があります。それは、非がん性慢性疼痛治療の目的は、「痛みの程度の改善にとらわれず日常生活の改善」であって痛み自体はそれほど重視されていません。このガイドラインが誤解を招く理由は、麻薬の概念には、「行政司法上の概念」と「医学薬学上の概念」がありますが、この両者が混同されているからだと考えられます。

このガイドラインは、医療用麻薬を在宅で非がん患者さんをオピオイドで治療する際には、患者さんを密に観察して効果が副作用よりはるかに勝っていることを確認しながら使用することが重要であることを強調しているのであって、入院中の非がん患者さんに医療用麻薬を使用する場合で問題になることはほとんどないという意味の文章です。残念ながら、この考え方はまだ医療現場に浸透しているとは思えません。一般的には、今なお大多数の医療者の頭には「非がん患者さんに麻薬を使用してはならない！」という固定観念が根強く残っています。なぜ終末期を迎えた患者さんに麻薬を使用してはいけないのでしょうか。高齢者医療の現場で働いているとこの考え方が患者さんたちの生活の質（Quality of Life: QOL）を著しく妨げていることを実感します。もっともっと医療者の意識改革を促す努力が必要だと思います。

すでに述べましたが、「麻薬」という言葉は行政司法上の概念です。国際的には、古くは一九〇九年の「国際アヘン会議決議」（上海会議）、一九六一年には「麻薬に関する単一条約」が採択されています。しかしながら、国際シンジケートによる麻薬取引が一層拡大したことをふまえて、一九八八年には、より効果的な新条約「麻薬および向精神薬の不正取引の防止に関する国連条約」が採択されて、その後の一〇年を「麻薬乱用根絶の一〇年」として取締りを強化しました。この動きに伴って、日本では一九九〇年の法律改正で向精神薬を取締りの対象に加えて法律の題名も「麻薬及び向精神薬取締法」に改正されました。この目的は、麻薬および向精神薬の乱用による保健衛生上の危害を防止するためです。

これらの法律は「行政・司法上の概念」にもとづく法律なのですが、「医療用麻薬」までが、非常に危険な薬物であるという誤解を増幅させていきました。このような考え方の混乱は、医療用目的で麻薬を使用することも控えるべきであるという考え方と結び付いています。日本では、このような考え方が世界で最も強く浸透していると思われます。日本人の真面目で勤勉な性格と結びついて、今や不動の固定観念となっているように思えてなりません。痛みや苦しみを抱えている患者さんたちにとっては非常に残念なことです。

この考え方が特に日本でなお強く残っていることは、日本のモルヒネ消費量が世界の先進国の中で、群を抜いて少ないことからも明らかです。二〇一一年の統計によれば、アメリカは、二万三〇九九キログラムで日本の約三〇倍の麻薬使用量に対して、麻薬の使用に慎重なドイツでも一八六五キログラムで日本の約六倍です（日本尊厳死協会『あなたの痛みはとれる』二〇一五年二月発行、中日新聞社、一〇四―一〇七頁）。両国の人口比を考えればその差はもっと大きくなります。二〇一〇年前後頃から、日本でもこのような考え方を見直す動きが出始めていますが、実際に非がん慢性疼痛患者さんに麻薬（オピオイド）を使用している病院はほとんどないのが実情でしょう。モルヒネに対する誤解には根強いものがあります。この点に関しては、本書第五章「規制された苦難――疼痛治療の挫折」をよく読んでいただきたいと思います。

アメリカ合衆国の「麻薬取締局」（一九七三年設置）も、組織的な麻薬販売を阻止することが目的であって医療用麻薬を規制する意図はありません。*New England Journal of Medicine*, 1980, p. 302 の Porter, J., Jick, H., "Addiction Rare in Patients Treated with Narcotics" には、非がん患者さんを含めた一一万八八二一名の疼痛患者さんの内で中毒症状を示した患者さんは四名（〇・〇三％）のみであったと報告されています。

現在の先進諸国の中で医療用麻薬までが規制の対象となっている国は、恐らく日本だけではないでしょうか。激しい痛みの治療が必要な「がん」緩和医療においては麻薬が公然と用いられています。がん患者さんだけに特別に認められた特権だと考えているようです。一体なぜ、「非がん患者さんに麻薬を使用してはならない！」という固定観念があるのでしょうか。非ステロイド性抗炎鎮痛剤であるジクロフェナクナトリウム（ボンフェナクなど）やアセトアノフェン（アンヒバなど）が有効な場合もありますが、コミュニケーションが取れない非がん患者さんの多くの場合で、疼痛や苦痛の軽減を判定することが困難なことはこの分野で働いている医療者が日常頻繁に経験する事実です。この点に対する配慮がほとんどなされていない現状はまことに憂慮にたえません。

更に、高度の認知症や高度の脳血管障害患者のような非がん性慢性疼痛にモルヒネを使うことに強い反論が出る背景には、非がん性慢性疼痛の程度を測る適切な判定ツールがないことが大きな要因となっています。この原因は、がん患者さんの疼痛判定スケールとして広く用いられている目盛り付き棒スケール（NRS: numerical rating scale）や目盛りなし棒スケール（VAS: visual analog scale）や表情付き棒スケール（FPS: face pain scale）を応用すれば、ほとんどの慢性病患者さんには、痛みがないという誤った結論になってしまうからです。非がん性慢性病患者さんに疼痛がほとんど存在しないのならば疼痛治療は必要ありません。また、非がん慢性疼痛患者さんの痛みをWHOの三段階ラダーに沿って治療するべきだと主張する人も数多くいますが、非がん患者さんの場合はコミュニケーションを取ることが困難な場合が多いので、この考え方は多くの場合で実際上役に立ちません。現場の医療者でさえ頭の整理が付かず混乱とした状態のただ中にいるのが現状ではないでしょうか。「中心性疼痛」あるいは「視床痛」と呼ばれている薬物療法に抵抗性の頑固な疼痛もあります。このような中枢神経病変で見られる独特な複合的疼痛はかなり高い頻度で見られるとされています。このことに眼を閉じたままではいけないと思います。

救世軍清瀬病院では、二〇一二年に、特に冠不全患者さんの慢性疼痛に対してモルフィナン系オピオイド（適応外使用：慢性疼痛、硬膜外投与）（非麻薬扱い）であるブプレノルフィン塩酸塩（レペタン）の座薬を長期使用して非常に良い緩和ケアができたことを契機に、今後は次第に薬剤の使用範囲をモルヒネその他のオピオイドへと広げていくべきだとわたしは考えています。オピオイドが病院内で使用されている限り何の問題もないことはすでに述べた通りです。

「医療用麻薬適正使用ガイダンス」については、「尊厳死」協会から出版された『あなたの痛みはとれる』の一一四頁にも詳しく紹介されています。日本尊厳死協会の理事長は、元厚生労働省医政局長の経歴を持つ岩尾総一郎医師です。この本には、非がん患者さんにオピオイドを用いる試みは、山形大学の麻酔科でペイン・クリニックを担当していた加藤佳子医師の主導で、すでに一九八八年から実施されており、大きな成果を得ていることが紹介されています。例えば、高度認知症患者さんの場合で、痛みが強そうだと感じるけれども本当に痛みがあるのか否か分からない場合には、痛みの有無を判定するために、試みとしてオピオイドを投与してこれが有効であったか否かを見て痛みの存在の有無を判定する方法を提案しています。痛みがあったと考えられる患者さんは、オピオイドを投与された後はニコニコ顔で過ごされたと書かれています。この考え方は、極めて当を得ていると思います。

人間的医師像

市場経済至上主義が経済活動の理論的支柱となって久しい今日、医療活動も半ば公然と営利目的で行われています。どの病院でも「患者さんの幸せ」を表看板に掲げてはいるものの、その実態は極めて貧弱です。聖書の中に、次のような言葉があります。「さて、ここに十二年間も出血の止まらない女がいた。多くの医者にかかって、ひどく苦しめられ、全財産を使い果たしても何の役にもたたず、ますます悪くなるだけであった」（マルコによる福音書五章二五―二六節）。これは、約二〇〇〇年前の言葉ですが、いかにも今日的な響きを持っていることに驚かされます。社団法人日本医師会がまとめた「医の倫理綱要」の第六項には、「医師は、医業に当たって営利を目的としない」とうたっています。しかしながら、その他の医学関係の協会やその他の団体のホームページには、わたしが見た限りでは「営利を目的としない」という倫理綱要を記載している団体は見当たりません。昨今の医療動向を考えれば、営利を美徳とする市場経済の考え方が蔓延しており、営利を目的としないという日本医師会の綱要は実質的には骨抜きになっています。結局のところは、国民の税金に跳ね返っているのです。

現場の医療者は、真面目で誠実な人々が多いのですが、その背後で医療を牛耳っているのは営利を最大の美徳とする市場経済至上主義であり、この考え方は限りなく「医療者の幸せ」を追求します。これが、市場経済至上主義をかかげる多くの先進国で見られる状況です。患者さんも一般市民も、時代に圧倒されて理性的に判断ができなくなっており、何かおかしいと感じつつも何もできません。このような時代の風潮に席巻された結果「患者さんの幸せ」や「ご家族の幸せ」よりも「利潤の追求」が前面におどり出ているのです。著者は、このゆがんだ姿についても大胆にメスを入れており、現代文明の在り方を痛切に批判している文明批評家でもあります。緩和医療に関わる人間的な医師像とは、一体どのような医師像でしょうか。例えば原著二二一頁（本書二五〇頁）には次のように書かれています。曰く、

「緩和医療の核心部分には、すでに少し触れましたが、実は、死にゆく人々の要求に沿うために特別な切り口で用意された「終末期医療」の概念をはるかに超えたものがあります。緩和医療には、現在の医学に文化的変容をもたらすだけでなく、革命的な変化をもたらす潜在能力がありますす。すなわち、その中心部分には、病気だけがあって病気を持った人間を無視している現代医学を克服し、何が何でも命を延ばそうとする医学から訣別し、感情移入という言葉が、まるで外来語のように空疎に響く医学から脱却して、人間性を取り戻す考え方があります！　別な表現を

すれば、死にゆく患者さんを救えないのは、医師の能力の屈辱的な敗北と捉えるような間違った考え方に陥っている医学と、死について議論をしようとしない医師からの訣別です！」。

加えて、「よりにもよって、こんな分かり切ったことを言わなければならないのは誠に恥ずかしいことですが」と断わって、次のように書かれています。曰く、

「主役は患者さんであって、主役が患者さんの臓器ではない医学（！）へ、意義深い延命医療と、死期を延ばすだけで拷問に等しいような医療を、しっかりと区別できるもう一つの医学（！）への変貌です。緩和ケアの使命こそが、最大の関心事であり、最大の関心事でなければなりません。その一方で、延命医療の使命は、緩和医療の使命よりもその序列が下位に属する医療であり、このことを、単に知っているだけではなくて、真面目に受け入れなければなりません。そして、親しみやすい医師へと変容を遂げなければなりません！」。

著者はこのような言葉で現代医療の姿を糾弾しています。この歪んだ現代医療文化はもう一つの医療文化へと変容を遂げなければなりません。

日本尊厳死協会会報『リビング・ウイル』第一五七号（二〇一五年四月一日発行）の対談で、ノンフィクション作家柳田邦男氏は、二・五人称の視点を強調しています。医療者側からは「もうやることがない」という三人称（第三者）の視点が示されても、患者さんとその家族の側には、一人称、二人

称の視点があります。医師・看護・介護・医療ソーシャルワーカー・チャプレン・ボランティアらが協力して全人的に「患者さんに寄り添う」ことが終末期医療にとっては重要な三人称の視点です。柳田邦男は、一人称と二人称の視点、特に一人称の視点を大切にしながら総合的に最終判断を下すこと、つまり、二・五人称の視点を取り入れていくことの重要性を提案しています。これが現実の姿になることを期待したいと思います。

ヒポクラテスの誓い

「ヒポクラテスの誓い」（小川鼎三訳）には「頼まれても死に導くような薬は与えない。それを覚らせることもしない。同様に婦人を流産に導く道具を与えない」と記されています。この記載は、今日では、すでに時代に追い越されているのではないでしょうか。現在のがん緩和医療の世界では、例えば、がんの末期で余命いくばくもない患者さんから自分の意思で「もう眠らせてほしい！」と懇願されたら、患者さんの意思を汲んで、他職種チームで相談した上で「死に至る鎮静」を選択することが許容されています。

この場合、死期は幾分早くなる可能性があるので「ヒポクラテスの誓い」は、時代に追い越されているとも考えられます。例えば、胃がんの転移がリンパ行性に肺に起こって「がん性リンパ管症」となった患者さんには想像を絶する呼吸困難が待ち受けています。これを回避するために、鎮静を行うことが倫理的には正しいと考えられます。患者さんから頼まれなくても行うべきでしょう。これらの薬物は、直接的に人間の死をもたらす薬物ではありませんが、「死に導く薬」と考えられます。この本の著者は「積極的直接的死亡幇助」の一部には、「尊厳死」に該当する場合があると主張しており、その意味では「ヒポクラテスの誓い」は、すでに時代に追い越されていると考えています。

一方で、患者さんの生命予後は、患者さんの疾患自体に起因していると考えれば、これらの薬物は症状緩和のための薬物であって「死に導くような薬」ではないという考え方もできます。「ヒポクラテスの誓い」は時代遅れではないと主張する医師もいます。例えば、スイス人医師 Prof. Dr. M. Geiser は、『スイス医師新聞』（二〇〇五年、第一一号）で、医師の倫理憲章は、ヒポクラテスの誓いよりも優れているか？」というタイトルの論文を発表して後者の意義を強調しています。

日本人の文化的背景

この国の文化的背景に想いを馳せれば、家族の想いを汲んで鼻腔栄養や胃瘻を延命治療と考えないで長命の一種と判断している場合があります。患者さんの想いと家族の想いをどのように調整すれば良いのでしょうか。日本には、老いては子に従えという特有の文化的背景があるのでこの判断もなかなか難しいところです。この問題に一定の解決を見出そうとすれば、どうしても「リビング・ウイル法」が必要なのです。いつになれば、日本にも「リビング・ウイル法」が制定されるのでしょうか。人生の終末期に延命治療を行えば、法に問われるような状況は国家としての成熟度が問われている問題ではないでしょうか。

個人主義の国々では、患者さん本人が延命治療を拒否すれば、経鼻経管栄養や胃瘻は延命治療と判断して個人の意思を尊重します。ただし、患者さんには、望めばいつでも鼻腔栄養や胃瘻に戻る権利もあります。日本においても、元自治医科大学消化器外科教授、笠原小五郎医師は、二〇一一年一月七日付の朝日新聞「私の視点」で「終末期医療――安易な胃瘻、やめては」と提言しています。

日本でも、沖縄の島々、五島列島、隠岐の島などには大家族での生活が残っており、このような都会特有の現象はあまり見られないようです。そこでは、認知症というレッテルは貼られず、大らかに包み込まれてその一生の幕を閉じることができます。アフリカのセネガルでは、「人の病気に一番良く効く薬は人である」という言葉が格言として言い伝えられているそうです。大家族の中で生まれて死んで逝く人間の営みから自然と湧いて出て来た名言だと思います。現代の文明が忘れ去った優れた人間性が脈打っています。

東京は非常に特殊な文明社会

東京は、非常に特殊な文明社会です。東京の人口の三五％以上が六五歳以上の独居老人です。多くの人々は元気で過ごしていますが、不発弾を抱えて生きているようなものです。この問題が抱えているひずみは、ときどきマスコミなどで噴出してきます。老老介護、認認介護、在宅破綻、孤独死、孤立死、飢餓死、警察による検死の増加。ここに貧富の差が増大すれば、状況はますます悲惨になります。福祉国家を名乗る行政府の実力が問われる領域ですが、この事態を好転させるような兆しはなかなか見られておらず、むしろ事態は悪化していると思われます。都会には都会に相応しい互助システムの構築が必要であり、慢性病の在宅療養患者さん、保健所、グループホーム、在宅リハビリテーション、更に慢性期患者さんを診る病院を加えて包括的なシステムの構築が模索されています。その一方で、医療者が主宰する講演会では、その地域に相応しい包括システムの課題は、病院が生き残るためにはどのようなことを考えなければならないのかということが常に中心テーマとなっています。利益を求めて国境を越えて拡散する巨大な医薬産業に嫌でも巻き込まれざるを得ない現代医療環境のもとで、医療者の取るべき態度が試されているのではないでしょうか。

横這い人生

わたしは、一九六六年に東京大学医学部医学科を卒業してから、約四半世紀の間心臓外科医として過ごしました。その頃、一生の間規則正しく拍動する心臓の謎に興味を抱いており心臓病の研究がしたかったので、当時日本でただ一つしかなかった国立小児病院の無給医局員として働くことを選びました。そうこうするうちに直接心臓の動きを見たいと思って心臓手術の助手に加えてもらいました。当時の小児心臓外科は、日本でも未だ黎明期を脱しておらず手術後の死亡率も高い時代でした。世間も手術死亡率が高いことには比較的寛容でした。医療の現場では、パターナリズムがその影を引きずっており、医長の指示の下で手術後の患者さんの具合が悪ければとことん泊まり込んで術後の管理を行わなければなりませんでした。今から思えば、アナクロニズムの最たるものでした。術後の患者さんらは人工呼吸下に眠らされており、担当医は心電図モニターの機械的な信号音を耳にしながら、集中治療室の隣の部屋で何日も徹夜を余儀なくされました。深夜の二時頃に医長が現れて若い者が眠っていると叩き起こされました。想えば、神聖な職業の美名の下で奴隷のような生活を送る毎日でした。この上司（故人）の下で、根治手術の名の下にいかに多くの子供たちを「安楽死」に送り込んだことでしょうか。この上司は、手術で患者さんが亡くなった場合に「安楽死」だと言って自らを正当化する発言をしていました。わたしは、当時、それに異を唱える確固たる考えを持ち合わせておらず、まさに、時代の子でした。これらの手術は、家族の承諾を得ているとはいえ、「直接的積極的死亡幇助」なのです。病理解剖の若手助手からは、「必殺仕掛人」と陰口を叩かれていました。今から考えれば、わたしはこれらの殺人に無意識に加担をしていたのです。重症先天性心臓病を患っている新生児や乳幼児は、いずれ早い時期に死ぬことは分かっています。しかしながら、その死を手術で更に早めることをにわかに容認することはできません。当時の手術は、家族の同意を得て、あるいは家族を説得して得た「手術承諾書」を盾に法的に認められた「直接的積極的死亡幇助（殺人）」を行っていたのです。わたしは、手術助手として「殺人幇助」を行っていたことになります。

そして、約一五年の歳月が流れたある日、わたしが主治医として関わった手術で医療過誤が発生しました。これを機に長きにわたって医長（故人）と確執のあった二番手の先輩医師（故人）が、患者さんを巻き込んで内部告発を行いました。「将を射んと欲すれば先ず馬を射よ」とばかりにわたしがスケープゴートにされました。この医療過誤は当時の世界的外科医らが同様の過ちを犯したという文献が複数あって注意が喚起されており、もしわたしがこの過ちを犯したならば心臓外科医を辞めるつもりでいました。一九八四年一月四日、日本で最大の発行部数を誇るY新聞が正月で記事が少ないことを埋め合わせるようにしてこの関連記事を一面トップに大きく掲載しました。これを書いた社会部記者は、当事者であるわたしにインタビューもしないまま、内部告発をそのまま記事にしました。後にスクープ記事ばかりを狙う業界では悪名の高い社会部記者の記事だという話が伝わってきました。後続いて、他の全国紙がこのことをわたしの実名入りで報道しました。ある週刊誌はわたしを極悪人と誹謗しました。自業自得と嘲る声も聞こえてきました。その一方で、ある著名なノンフィクション作家は、全く面識もないわたしに一定の理解を示してくれました。この報道は、結果的には口頭厳重注意のみで実質的な処分も起訴もありませんでしたが、この出来事の後、わたしはしばらくうつ状態に悩まされました。再三再四、悪夢に苦しめられ、現在に至るまで心的外傷後ストレス症候群（Post Traumatic Stress Disease: PTSD）に悩まされています。しかしながら、一方ではこの挫折体験は、その後の人生にとって大変貴重な体験となっていきました。どちらかといえば人間性善説であったわたしの人生観は、その後人間性悪説へと変貌していきました。そのときに浴びせられた言葉の暴力と、その後の疎外体験は、人間存在自体に内在する根源的な罪に眼を向けるように働いていきました。いやおうなくわたしのキリスト教徒としての人間観を深めることになりました。わたしの人生の後半は、その悔恨の念から「社会医学」（ハンセン病療養所）との関わりを経て「ホスピス緩和ケア」へと全く異なった分野の仕事へ移り変わっていきました。それは、人知を超えた大いなる存在が用意してくれた人生計画でした。わたしの医師としての人生は、内科とか外科とかといった一つの領域を縦方向に歩む道ではなく、医療の世界を年齢と共に横方向に地を這うように歩んで、人間の生き様や死に様を新生児から終末期まで垣間見る人生となっていきました。このような経歴は、原著著者の経歴と何らかの共通点があると思われてなりません。このことも、わたしを翻訳に駆り立てた要因になっています。わたしは、医師としての人生を締め括るに当たってこの書物を翻訳する機会に恵まれたことを心から感謝しています。

訳者あとがき

本書はMichael de Ridder, Wie wollen wir sterben?: Ein ärztliches Plädoyer für eine neue Sterbekultur in Zeiten der Hochleistungsmedizin（DVA, 2010）の全訳です。

翻訳の契機となった出来事は、二〇一二年九月にミュンヘンで開催された「第八回　田原・アショフ・シンポジウム」まで遡ります。「田原・アショフ・シンポジウム」は、「哺乳動物心臓の刺激伝導系」を発見（一九〇六年）した日本人学徒、田原淳のノーベル賞を超える業績を顕彰して開催されているシンポジウムです。このシンポジウムは、わたしが、一九八九年に当時の西ドイツに短期留学した時に、マールブルク大学を訪問したことが契機となって、ちょうど一〇年後の一九九九年に「第一回　アショフ・田原・シンポジウム」がマールブルク大学で開催されてから、二年に一回、ドイツと日本で交互に開催されてきました。二〇一四年には、東京で「第九回　田原・アショフ・シンポジウム」が開催されました。

ちなみに、田原が単著で著わした二〇〇頁のドイツ語原著モノグラフは、一九八〇年代では日本にただ一冊しか残っておらず、これを憂いた須磨幸蔵東京女子医科大学教授は、一九八六年に田原原著復刻版を出版し、一九九〇年には丸善より日本語訳を出版し、二〇〇〇年には、わたしとの共訳で田原原著の英語訳をロンドン大学出版会から出版して世界の主要図書館に寄贈しました。このようにして、世界に誇る日本人の医学業績が世界の歴史から消え去ることを防ぐことができました。

わたしは、このシンポジウムに参加した後で、ベルリンに住んでいる友人、ヴェルナー・カンペーター博士（元、ドイツ連邦共和国日本大使館社会厚生労働参事官）を訪ねました。その折に、氏の紹介でベルリンのある「ホスピス」を二人で見学しました。この「ホスピス」も民家を改造したホスピスでした。この経験がなかったならばこのドイツ語原著の翻訳を手がけることはなかったでしょう。

英語が国際語となって久しい現在では、英語圏の情報を得ることは比較的容易ですが、ドイツ語圏、フランス語圏やその他の文化圏の情報を得ることはかなり困難になっています。その論文の内容が世界共通の課題であると思えば、どの国の医師も英語で論文を書く時代になっており、脚光を浴びる論文のほとんどは、高度先進医療に関わる論文で占められています。しかしながら、いかなる国であっても、その国固有の事情を抱えており、医療もその例外ではあり得ません。医療は、国民の福祉に地道に貢献する使命を担っているのです。

日本の法秩序の原点は、ドイツの法秩序に由来しています。日本とドイツは共に法治国家であり福祉国家を目指している点にも共通点があります。わたしは、異文化圏の医療事情を知ることで自らの視野を広げることができると思っています。その意味でもこの翻訳が何かのお役に立つことを願っています。

本書の翻訳は、ヴェルナー・カンペーター氏が、ドイツの有力紙である『フランクフルター・アルゲマイネ』が原著者を紹介した一頁を占める新聞記事（二〇一二年一一月七日）の切り抜きを二〇一三年二月にわたしに郵送してくれたことにその契機があります。更に、カンペーター氏の友人で（現）ドイツ大使館参事官で法律家のモニカ・マリア・ゾンマー女史からは、原著に出てくるドイツの法律用語の意味について数回にわたってご教示いただきました。ドイツ在住の麻酔科医ヨアヒム・ザイフェルト医学博士は、翻訳の版権について原著出版社であるDVA社に問い合わせてくださいました。奥様のアンネッテ・シャット・ザイフェルト先生は、デュッセルドルフ大学現代日本学の教授で、ご夫妻が日本滞在中にカンペーター氏の紹介で知り合って以来のお付き合いです。これらの事柄によって翻訳を完成させようとする意欲と決意が育まれていきました。

ドイツ語で書かれたこの名著の邦訳にあたっては、多くの皆様のお世話になりました。

何よりもまず、序文執筆の労を取ってくださった井形昭弘先生（神経内科医、ドイツのビュルツブルク大学内科病棟医、元鹿児島大学学長、脳死臨調委員、元名古屋学芸大学学長、日本尊厳死協会名誉会長）に深甚の謝意を表します。また井形先生を紹介してくださった葛原茂樹先生（神経内科医、元国立精神神経センター病院長、三重大学名誉教授）には、とりわけ植物人間の項で有益な助言と励ましをいただきました。心より感謝申し上げます。

「日本ペースメーカー友の会」の会長で、本邦初の「ペースメーカー植え込み」手術（一九六三年）に成功された日本不整脈心電学会の重鎮で、訳者らが敬愛する東京女子医科大学名誉教授、須磨幸蔵先生は、心臓刺激伝導系の発見（一九〇六年）で世界の心臓学を拓いた日本人医学徒、田《た》原《わら》淳《すなお》の顕彰事業を推進されており、わたしたちもその協力者です。先生は、わたしたちの仕事にも理解と共感を示してくださり終始激励をしてくださいました。須磨先生の友人で、本邦初の「ペースメーカー」の設計をされた工学博士の戸川達男先生は、現在は早稲田大学人間総合研究センター招聘研究員で人間学についての数々の著書を著わしておられます。戸川先生からも数々の助言と激励をいただきました。ありがとうございます。

また、日本救世軍、（元）司令官、（現）医療部長、吉田眞中将、（現）財務管理部長、田中禎一少佐はじめ救世軍関係の皆様には、時に応じて相談に乗っていただきました。衷心より感謝申し上げます。

職場（救世軍清瀬病院）の同僚で、順天堂大学名誉教授の稲葉裕《ゆたか》先生、長年の友人で綜合内科医の間《はざま》榮《さかえ》先生、精神科医師の飯塚幸子先生には、わたしたちの翻訳原稿に眼を通してくださり、適切な助言をいただきました。なお、幼稚園時代からの友人で、（元）検事総長の原田明夫氏からは、翻訳書の日本語タイトルについて的確な助言をいただきました。これらの貴重な助言があって最終稿に至ったことを心より感謝しております。また、明治薬科大学教授、加賀谷肇先生、当院薬剤科長、菅野智《さとし》先生は、本書の内容に大きな関心を寄せてくださいました。

とりわけ意義深いことは、学生時代に同じＹＭＣＡの学生寮で生活を共にした山口周三氏との再会です。山口氏は、二〇一二年に教文館から『南原繁の生涯――信仰・思想・業績』を出版されており、尊厳死問題にも関心が強く、わたしたちの翻訳に多大な関心を示してくださいました。氏は、昨今の出版不況から出版の目途が全くなかったわたしたちに、教文館会長の宮原守男氏、教文館社長の渡部満氏を紹介してくださいました。教文館のようなキリスト教出版社にとっては、本書の内容はやや傍流のテーマではないかとわたしは感じておりましたが、教文館社長の渡部満氏は、わたしたちの翻訳書の内容が、世界で最も超高齢社会となった現代の日本社会にとって極めて重要な問題に的確な焦点を当てているとして出版の価値を認めてくださいました。出版実務に当たっては、出版部主任の髙木誠一氏に大変お世話になりました。
出版不況の中、ここに至る過程でいろいろな形でお世話になった皆様方に、改めて深甚の謝意を表します。

二〇一六年五月二五日

島田宗洋
ヴォルフガング・R・アーデ

《訳者紹介》

島田宗洋（しまだ・むねひろ）
1939年、兵庫県生まれ。東京大学教養学部、医学部で学ぶ（医学博士）。国立小児病院心臓血管外科医長、国立療養所多磨全生園循環器科医長、救世軍清瀬病院、循環器科医長、病院長などを歴任。現在は、救世軍清瀬病院名誉院長、公益財団法人日本国際医学協会評議員。
著書『世界の心臓学を拓いた　田原淳の生涯』（共編、ミクロスコピア出版会、2003年）。

ヴォルフガング・R. アーデ（Wolfgang Roland Ade）
1947年生まれ。ホッヘンハイム大学医学部、ルプレヒト－カール大学医学部、ドイツ国立がんセンター細胞腫瘍生物学研究所、エバーハルト・カール大学医学部などで学ぶ（医学博士）。サノフィ・アベンティス（株）を定年退職後、現在は、獨協医科大学医学部特任教授。

わたしたちはどんな死に方をしたいのか？
高度先進医療時代における新たな死の文化の提言

2016年10月10日　初版発行

訳　者　島田宗洋／ヴォルフガング・R. アーデ
発行者　渡部　満
発行所　株式会社　教文館
〒104-0061 東京都中央区銀座4-5-1 電話 03(3561)5549 FAX 03(5250)5107
URL　http://www.kyobunkwan.co.jp/publishing/
印刷所　モリモト印刷株式会社

配給元　日キ販　〒162-0814　東京都新宿区新小川町9-1
電話 03(3260)5670　FAX 03(3260)5637

ISBN978-4-7642-6726-8　Printed in Japan